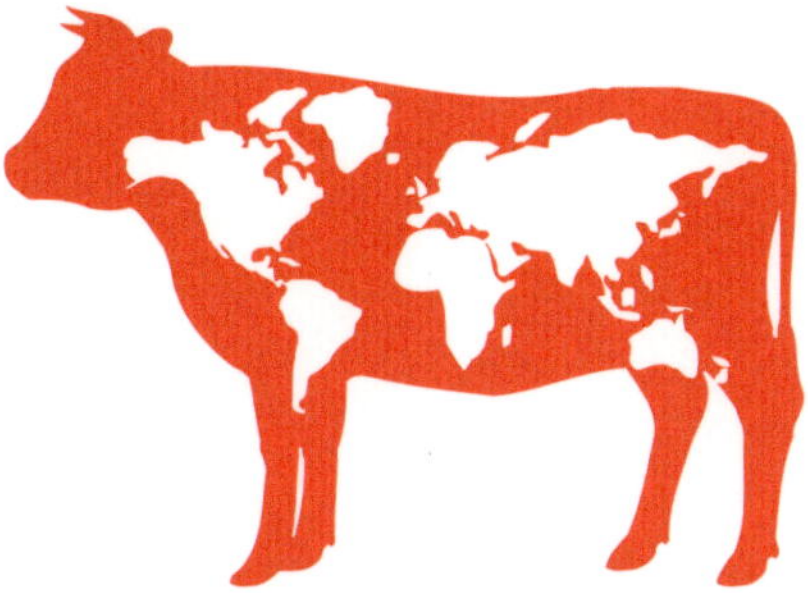

証言
BSE問題の真実
全頭検査は偽りの安全対策だった!

公益財団法人 食の安全・安心財団
唐木 英明 編著

さきたま出版会

目次

第一章　はじめに

一九七〇年代あるいはそれ以前、ロンドン近郊のどこかで一頭の牛の遺伝子に原因不明の突然変異が起こり、牛の体内にプリオンと呼ばれる病原体が発生した。病原体は牛の脳や脊髄にゆっくり蓄積し、神経細胞を破壊していった。これが世界で最初の牛海綿状脳症（BSE）の牛である〔注1〕。感染しても約五歳になるまでは脳の破壊が少なく、全く症状がない「潜伏期」が続くのだが、この牛が潜伏期間中に食用になったのか、潜伏期間が終わって発症し、死亡したのかは分かっていない。いずれにしろこの牛がBSEであることに誰も気付かなかった。そして牛の脳や脊髄、骨など食用にならない部位は肉骨粉に加工されて多くの牛の飼料になった。

ところが病原体は脳や脊髄などの特定部位に蓄積するため、感染牛を材料にした肉骨粉には病原体が混入していた。この肉骨粉を食べさせることで多くの牛がBSEに感染し、それらの牛から作った肉骨粉を食べてさらに多くの牛が感染し、BSEは英国の牛の間にねずみ算的に広がっていった。しかしこの段階になってもそのことに気付く人はいなかった。牛は生後半年以内に病原体で汚染した肉骨粉を摂取するとBSEに感染するのだが、汚染肉骨粉を食べると必ず感染するわけではなく、感染するのは一〇〇頭中三頭程度だ。また牛は二、三歳までに食用になるので、約五年の潜伏期間にほとんどの感染牛がBSEとは気付かれずに食用になった。食用にならなかった五歳以上の感染牛は脳が大きく破壊され、歩行困難などの症状を表し、やがて死亡したのだが、高齢牛はさまざまな病気で死亡するので、これが新しい病気だと気が付く人はいなかった。

こうしてBSEが英国に広まった一九八五年にロンドン南西部の農場で何頭もの高齢牛が歩行困難などの神経症状で死亡した。獣医師は食中毒ではないかと疑って死亡した牛の脳を英国獣医学研究所に送り、検査を行った。すると脳に海綿状の無数の穴があることが分かり、八六年に新しい牛の病気と認定され、「牛海綿状脳症（BSE）」と命名された。

この時点ですでに英国中に潜伏期の感染牛が広がっていたため、その後、発病する牛の数は急速に増えていった。英国政府は早い段階で肉骨粉が原因ではないかと疑い、八八年に肉骨粉を禁止した。しかしその効果は見られず、その後も発見される病牛の数は増え続け、九二年には年間三万七〇〇〇頭というそれまでに最大の数の病牛が見つかった。ところが翌九三年から病牛の数は急速に減少した。肉骨粉禁止は決定的な効果があり、八八年の対策後に感染した牛の数は激減したのだが、五年の潜伏期があるため対策前に感染した牛が対策後に発病し、対策の効果が目に見えるようになったのは対策の五年後だったのだ。

また英国は国内で使用を禁止した肉骨粉をニワトリや豚の飼料用として輸出し、これが輸出先で牛にも与えられたため、ＢＳＥはヨーロッパ各国やカナダなど世界二五カ国に広がってしまった。これまでに発見されている世界のＢＳＥ感染牛の総数は約一九万頭だが、そのうち一八万四〇〇〇頭（九六・八％）は英国で、それ以外のヨーロッパ各国は六〇〇〇頭（三・二％）、日本は三六頭（〇・〇二％）であり、ＢＳＥの被害が最も大きかったのは英国だった。

注1　牛海綿状脳症（Bovine Spongiform Encephalopathy、ＢＳＥ）には五つの特徴がある。①病原体はプリオンと呼ばれるタンパク質であり、通常の殺菌用加熱で病原性は失われない。②プリオンは脳や脊髄などの特定部位（特定危険部位、ＳＲＭ）に蓄積するので、特定部位を食用にしなければＢＳＥに感染することはない。③特定部位を食用にするとプリオンが小腸に入り感染が成立するが、すぐに症状が出るわけではない。約五年の潜伏期を経たのち脳にプリオンが蓄積して脳が破壊され、発病し死に至る。潜伏期間中は何の症状もないので、この間に感染に気付くことはない。④特定部位は肉骨粉の原料に使われ、これを与えられた牛の一部がＢＳＥに感染する。⑤特定部位、特に脳や脊髄が混入した食肉製品により主に若者が感染して、致死性の変異型クロイツフェルト・ヤコブ病（ｖＣＪＤ）を発症する。ｖＣＪＤには八年から一〇年の潜伏期がある。プリオンが原因である疾病にはこの他に老人が罹患するクロイツフェルト・ヤコブ病（ＣＪＤ）、シカやトナカイが罹患する慢性消耗病（ＣＷＤ）などが知られている。プリオンの発見者である米国のスタンリー・プルシナー教授は一九九七年にノーベル医学生理学賞を受賞した。

脳に無数の穴が開くというＢＳＥの特徴は羊のスクレイピー病とよく似ていた。この病気はＢＳＥと同様にプリオンが病原体であり、英国では二〇〇年前から知られている病気だが、これまでに人に感染した例はなかった。だから英国政府はスクレイピー病と同様にＢＳＥが人に感染することはないと判断していた。しかし予防の措置として八八年にＢＳＥの症状がある病牛の食用を禁止し、八九年に脳や脊髄などの特定部位の食用を禁止した。

ところが九三年に、やはりプリオンが原因で通常は老人がかかるクロイツフェルト・ヤコブ病（ＣＪＤ）とよく似た症状の一五歳の少女が見つかった。その後、同じ症状の若者が一〇名以上見つかり、九六年に英国政府はその原因がＢＳＥ感染牛の特定部位を知らずに食べたことである可能性を認め、変異型クロイツフェルト・ヤコブ病（ｖＣＪＤ）と名付けた。八九年に特定部位の食用を禁止していたのでそれ以後の感染はないはずだが、ｖＣＪＤもまた八年から一〇年の長い潜伏期があり、ＢＳＥが発見される以前の八〇年代初めに汚染した特定部位を食べた若者が感染して、九〇年代初めに発病したのだ。二〇〇〇年にはそれまでで最も多い二九名のｖＣＪＤ患者が発見されたが、〇一年以後に八九年の対策の効果が表れてその数が減少に転じた。

英国で食用になったＢＳＥ感染牛はどのくらいいたのだろうか。発病して死亡した病牛は一八万頭だが、感染しても発病する前にほとんどの牛が食用になり、発病するまで生きている牛は感染牛全体の五分の一から一〇分の一といわれる。ということは、食用になった潜伏期の感染牛が一〇〇万頭から二〇〇万頭もいたことになる。英国ではこれまでに一七八名の患者が確認されているので、五〇〇〇頭から一万頭の感染牛を食用にすると一人のｖＣＪＤ患者が出る計算になる。

ＢＳＥが発見された八六年以前にすでに若者がｖＣＪＤに感染していたため、八九年の英国政府の予防の措置は極めて有効だったにもかかわらず九三年以後にｖＣＪＤ患者が見つかり、「ＢＳＥは人間に感染しない」

と言い続けていた政府の信頼は一気に崩れて国民の間に恐怖感が広がった。不安を抑えるために英国政府は三〇カ月以上の牛を全て殺処分にする「三〇カ月ルール（ＯＴＭ）」という過激な対策を実施し、その結果四四〇万頭もの牛が殺処分にされた。

英国でＢＳＥ感染牛が急増し、対策によりその数が減少した経過と、これに遅れてｖＣＪＤ患者が増加し、減少に転じた経過を図１に示す。

ＥＵは九四年に肉骨粉の使用を禁止したが、これが順守されなかったためアイルランド、スイス、フランス、ドイツ、ポルトガルなどでＢＳＥが発見された。そしてＢＳＥが人に感染することを英国政府が認めたことでＥＵ全域に一気に不安が広がった。ＥＵは安全対策として二〇〇〇年に特定部位の除去を実施し、これに加えて安心対策として当時開発されたばかりのＢＳＥ検査を採用し、三〇カ月以上の食用牛に限って検査を開始した。三〇カ月以上にした理由は、病原体が脳に蓄積して検査で識別できるのは約五〇カ月以上なので、検査は三〇～四〇カ月以上で十分なのだが、戸

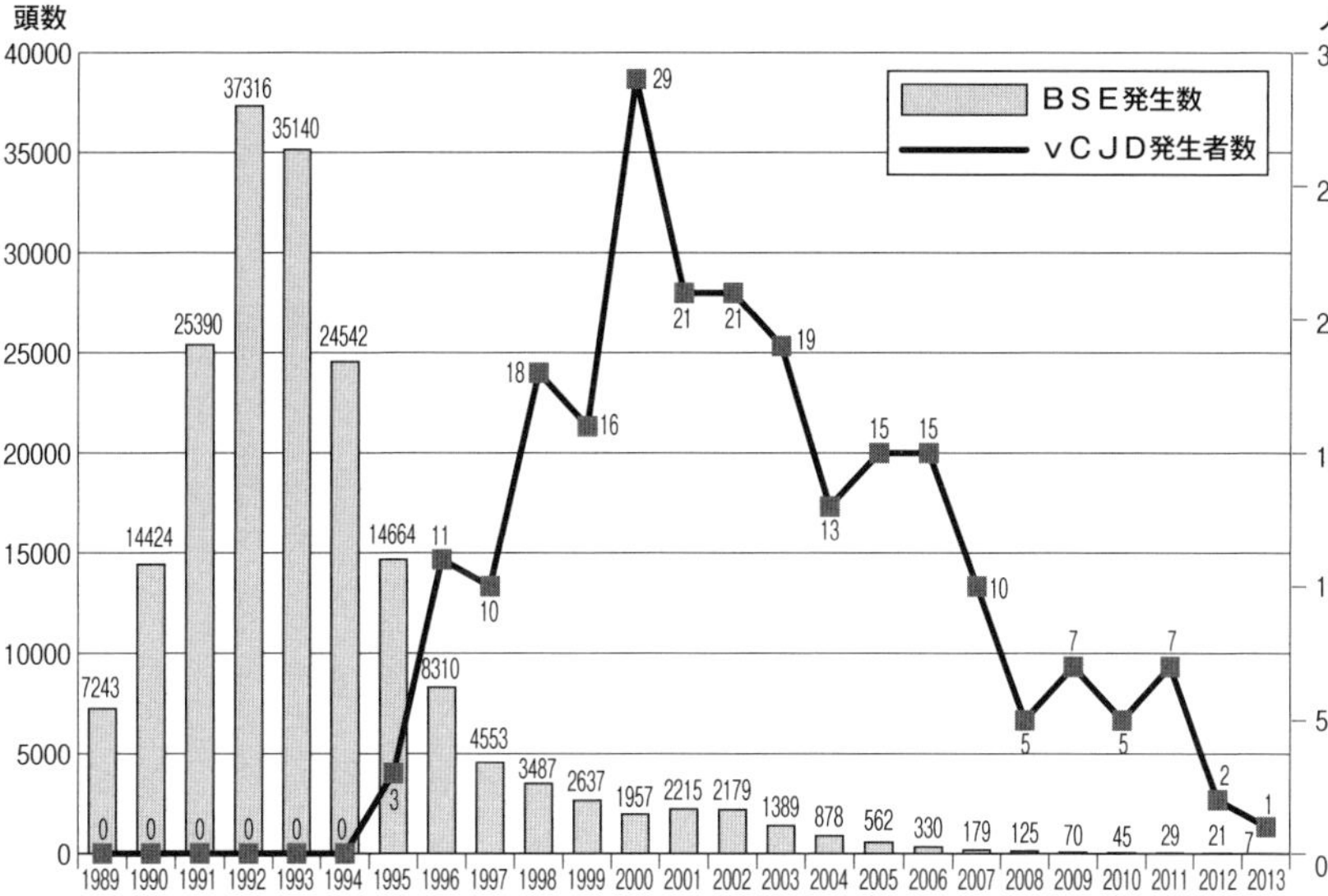

図１　英国でのＢＳＥとｖＣＪＤの発生数の推移（厚生労働省資料）

籍がない牛の月齢は生後約三〇カ月で生える第二臼歯の有無で判断するしかなかったからだった。検査の導入によりEU各国で発見される感染牛の数は急増したが、対策の効果が表れて、その後減少に向かった。

日本も九六年に肉骨粉を牛に与えることを禁止したが、EUと同様にこの措置が十分に守られなかったため、〇一年九月にBSEが発見された。テレビ番組は英国でのvCJD患者の悲惨な姿を大きく取り上げ、消費者は牛肉を食べるとvCJDに感染するという恐怖感を抱き、牛肉の売り上げは急速に落ち込んだ。政府はEUと同じ安全対策を導入して肉骨粉と特定部位の利用を禁止し、パニック対策としてEUと同じ三〇カ月以上の食用牛の検査を計画した。ところが「検査するなら全ての牛を調べるべき」という声が広がり、若牛の検査は意味がないという厚労大臣の反対を押し切ってBSE発見から一カ月後の一〇月に農水大臣の政治決断で全月齢の全頭検査を実施した。このとき、政府は若齢牛を検査してもBSEをほとんど見逃すという情報を国民に伝えず、「検査をしてBSEではない牛肉だけを市場に出す」という広報を行った。これが広く信じられ、「全頭検査こそが最重要対策」という誤解が広まり、特定部位の除去こそが最重要対策であるという事実はほとんど忘れられた。その後、二一カ月と二三カ月の若齢牛がBSEと判定され、三〇カ月以上の検査では見つからなかった若齢の感染牛を発見できたのだから全頭検査は正しいという「全頭検査神話」が出来上がった。

BSEの発見後、国会を中心にBSE問題の責任追及が行われ、海外から汚染した飼料を輸入してBSEを発生させてしまったこと、BSE発見直後に焼却処分したと発表した感染牛が実は肉骨粉になって市場に出ていたことなどの農水省の不手際が厳しく批判された。その反省に立って食品安全基本法が制定され、内閣府食品安全委員会が設置され、食品安全の新たな仕組みが出来上がった。

それから約二年が経過し、BSEパニックが沈静に向かった〇三年末、今度は米国でBSEが発見され、米国産牛肉の輸入が停止した。政府は輸入再開の条件として国内と同じ対策、すなわち全頭検査の実施を要求したが、米国は「牛肉の安全は特定部位の除去で十分であり、全頭検査は日本独自の安心対策に過ぎない」としてこれを拒否し、交渉は暗礁に乗り上げた。結局、政府は多くの反対を押し切って検査月齢を二〇カ月超に変更し、〇五年末に二〇カ月以下の米国産牛肉に限って検査なしで輸入を再開した。ただし消費者の反発を懸念して全都道府県が全頭検査を継続し、国は検査費用を補助するという二重基準が続いた。その後一三年に検査月齢を三〇カ月超に変更し、輸入も三〇カ月以下まで拡大した。同じ年に日本は国際獣疫事務局（ＯＩＥ）からＢＳＥのリスクが「無視できる」と認められ、検査月齢を四八カ月超に変更し、全都道府県が国の方針に従って検査月齢を変更した。そして一七年にはそれまで一六年間続けた食用牛の検査が原則として廃止された。

現在は日本でも世界でも肉骨粉の禁止によりＢＳＥ感染牛の発生はなくなり、特定部位の食用禁止によりｖＣＪＤ患者の発生もなくなった。以上が世界のＢＳＥ問題の簡単な歴史である。

一八万頭を超える牛がＢＳＥのため死亡し、四四〇万頭の牛がＢＳＥ対策のため殺処分になり、一七八名の若者がｖＣＪＤのため死亡するという大きな被害が出た英国は、二〇〇〇年にＢＳＥ調査報告書（BSE Inquiry）を発表した〔注２〕。一四巻の膨大な報告書の内容はＢＳＥ問題から学ぶべき教訓であり、悲劇を二度と繰り返さないという英国政府の決意が読み取れる。一方、日本ではＢＳＥ発見から約五カ月後の〇二年四月、消費者代表や研究者らで構成される農水大臣と厚労大臣の私的諮問機関「ＢＳＥ問題に関する調査検討委員会」が報告書を発表し、緊急のＢＳＥ対策が実施されるまでの行政の対応について検証を行った〔注３〕。本文三七ページという短い報告書だが国内でのＢＳＥの発生を農水省の「重大な失政」と断定し、リスク評価とリスク

注２　英国政府ＢＳＥ調査報告書 http://webarchive.nationalarchives.gov.uk/20060525120000/http://www.bseinquiry.gov.uk/pdf/index.htm（日本語訳 https://www.alic.go.jp/content/000003764.pdf）
注３　http://www.kantei.go.jp/jp/singi/shokuhin/dai1/1siryou2-2.pdf

管理を行う組織を分離することを提言したもので、これが食品安全基本法の制定と食品安全委員会の設置につながった。一方、この報告書が発表された〇二年以後の事態、特に米国産牛肉輸入再開問題についてはその経緯も問題点も明らかにされないまま、ＢＳＥ問題は忘れられつつある。

ＢＳＥ問題をきっかけにして二〇〇九年に発足した公益財団法人食の安全・安心財団はＢＳＥ問題の反省から食の安全に関するリスクコミュニケーションをその活動の中心に置いて活動を続けてきたが、ＢＳＥ問題が忘れ去られる前にその全体像を明らかにしておくべきと考え、一五年から本報告書の作成に取り組んだ。その内容は、当時ＢＳＥ問題に何らかの形で関与した方々へのインタビューを行い、ＢＳＥ問題の経緯、その被害と教訓を明らかにすることを試みたものであり、食品の安全とリスクコミュニケーションに関する検証を行っている。

インタビューに応じていただいた約一〇〇名の方々のうち、同意をいただいた方のお名前を以下に記す。インタビューは筆者の「聞き書き」であり、お話しいただいた多くの内容の一部しか収録できなかったことをお詫びするとともに、文責は筆者が負うものであることを明記する。また国会議事録などからも多くの発言を引用したが、発言者のお名前は本文中にのみ記載している。

インタビューを続ける中で感じたことは、ＢＳＥ問題は多くの人々の記憶から消えかかっているという事実である。その一方で、ＢＳＥ問題を巡る激しい意見の対立や個人攻撃がもたらした心の重荷や確執がいまだに解消していない、口を開けば愚痴や悪口になるなどの理由で話ができないという方や、話はするけれど名前は出してほしくないという方も少なくなかった。筆者は前著のタイトルを「ＢＳＥ問題は終わった」〔注４〕としたのだが、ＢＳＥ問題はまだ終わってはいないことを痛感した次第である。

二〇一八年一〇月　唐木英明

インタビューに応じていただいた方々（お名前を公表することに同意された方のみ。肩書は主なものだけを記載し、本文中には肩書を一つだけを記載した。職域別・アイウエオ順・敬称略）

〈政　治〉

赤羽　一嘉　　元経済産業副大臣兼内閣府副大臣・衆議院議員
江田　五月　　元参議院議長・元法務大臣・元環境大臣・元科学技術庁長官
北村　直人　　元農林水産副大臣
坂口　　力　　元厚生労働大臣・元労働大臣・元厚生大臣
鮫島　宗明　　元民主党「次の内閣」ネクスト農林水産大臣
島村　宜伸　　元農林水産大臣・元文部大臣
城島　光力　　元財務大臣
武部　　勤　　元農林水産大臣
山田　正彦　　元農林水産大臣

注4　唐木英明著『牛肉安全宣言　BSE問題は終わった』PHP研究所　2010年4月

〈行　政〉

石原　葵　　元農林水産省事務次官
梅津　準士　元農林水産省・元食品安全委員会事務局長
尾嵜　新平　元厚生労働省医薬局食品保健部長・公益財団法人日本医療保険事務協会理事長
川島　俊郎　元農林水産省・食品安全委員会事務局長
栗本まさ子　元農林水産省・元食品安全委員会事務局長・公益財団法人日本乳業技術協会代表理事
西郷　正道　元農林水産省・元食品安全委員会・ネパール大使
境　政人　　元農林水産省・元食品安全委員会・公益社団法人日本獣医師会専務理事
佐藤　憲雄　元農林水産省・元一般社団法人日本フードサービス協会専務理事
下田　智久　元厚生労働省健康局長・公益財団法人日本健康・栄養食品協会理事長
中川　担　　元農林水産省消費・安全局長・公益財団法人すこやか食生活協会理事長
中村　啓一　元農林水産省・公益財団法人食の安全・安心財団常務理事
萩原　秀彦　元農林水産省・公益財団法人食の安全・安心財団
姫田　尚　　元農林水産省・元食品安全委員会事務局長・公益社団法人中央畜産会副会長
道野　英司　厚生労働省

〈事業者〉

赤塚　保正　柿安本店代表取締役社長・一般社団法人日本フードサービス協会副会長
安部　修仁　吉野家ホールディングス会長・元一般社団法人日本フードサービス協会会長

一瀬　邦夫　ペッパーフードサービス代表取締役
加藤　一隆　元一般社団法人日本フードサービス協会専務理事・現顧問
髙岡慎一郎　人形町今半代表取締役社長・一般社団法人日本フードサービス協会会長
多賀谷保治　元吉野家・動畜産物輸出入検疫協会事務局長
根岸　榮治　ねぎしフードサービス代表取締役・一般社団法人日本フードサービス協会副会長
横川　竟　元すかいらーく代表取締役会長・元一般社団法人日本フードサービス協会会長

〈消費者〉

阿南　久　元消費者庁長官・元全国消費者団体連絡会事務局長
市川まりこ　食のコミュニケーション円卓会議代表
犬伏由利子　消費科学センター副会長
蒲生　恵美　消費生活アドバイザー
神田　敏子　元全国消費者団体連絡会事務局長
河野　康子　元全国消費者団体連絡会事務局長
近藤　康子　消費生活アドバイザー
戸部　依子　ＮＡＣＳ消費生活研究所食生活特別委員会
日和佐信子　元全国消費者団体連絡会事務局長
森田　満樹　消費生活コンサルタント
山浦　康明　元日本消費者連盟共同代表

〈メディア〉

伊藤　哲朗　日本食糧新聞社行政取材局長
内山　幸男　元朝日新聞編集委員
小出　重幸　元読売新聞編集委員
小島　正美　元毎日新聞編集委員
武部　俊一　元朝日新聞科学部長・論説委員
中野　栄子　日経ＢＰ社
引野　肇　東京新聞編集委員
日比野守男　元東京新聞・中日新聞論説委員
平沢　裕子　産経新聞記者

〈研究者〉

畝山智香子　国立医薬品食品衛生研究所安全情報部長
小澤　義博　国際獣疫事務局（ＯＩＥ）名誉顧問
小野寺　節　食品安全委員会専門委員・東京大学名誉教授
木下　冨雄　元甲子園大学学長・京都大学名誉教授
熊谷　進　元食品安全委員会委員長・東京大学名誉教授
小泉　直子　元食品安全委員会委員長・兵庫医科大学名誉教授
酒井　健夫　元食品安全委員会専門委員・元日本大学総長

中嶋　康博　　東京大学教授
星　　元紀　　放送大学客員教授・東京工業大学名誉教授
見上　　彪　　元食品安全委員会委員長・東京大学名誉教授
山内　一也　　元食品安全委員専門委員・東京大学名誉教授
山本　茂貴　　食品安全委員会委員
吉川　泰弘　　元食品安全委員専門委員・東京大学名誉教授

〈米国関係〉

フィリップ・M・セング　　米国食肉輸出連合会（USMEF）名誉会長
浜本　哲郎　　元米国大使館農務担当スペシャリスト・米国穀物協会日本代表ディレクター
福田　久雄　　元米国大使館農務部主席政策顧問・元公益財団法人食の安全・安心財団専務理事

第二章　英国のＢＳＥ

（一九七〇－二〇〇一）

英国政府報告書

英国政府が実施したＢＳＥ対策を検証した政府報告書 BSE Inquiry は日本のＢＳＥ問題を考えるうえで参考になる事項も多いので、要点を紹介する。なおこの報告書はＢＳＥが発生したと考えられる一九七〇年代から、一九九六年三月二〇日にＢＳＥが人のｖＣＪＤを引き起こす可能性を英国政府が認めた時点までの事柄を取り扱っている。

一頭の感染牛から多くの牛にＢＳＥが広がった。病気が拡散した原因は病原体で汚染した肉骨粉を牛に食べさせたためと推測され、当初は次のような仮説が信じられていた。「肉骨粉は半世紀も前から広く使用されていたが、何の問題も起こさなかった。肉骨粉に含まれる病原体プリオンはスクレイピー病にかかった羊の特定部位に由来するものであり、高温、高圧をかけて肉骨粉を作るレンダリングの過程で病原体が不活化されていたのだが、オイルショック時に石油の消費を抑えるためレンダリングの方法を変更し、そのため一九七〇年代以後は不活化されない病原体が残ってしまい、こうしてスクレイピー病が牛に感染した。要するにＢＳＥは羊のスクレイピー病が人為的な原因で牛に感染したため発生したものである。」

この説のうち、肉骨粉がＢＳＥの原因であることはその後に証明された。しかしレンダリングの方法を変更したため病原体が不活化されなくなったという説は誤りであり、変更前の方法でも肉骨粉に病原体が残ることが証明された。またスクレイピー病がＢＳＥの原因であることは否定され、牛の遺伝子に原因不明の突然変異が起こったため病原体が発生したと考えられている。従って肉骨粉を全面的に禁止することがＢＳＥ感染を防ぐ唯一の方法である。

スクレイピー病は人に感染しないのでＢＳＥもまた人に感染しないと政府は考えていた。しかし予防の措置として一九八九年に特定部位の食用禁止などの重要な対策を講じた。ところがこの措置の後でｖＣＪＤが発見された。これはＢＳＥが発見される以前、すなわち予防の措置を実施する前に全く気が付かずに感染牛の特定部位を食用にして感染したためであり、対策は有効だったのだが、ｖＣＪＤには長い潜伏期があるため、対策の効果が出るまでに長い時間が必要だったのである。

このような経緯の中で、英国政府の失策や情報操作や情報隠しは見当たらない。ＢＳＥ問題への対応で英国政府は厳しい批判を浴びたが、批判の内容を検証すると、対応に当たった責任者のほとんどが優れた功績を上げていた。また農業省が農業生産者を優先して消費者に不利益な対応方針をとったことはなかった。ただし政府の対応の中には欠点もあった。

ＢＳＥ問題の核心は、牛の間に広がった新しい病気にどのように対処するのか、そして牛の病気が人の健康に影響を与える可能性をどう考え、どう対処するのかであった。政府は特定部位の食用禁止などの予防の措置を実施することでこれらの問題に適切に対処した。しかし官僚的な手続きにより対応が遅れたものもある。例えばＢＳＥが発見された二年後の一九八八年には、牛や羊などの反芻動物から作った肉骨粉を反芻動物に与えることを禁止した。理論的にはこれでＢＳＥの発生はなくなるはずであり、実際にその発生は大幅に減少したが、ゼロにはならなかった。その理由は、牛の肉骨粉を豚やニワトリ用の飼料に利用することまで禁止しなかったので、これが間違って牛に与えられたこと、また牛の飼料が豚やニワトリ用の飼料で汚染されたことなどだった。このような交差汚染は予測されていたが、当時はＢＳＥ感染には多量の病原体が必要であり、汚染で持ち込まれる程度の少量の病原体で感染は起こらないだろうと考えていたのだ。こうして理論的に正しい措置にもかかわらず、その順守が不十分だったため、対策が行われた後も少数のBSE感染が続いた。政府はこの結果を見て一九九五年には肉骨粉を全て禁止した。

政府は特定部位の食用禁止などの重要な予防の措置を実施してvCJDの被害拡大を食い止めたのだが、そのような対策を実施した理由について国民に十分に伝えなかった。政府が力を入れたのは、国民がBSEに対して過剰に反応して不安が増大しないような広報だった。政府は「牛肉は安全」と言い続けたが、正確には「BSEは人に感染する可能性はあるのだが、病原体が蓄積する特定部位を除去しているから牛肉は安全」という意味だった。しかし、このことについて十分に説明しなかったため、国民は「BSEは人には感染しないから牛肉は安全」と誤解してしまった。一九九〇年にBSEに感染した可能性がある猫が発見され、それまでの予想と違ってBSEが牛以外の動物にも感染する可能性が強まった。しかし政府はそのことも国民に十分に伝えなかった。政府は国民に嘘をついたことはなかったのだが、ていねいな説明を避けたため、vCJDの発生により政府への信頼は失われた。

英国では肉片が付着した背骨などを機械で圧縮破砕してペースト状にした機械回収肉（MRM）を安価なソーセージやハンバーグの原料にしていた。食肉処理場で脊髄を背骨から完全に除去できると考えていたので、一九八九年に特定部位の食用を禁止した後も機械回収肉は禁止されなかった。ところがその後、食肉処理場での脊髄の除去が不十分な例があることが分かり、一九九五年にこれを禁止した。対策を提言した科学者委員会が現場の状況を熟知していなかったことが原因だった。

vCJD対策は特定部位の除去で十分なのだが、vCJD発見後、政府は科学者委員会にリスクをさらに減らす追加の安全対策の検討を求めた。委員会は食肉への脊髄の混入をゼロにするために、病原体の蓄積が増える三〇カ月齢以上の牛の背骨など全ての骨を除去し廃棄する対策を提言した。ところがこの対策が発表されるとすぐに誤解が広がり、スーパーマーケット業界が「三〇カ月以上の牛肉は危険だから販売しない」と発表した。また食肉処理場で全ての骨を確実に除去する作業の実行が難しいことも分かった。このような動きの中で農業大臣は「追加の安全対策がないと国民が納得しない」という理由で、三〇カ月齢以上の牛を全て焼却処分にする「三〇カ月ルール（ＯＴＭ）」を実施した。

ＢＳＥ問題への政府の対応で最も大きな課題は国民へのリスクコミュニケーションだった。政府はリスクをゼロにするのではなく、国民が受け入れられるレベルまでリスクを下げる努力をした。一方、国民はリスクをゼロにすることを望んでいた。政府がどのように行動したら国民は満足できるのか。リスクコミュニケーション自体が国民に恐怖を引き起こす可能性があるので、その方法は十分に検討する必要があると考えられ、国民に誤解されないことを重視したため、真実を述べるより楽観的な言葉を述べることが多かった。その結果、ｖＣＪＤが見つかったときに「政府は真実を伝えていない」として非難されることになった。大事なことは、結論を得るまでの経過について、それが混乱したものであっても公開することである。国民がその情報に理性的に対応できない可能性があるからといって情報を提供しなければ、信頼を失うだけである。信頼は情報公開によってのみ構築されるのだ。政府は「ＢＳＥは人には感染しない」という楽観論を述べるのではなく、「リスクはゼロではないので予防の措置を実施している」という事実を公表し、これについて十分に説明をすれば、国民は理性的に対応しただろう。そして現実にｖＣＪＤが発生したときに国民は政府の対策を受け入れることができただろう。

英国農業省の高官で一九九三年から二〇〇〇年までＢＳＥ対策に直接関わった経験を持つリチャード・パッカー氏は、二〇〇六年の著書の中で、ｖＣＪＤ発見後の状況について、多少政府寄りの立場から次のように総括している〔注5〕。

vCJDの発生は大きなパニックを引き起こした。もし英国政府が別の対応をしていたら、騒動はもっと小さかったのかというと、そうは言えない。一九七〇年代の消費者運動と環境保護運動の中で、食品に関する多くの政策が批判されていた。例えば食品添加物への批判はBSE問題の前から続いていたが、批判の内容はBSE問題と共通で、政府には情報操作、虚偽、秘密主義などの体質があるというものだった。同時に有機食品やビタミン添加食品には熱心な支持者もいた。これらの批判も支持も、科学的事実に基づいたものというよりむしろ感覚的なものだった。このような傾向から見て、BSE問題が特に政府の信頼を大きく傷つけたとは言えない。西欧の社会では明確な理由なしに政府への信頼は低下する傾向にあるのだ。

事実を全て明らかにすることが物事を前進させる最善の方法だと多くの人がいうが、BSEについては、多くの人が信じているのとは逆に、ほとんどの事実が速やかに国民に知らされていた。そのような背景の中で、一九九六年三月にvCJDが見つかったときのパニックを小さくする手段はほとんどなかった。BSEはすでに多くの国民が不安に思っている分野で起こった災害である。政府に対する批判の多くは根拠がないものだったが、当時はこれに対する反論はなかった。また反論したらパニックが小さくなったというわけでもない。反論すれば別の批判が出るだけだっただろう。政府への批判の大きさは、個別の事例に対する批判の大きさの合計ではない。批判の大きさは、根拠が薄弱な多くの批判により引き起こされた国民の不安の大きさを反映している。例えばあるジャーナリストは「公務員の隠ぺい体質、政治家の虚言体質、貪欲な農業生産者、独善、無能、責任逃れ、ごまかし」などの用語を使ってBSE問題を批判し、野党もまた同じ論調で政府を批判した。個々の批判は間違っているのだが、その論調は多くの人の感情を反映していた。

英国政府報告書は政府に対する多くの批判には根拠がないことを明らかにしているのだが、それはメディアにも国民にもほとんど無視されている。根拠がある批判というものは国民の不安や怒りと相関しないのだ。政策の失敗だけでなく成功にも目を向けた、バランスが取れた評価が多くの支持を得られるべきである。


英国政府報告書には「予防の措置」について繰り返し記載されている。一九八九年に科学者委員会が「ＢＳＥは人間には感染しないだろう」と報告し、ガマー農業大臣が娘と一緒にハンバーガーを食べて牛肉の安全性をアピールした出来事はリスクコミュニケーションの失敗例として有名だが、英国政府関係者はＢＳＥが人に感染しないと本気で信じていたのだ。にもかかわらず「もしこの予測が間違っていた場合には重大な結果になる」として「予防の措置」を決断し、病牛の食用禁止と特定部位の食用禁止の措置という極めて有効な対策を実施した。ところがｖＣＪＤは八年から一〇年の長い潜伏期の後で発病するので、対策の効果が目に見えるようになるまでの長い時間にｖＣＪＤ患者が次々見つかり「英国政府は何の対策も取っていない」という誤解が広がったのだ。

どのようなときに予防の措置を実施すべきかは難しい政治的決断である。ＢＳＥが人に感染する可能性はほとんどないと考えられているときに多額の経費が必要な予防の措置をとることには反対があった。一方、何の

注５　Packer, R. The politics of BSE. Palgrave Macmillan 2006

措置も取らずに放置して人に感染したら大きな悲劇になる。決定の方法として、英国政府報告書はＡＬＡＲＰの原則を引用している。これは「As Low As Reasonably Practicable」すなわち「合理的に実行可能である限りリスクはできるだけ低くする」という意味で、リスクを放置したり逆にゼロにすることを目指すのではなく、リスクを減らすために必要な費用とそれによって得られる利益が釣り合う範囲内で対策を実施するという考え方である。楽観的な想定に反してＢＳＥは人に感染したのだが、予防の措置が実施されたため、ｖＣＪＤの犠牲者は最低限に抑えられた。これは予防の措置の大きな成功例として専門家の間では評価されているが、一般の人にはほとんど知られていない。

ＢＳＥが人に感染すること、そして予防の措置が成功したことは、皮肉なことにｖＣＪＤ患者が発生したことで証明された。しかし、もしｖＣＪＤ患者が発生しなかったらどうなったのだろうか。そもそもＢＳＥが人に感染しなかったのか、あるいは予防の措置により感染を防いだのかが議論になるだろう。もし前者であれば不要な対策に多額の税金を費やしたと批判されるだろう。予防の措置は科学の支援が必要ではあるが科学だけでは決定できず、極めて高度な政治的判断により実施される事項である。

日本の無関心

英国で猛威を振るったＢＳＥがヨーロッパ各国に広がって深刻な状況になっていた一九八〇年代後半から九〇年代にかけて、日本では各国のＢＳＥ問題の状況と対策を伝える報道はほとんどなかった。

これが変化したのは一九九六年三月、ＢＳＥが人に感染してｖＣＪＤを引き起こす可能性を英国政府が認め、英国だけでなくヨーロッパ各国でも大きなパニックが起こった後だった。ＢＳＥに関する報道が増えたが、その多くは英国とヨーロッパ各国の畜産業に対するＢＳＥの大きな影響、消費者の不安を抑えてヨーロッパの畜産業を守るための安心対策としてＥＵが英国に対して三〇カ月齢以上の牛全ての殺処分を要求したこと、そして殺処分に対する農家補償をＥＵと英国でどのように分担するのかなど、政治、経済の側面からの報道が大部分だった。なかには「感染牛四〇〇万頭　英が処分計画」という見出しもあり、英国の三〇カ月以上の牛が全てＢＳＥに感染しているような誤解を与える記事もあった。また、牛肉の代わりにカンガルーやダチョウの肉に人気が集まっているといった記事や、牛肉の半額セールに人が集まったなどの記事もあるが、ＢＳＥが日本に侵入する可能性についての記事は見当たらない。読売新聞は一九九六年三月二七日の科学欄でＢＳＥやｖＣＪＤなどのプリオン病の解説記事を掲載したが、そこでも「日本では牛肉から狂牛病に感染する心配はない」という農水省の公式見解を伝える結論だった。

英国やＥＵでＢＳＥが蔓延していた当時、ＢＳＥが日本国内で発生する可能性について考えていたのかについて質問した。

❖赤羽一嘉氏〔元経済産業副大臣兼内閣府副大臣〕

当時は農林水産委員会や厚生委員会の所属ではなかったので正確ではないかもしれないが、一般の国会議員はＢＳＥが国内で起きるとは全く想定もしていなかったし、だからＢＳＥ対策も話題にはなっていなかった。

❖江田五月氏〔元参議院議長〕

一九九六年、ＢＳＥに感染した若者のニュースで英国中にパニックが広がっていたころは、衆議院議員から岡山知事選挙に出馬して落選したころで、ＢＳＥにそれほど深い関心はなかった。一九九八年には参議院議員に復帰したのだが、そのころＢＳＥの原因が牛の廃棄物で作った肉骨粉を牛に食べさせたためであることを聞いて、英国の畜産現場で「共食い」を行っていたことに驚くとともに、感覚的に「これはおかしい」と感じた。また日本でも肉骨粉を使っていると聞いて、日本の畜産が大丈夫かという懸念があった。だから二〇〇一年に日本でもＢＳＥ感染牛が見つかったときには「やはり出たか」という思いがあった。

❖坂口　力氏〔元厚生労働大臣〕

英国、ヨーロッパからＢＳＥ病原体で汚染した製品が日本に入らないための対策を実施していたが、日本国内でＢＳＥが発生することは全く念頭になかった。

❖鮫島宗明氏〔元民主党「次の内閣」ネクスト農林水産大臣〕

英国でＢＳＥが蔓延している状況はマスコミを介して知っていた。一八万頭というＢＳＥ感染牛の多さにも驚いていたが、若者がＢＳＥに感染してｖＣＪＤを発症していることを知って衝撃を受けたことを覚えている。ただ、当時はＢＳＥが日本に侵入してくるとは考えていなかった

❖山田正彦氏〔元農林水産大臣〕

英国でＢＳＥが問題になっているころは、この問題にあまり関心がなかった。また、ＢＳＥが日本に侵入してくるとは考えていなかった。

❖阿南　久氏〔元全国消費者団体連絡会事務局長〕

英国やヨーロッパでのＢＳＥ問題については報道等で聞いていたけれど、他所ごとのように思っていた。

❖神田敏子氏〔元全国消費者団体連絡会事務局長〕

英国や欧州でＢＳＥが猛威を振るったころ、テレビでの報道を通じ、関心を持ったのは確かである。ただし、遠い国、牛肉を沢山食する国々の問題であり、あくまでも対岸の火事・他人事というような受け止めだった。私が全国消団連の事務局（食担当）になったのは二〇〇一年四月だが、当時の生協の担当者から聞いた話では、八月に日本生協連は、ＢＳＥが日本でも発生する可能性があるとして、飼料の管理等について、国に意見書を提出した。これに対して農水省から「日本では輸入飼料を管理（停止？）しているので、ＢＳＥの発生はない」という回答を得ていた。こうした動きを知り、ＢＳＥを日本でも発生し得る現実的な問題として、より関心が深まったと記憶している。その直後の九月一〇日にＢＳＥの国内発生が確認され、非常に驚いたのを覚えている。

❖近藤康子氏〔消費生活アドバイザー〕

当時の仕事上、一九九〇年代英国でＢＳＥが問題になったころから情報としては知っていた。ＥＵからの食品輸入や英国への旅行者も多いので、いずれ日本に影響が出るだろうという印象は持っていた。だから日本でＢＳＥが発見されたときには、ああ、来たな、という感じ。きちんと安全情報がそれ以前から適切に出されていればあのような大騒ぎにはならなかったはず、といまでも思う。お肉屋さんが気の毒だった。

❖日和佐信子氏〔元全国消費者団体連絡会事務局長〕

当時BSEについては全く心配していなかった。それは農林水産省が「日本でBSEは発生しない、だから、安心してほしい」とはっきり言っていたからであり、私はそれを信用していたからだ。そして、農水省以外からの情報はなかった。

❖戸部依子氏〔NACS消費生活研究所〕

ヨーロッパでのBSEの蔓延は、全く知らなかった。BSEについては日本で確認されたというニュースで初めて知った。

❖山浦康明氏〔元日本消費者連盟共同代表〕

英国政府の危機感が欠如していたため、BSEが世界に蔓延してしまった。一九八六年に英国でBSEの感染牛が確認され、一九九六年三月にvCJDの患者が見つかった。それから本格的な英国でのBSE対策が行われたが、二〇〇一年までに、英国だけで一八万頭のBSE感染牛を生み出してしまった。やはり初期の段階での英国政府の対応に問題があったのではないかと思っている。これが英国のみならず、EU全般、あるいは世界の各地でvCJD患者の発生をもたらしたと思っている。我々としても、問題が大きくなる前に、どこに問題があるかということをしっかり把握して行動しなければならないと感じている。

❖安部修仁氏〔吉野家ホールディングス会長〕

英国でBSEが発生した後は、業界もそれほどの深刻さは実感していなかった。ただし、当時日本フードサービス協会会長だったハングリータイガー社の井上修一会長は、「この問題が国内で発生したらどうなるのか、その対策はどうなっているか」について農林水産省に問い合わせたことがあるが、日本ではＢＳＥは起こらないという答えだった。

❖小出重幸氏〔元読売新聞編集委員〕

読売新聞はＢＳＥ問題について社説、解説、報道をしているが、それらに携わった一人が日本でのＢＳＥ発見前にロンドン支局に勤務していた。その後、彼が帰国したら日本では献血ができない。ＢＳＥのリスクが高い期間に英国に滞在していたジャーナリストは何人もいるが、英国やＥＵのＢＳＥの状況についてそれほど危機感を持っていなかった。彼らは日本に戻ってきて、初めてたいへんな問題だったということに気が付いたという状況だった。英国でｖＣＪＤが発見された後、一九九七年、九八年ぐらいからだった。それが、報道機関がヨーロッパのＢＳＥ問題についてあまり真剣に取り上げなかった背景だと思う。

❖小島正美氏〔元毎日新聞編集委員〕

日本でＢＳＥが見つかって初めてＢＳＥに関心を持った。それまでは、市民団体がときどき問題にしていたのは知っていたが、実際に発生するまでは深刻な問題とは思わなかった。

❖中野栄子氏〔日経ＢＰ社〕

欧州でのＢＳＥ蔓延については知らなかった。ＢＳＥ問題に興味を持ったのは二〇〇三年に専門ウェブサイトの「Food　Science」で食の安全をテーマに企画・取材・編集を担当するようになってからだった。

つまりそれ以前は出版社の記者といえども、一般消費者と同じ認知レベル（＝よく知らない）だったと思う。

❖引野　肇氏〔東京新聞編集委員〕

一九九六年に英国保健省がｖＣＪＤとＢＳＥが関係していることを指摘したことで、医学的な興味を持った。それまでは、狂牛病、クロイツフェルト・ヤコブ病（ＣＪＤ）という言葉すら全く知らなかった。しかし、一九九七年にプルシナー教授がプリオン説でノーベル賞を受賞したときから、がぜんこの病気に興味を持つようになった。

❖平沢裕子氏〔産経新聞記者〕

日本でＢＳＥ感染牛が見つかるまで、ＢＳＥのことは全く知らなかった。ＢＳＥ問題が日本でも起こるとは考えなかった。

❖山本茂貴氏〔食品安全委員会委員〕

英国でＢＳＥが大きな問題になっていた一九八〇年代、ＢＳＥは英国の牛の病気であり、日本とはあまり関係がないという認識だった。一九九六年にＢＳＥが人のｖＣＪＤを引き起こす可能性を英国政府が認めたときから、公衆衛生上の大きな問題と考え始めた。

❖中村靖彦氏〔元ＮＨＫ解説委員・元食品安全委員会委員〕

頭の片隅に日本も、ＢＳＥが発生するであろうという予感はありました。その予感を踏まえて、二〇〇一年三月にイギリスとフランスに取材に参りまして、ほとんど本を書き上げた段階でＢＳＥの第一号が出たということで、何となく感触が的中したということで、非常に複雑な思いでその後の推移を見守っていたというのが実情でございます。

参議院予算委員会参考人発言（要旨）二〇〇二・三・二六

❖匿名氏〔メディア関係〕

一九九二年から九五年に米国ワシントンに駐在していたので、当時からＢＳＥには関心を持っていた。その間に英国出張も何回かあり、欧米ではＢＳＥ問題が大きく報道されていた。ただし「マッドカウ（狂牛病）」という牛の病気という認識だった。英国でｖＣＪＤの死者が出始めたときは帰国していたが、英国で牛肉を食べたことも何回かあり、いまでも少し気になる。

多くの人が英国のＢＳＥ問題を知らない、あるいは知っていても関心を持たず、ましてＢＳＥが日本に入ってくることを心配する人は少なかった様子が分かる。心配した人が農水省に問い合わせたところ、その心配はないという回答があったという証言もあった。

日本の対応

一九九六年三月、英国政府はＢＳＥが人に感染してｖＣＪＤを引き起こす可能性を認め、三〇カ月齢以上の牛の殺処分を決めた。このニュースは世界中に広がり、日本では農水省が翌四月にＢＳＥの原因である肉骨粉を牛に与えることを禁止する省令を出した。しかし、肉骨粉の輸入は止めなかった。これについて以下のコメントがあった。

❖鮫島宗明氏〔元民主党「次の内閣」ネクスト農林水産大臣〕

武部大臣は、日本で狂牛病が発生する危険はないと言い続けました。その根拠は、平成八年四月に出された畜産局流通飼料課長名の通達であり、通達が出されている以上、狂牛病は発生しないはずだというのが大臣の主張でした。しかし、実態は、通達の内容があいまいだったために、都道府県の担当者の多くは飼料メーカーへの通達と誤解し、畜産農家に情報を流す努力をした自治体は、四七都道府県のうちわずか一〇府県にしかすぎませんでした。その結果、五二〇〇頭近くの牛に、通達後も肉骨粉が与え続けられました。しかし、武部大臣は、通達の不徹底を反省するどころか、行政指導を知らなかったのは農家の恥だと居直り、生産農家から猛反発を買いました。

衆議院本会議発言（要旨）二〇〇二・二・五

❖境　政人氏〔元食品安全委員会〕

農水省には「魔の三月二〇日」という言葉がある。一九九五年三月二〇日、アフリカでエボラ出血熱が発生し、日本では病原体を持ち込む可能性があるサルの検疫を農水省と厚労省のどちらで行うか議論となった。一九九六年三月二〇日、英国政府がＢＳＥと新型ヤコブ病の関連を認めて肉骨粉の全面禁止と三〇カ月を超える牛の食用を禁止した。一九九七年三月二〇日、台湾で口蹄疫が発生して三八〇万頭以上の豚が殺処分され、日本でも防疫対策が強化された。いずれも大きな出来事だったが、なかでもＢＳＥの影響は大きかった。英国政府の発表を受けて、日本は一九九六年に通達で反芻動物の肉骨粉を反芻動物に食べさせることを禁止した。しかし、この通達が必ずしも順守されていなかったため、日本でもＢＳＥが発生してしまった。また英国政府がＢＳＥが人間に感染する可能性を認めたことから、緊急に政令によって家畜伝染病予防法にＢＳＥを加える作業を行った。ＢＳＥの正式名称は牛伝達性海綿状脳症だが、このときには「伝染病」の名前が付いた法律に登録するということで、「伝達性」ではなく牛伝染性海綿状脳症という名称になった。しかしＢＳＥの病原体であるプリオンは伝染しないことから、後の家畜伝染病予防法の改正時に名称が変更になった。

小澤義博氏（国際獣疫事務局（ＯＩＥ）名誉顧問）

残念なことは、一九九六年に農水省で開かれたＢＳＥの緊急会議で私は「肉骨粉の輸入を禁止すべきだ」と主張したが、農水側は「そんなことをしたら日本の畜産が壊滅してしまう」として、全く聞く耳がなかったことだ。私自身は一九八八年から一九九一年までパリの国際獣疫事務局（ＯＩＥ）の本部で四年間、ＢＳＥ問題を担当していたので、私にとってはヨーロッパの肉骨粉の危険性は十分に分かっていたのだが、会議では誰も本気に聞き入れてくれなかった。それから五年後の二〇〇一年に日本でＢＳＥが発生した後になって農水側はそのことに気付いたようで、農水省から弁明の電話があった。もしあのとき私の意見を取り入れていれば、日本のＢＳＥ問題は起きていなかったかもしれない。

❖梅津準士氏〔元食品安全委員会事務局長〕

一九九六年三月に英国政府はＢＳＥが人に感染した可能性を発表し、大きな騒ぎとなり、農水省は直ちに専門家による検討委員会を立ち上げ、肉骨粉を家畜の飼料として使うことを禁止する通達を発している。その直後に大阪府の堺市を中心に病原性大腸菌Ｏ—１５７が発生し、九〇〇〇人以上の感染者と小学児童など三名が死亡した。少し前の五月に岡山県で同じＯ—１５７による集団食中毒が発生し、四六八人の患者が出て、二名が死亡している。また当時は焼却炉に由来するダイオキシンによる牧草の汚染が起こり、これを乳牛が食べたため生乳の汚染があった。そうした現実の問題への対応が農水省の優先課題で、ＢＳＥは措置済みとの受け止めだったと思う。

こうして「農水省はBSEを軽視して十分な対策を取らなかったにもかかわらず、日本にBSEはないと言い続けた」という批判が広がった。しかし水面下では農水省は危機感を持って対策を考えていたという以下のような意見もあった。

❖城島光力氏〔元財務大臣〕

英国でＢＳＥに感染してｖＣＪＤを発症した若者のニュースがテレビ等で報道されるようになり、その原因が肉骨粉だということが分かった。この問題を農水省はどう捉えているんだ、肉骨粉の禁止が必要じゃないかという趣旨を国会で質問した。ところが農水省は明確に「日本は大丈夫だ」と言い切った。永村武美農水審議官にも質問したところ、万一のことを考えて東京大学の小野寺節教授を調査のために英国に派遣したと言っていた。だからリスク管理はしっかりやっていたと思った。

❖姫田　尚氏〔元食品安全委員会事務局長〕

英国でのＢＳＥについて誰も大きな関心を示さない当時から農林水産省の永村武美氏はＢＳＥが日本に侵入することに危機感を覚え、早くから科学者を英国に派遣して科学的な情報を収集したり、国内の配合飼料工場やレンダリングのラインの整備による交差汚染の防止に熱心だった。その永村氏が後に畜産部長としてＢＳＥ問題の責任を取って辞職されたのは極めて皮肉な結果としか言えない。

日本でＢＳＥが発生する可能性は二〇〇〇年にすでに指摘されていた。一九九八年一月に欧州委員会がＥＵ各国に牛肉を輸出している国を対象にしてＢＳＥの状況の評価を開始し、日本は二〇〇〇年一二月に「ＢＳＥが発生している可能性が高い」という評価を受けた。農水省は、一九九六年に反芻動物の肉骨粉を反芻動物に使用することを禁止する通達を出したこと、ＢＳＥを家畜伝染病予防法と畜場法の検査対象の疾病に追加してＢＳＥの疑いがある牛の検査を始めていることなどを挙げてこれに反論したが、欧州委員会は検査頭数が少ないことなどを理由にして結論を変えることはなかった。そこで日本は二〇〇一年六月にリスク評価の中止を要請し、その三カ月後に日本でＢＳＥ感染牛が発見された。この問題の経緯は「ＢＳＥ問題に関する調査検討委員会報告」で述べられているが、このときの事情について次のような話があった。

❖境　政人氏〔元食品安全委員会〕

日本では国内でＢＳＥが発生する可能性について検討を行っていたが、その結果はＢＳＥのリスクは小さいというものであった。当時はＥＵでも日本のＢＳＥについてリスク評価を行っていたのだが、その結果は日本ではＢＳＥが発生する可能性があるというものだった。日本はこの評価を認めず辞退したため、ＥＵは二〇〇一年に評価の継続を断念した。しかし、その直後に日本でＢＳＥ感染牛が発見された。

❖萩原秀彦氏〔元農林水産省〕

二〇〇〇年末、欧州委員会から日本でＢＳＥが発生する可能性が高いという厳しい評価が届いた。当時、国際部ＥＵ担当専門官だった私は欧州委員会の誤解を解くことが必要と考えて、担当審議官がＥＵに文書を送るか、あるいは担当者がＥＵに赴いて日本の考え方を説明することを畜政課担当者に提案した。その後、畜政課長の判断で、衛生課と飼料課が中心になって対策を練ることになったと記憶している。

当時の厚労省の対応について日比野守男氏は次のように述べている。

❖日比野守男氏〔元東京新聞・中日新聞論説委員〕

動物、人の違いはあれ、感染症について早くから興味があった。その延長線上でＢＳＥ問題にも早くから関心を持っていた。一九九六年、欧州でＢＳＥ問題が起きたときのことはよく覚えている。この年三月、国内では薬害エイズ訴訟が最終段階を迎え、原告の薬害被害者と被告の厚生省（現・厚生労働省）の間で和解が成立した。厚生省は、エイズウイルス（ＨＩＶ）が混入した非加熱血液製剤の危険性を承知しながら「確実な証拠がない」ことを理由に早期回収など有効な対策を取るのが遅れ、被害を拡大させてしまった。厚生省はこの失敗を通じ危機管理の重要性を身にしみて学んだようだった。それはまずＢＳＥ問題への対応に表われた。ＢＳＥ問題が欧州で発生した直後、厚生省は直ちに検討会を立ち上げ、対応策を協議した。幸いこの時点ではまだ日本での被害は見られず、当時の厚生省の動きはほとんど注目されなかった。だが当時の担当局長は「薬害エイズ問題が起きた時点では、不確実な情報しかないときにどう対応するかという危機管理の観点に欠けていた。ＢＳＥにこれだけ早く対応しようとしたのは、薬害エイズを通じて得た教訓だ」と多少自画自賛を込めて語っていた。この局長は薬害エイズ問題では原告の被害者から対応のまずさについて厳しく糾弾されていた人物だけに、彼の発言は妙に印象に残っている。こうした危機管理の流れはその後徐々に定着し始めた。一九九六年七月、大阪府堺市の小学校を中心に起きた病原性大腸菌Ｏ—１５７による集団感染の原因について厚生省が九月の最終報告で「カイワレの可能性が最も高い」と結論づけた。その記者会見で「〝疑わしきは罰せず〟に反するのでは」との質問が出された際、菅直人厚相がすかさず「その考えが薬害エイズの被害を拡大させた。（集団発生を）予防するという立場からは、疑わしければ即座に対応が必要だ」と言い切ったことにも表われていたと思う。

菅直人厚生大臣の発言によりカイワレ大根業界は大きな打撃を受けた。カイワレ大根からＯ—１５７が見つからなかったこともあって業界は国家賠償を請求し、二〇〇四年一二月一四日の最高裁判決により業界の主張が認められた。国は「政策的な裁量が認められるべきだ」と予防の措置の必要性を主張したが認められず、「断定に至っていないのにあいまいな内容を公表し、カイワレが原因との誤解を広く生じさせた」として公表方法の不当性に加えてその内容の正確性、信頼性も否定された。「カイワレ原因説」を公表することが、さらなる食中毒発生の防止のために必要ではなく、実際に効果もなかったという結論になったのだ。これもまた予防の措置の難しさを示している。

まとめ

二〇〇二年四月に公表された「BSE問題に関する調査検討委員会報告書」の内容は後で述べるが、その冒頭に次のような記載がある。

一九八六年一一月、英国において確認された牛海綿状脳症（BSE）は、一九九〇年代英国で猛威をふるい、欧州大陸にも伝播していった。英国から遠く離れた我が国においては、官民ともにそれを対岸の火事として受け止めていた嫌いがある。

インタビューにより多くの人がそのように思っていたことが裏付けられた。

一九九六年四月に農水省が出した反芻動物由来の肉骨粉の反芻動物への使用禁止の通達については、法律を作るのは時間がかかり、直ちに禁止するためには通達が一番早いので、この措置を非難することは適当ではないというコメントもあったが、通達の順守状況を確認しなかったことは、BSEに対する危機感が薄かったと言わざるを得ない。

さらに肉骨粉の輸入を禁止しなかったことが日本のBSE発生の原因であり、米国やオーストラリアのように厳しい禁止措置さえとっていれば日本にBSEは入ってこなかったという意見があった。

ＢＳＥに対する危機感の薄さはメディアも同じで、「社会に対していち早く警告を発する」という重要な役割を十分に果たすことがなかった。

二〇〇〇年一〇月には英国政府ＢＳＥ調査報告書が発表され、その内容は日本のＢＳＥ対策にとって極めて有用なものだったのだが、インタビューではこの報告書についてのコメントは全くなかった。全一四巻の英文の報告書を熟読して日本のＢＳＥ対策の参考にしようとした人はほとんどいなかったのではないかと考えられる。

そして二〇〇一年九月に日本でＢＳＥ感染牛が発見されることになる。

第三章　日本のＢＳＥ

（二〇〇一－二〇〇三）

感染牛の発見

二〇〇一年九月、日本でBSE感染牛が発見されたときの様子を質問した。

❖武部　勤氏〔元農林水産大臣〕

二〇〇一年四月から二〇〇二年九月までの一年五カ月間、小泉内閣の農林水産大臣を務めた。農水大臣就任はサプライズだった。小泉首相からは「改革断行」を指示された。そこで「食と農と美の国づくり」を農水行政の改革の中心に据えた。「食と農の一体化」を重要な柱とし、生産と消費が直結した安全で安心できる食生活の実現、「都市と農村の共生対流（交流ではなく対流）」、都市と農村のデュアルライフの実現を目指した。構想の背景となるドイツの美しい村、フランスの素晴らしい村などの実情を視察し、九月九日に帰国した翌日に日本でBSE感染牛が発見された。後から聞くと、BSE感染牛発見の一カ月前にすでに疑いがある牛が見つかっていたのだが、このことを全く知らなかった。重要な事項を大臣に報告しなかったことに怒りを感じた。BSE感染牛発生の報告を受けて感じたことは、農水省の政策が生産者寄りであり、消費者寄りではなかったことへの反省だった。

❖坂口　力氏〔元厚生労働大臣〕

BSEが多発していた欧州各国からの牛由来医薬品及び化粧品の禁止措置を二〇〇一年春ごろから実施していた。化粧品について厚労省担当者はリスクが小さいと判断していたが、皮膚や粘膜を介する感染を懸念して、医師として禁止の判断を行った。このように海外からのＢＳＥ侵入リスクについては慎重な対応を行っていたが、国内でＢＳＥが発生したときの対応は十分に考えておらず、従って準備もできていなかった。日本でのＢＳＥ感染牛発見の知らせを聞いたとき、「しまった！」と思ったというのが率直な感想だ。

❖鮫島宗明氏〔元民主党「次の内閣」ネクスト農林水産大臣〕

農水省は一九九六年に反芻動物由来の肉骨粉を反芻動物に与えることを禁止する通達を出していたので、日本ではＢＳＥは発生しないはずだったが、こうしてＢＳＥが発生するという事態を迎えて、これはさらにたいへんなことになるという予感があった。

❖山田正彦氏〔元農林水産大臣〕

九月一〇日に日本でＢＳＥ感染牛が見つかり、その一週間後の九月一六日に放映されたＮＨＫスペシャル「狂牛病、なぜ感染は拡大したか」を見て、初めてこれは深刻な問題だと思い、早速、ＢＳＥ感染牛が発見された千葉県白井市の農家に調査に行った。またＢＳＥ問題についてのテレビ番組「報道特集」が作成され、私も出演していたのだが、九月一一日に発生した米国同時多発テロの報道が優先されて、報道特集の放映が中止され、残念な思いをしたことを覚えている。その翌年六月に牛海綿状脳症対策特別措置法が施行され、ＢＳＥの発生と蔓延を防止し、安全な牛肉を安定的に供給する体制が確立されたのだが、その素案は私が弁護士の経験を生かして二晩で作り上げたもので、そのときは法制局担当者に徹夜をさせてしまった。法案には与党議員の賛同も得られて、議員立法で成立させることができた。

❖尾嵜新平氏〔元厚生労働省〕

二〇〇一年九月一〇日に、農水省は千葉県のと畜場からBSEを疑う牛が確認されたと公表した。農水省は二〇〇一年四月から、厚労省は同年五月から、それぞれアクティブサーベイランス（健康牛など必ずしもBSEの疑いがない牛を対象に、調査のために行う検査）を実施していたが、当該牛は農水省のサーベイランスで発見された。厚労省では二〇〇二年度予算要求の中でサーベイランス対象検査頭数を大幅に増やすことを公表していたが、それが実現する前だった。

❖西郷正道氏〔元食品安全委員会〕

二〇〇一年九月ごろは農水省大臣官房で主に温暖化対策の仕事をしていた。BSE感染牛が発見されたときには、BSE問題より、その翌日に起こった米国同時多発テロの方に気を取られていた。BSE問題について「たいへんなことになった」と思ったのは、二〇〇二年四月に発表された「BSE問題に関する調査検討委員会報告」が「農水省に重大な失政があった」と結論したことを知ったときだった。

❖下田智久氏〔元厚生労働省〕

二〇〇一年には厚生労働省健康局長だった。自分自身はBSE問題の第一線にはいなかったが、これに関係していた人たちは閣僚や国会議員への説明で連日飛び回り、ときには罵声を浴びるなど、たいへんな思いをしていたことをよく覚えている。

❖佐藤憲雄氏〔元農林水産省〕

二〇〇〇年四月から農水省官房広報室長の職を務めたのだが、就任前後に宮崎県と北海道で九二年ぶりに口蹄疫が発生し、マスコミ対応に忙殺された。広報の職を離れた直後の二〇〇一年九月に千葉県で我が国初のＢＳＥ感染牛が発見された。口蹄疫に比べてＢＳＥははるかに過熱した報道が行われ、世間を大きく騒がせることになったのは口蹄疫が牛や羊の病気で人には感染しないのに比べて、ＢＳＥは人に感染して変異型ヤコブ病（ｖＣＪＤ）を発病させる人獣共通感染症だったためと考えている。マスコミ関係者からの取材や省内の幹部からＢＳＥに関する報道対応の相談を受けることも多かったが、ＢＳＥの広報の難しさは口蹄疫の比ではなかった。当時の農水省記者クラブには各社から社会部遊軍記者が大勢詰めかけ、行政の不手際や責任追求に終始する余り感情的な議論が先行し、科学的知見に基づく冷静な議論が難しい状況で報道が行われた感が強かった。ＢＳＥ感染牛の発見という想定外の緊急事態への対応が十分でなかったことから消費者の不安が増大し、またテレビのニュースでもＢＳＥに感染した起立不能の牛が倒れ込む映像が繰り返し流されるとともに、「狂牛病」というイメージの悪いネーミングが活字として流布されるなど、消費者の心理を煽る報道も多かった。その結果として、消費者の牛肉離れが進行し、価格も下落するなど生産者も実需者も大きなダメージを受けたのだろう。

❖中村啓一氏〔元農林水産省〕

「国内でＢＳＥ感染牛が出たらしい」二〇〇一年九月一〇日の月曜日の朝、本省の同僚から届いたメールが、私の公務員人生を変えることになった騒動の始まりだった。しかし、世の中の関心は、九月一一日にアメリカで発生した同時多発テロに集中していた。ニューヨークの世界貿易センタービルに旅客機が相次いで突入するという信じられない事態に日本中が震撼し、農林水産省が公表したＢＳＥに関する情報も陰に隠れていたが、翌週に事態が一変することになる。契機となったのが、九月一六日の日曜日に放送されたNHKスペシャル「狂牛病・なぜ感染は拡大したか」だった。BSEの原因とされた肉骨粉は国内でも広く利用されていたこと、BSEが人間にも感染する例があることも紹介され、翌月曜日、勤務先である農水省近畿農政局の消費生活課には、「冷蔵庫に残っている牛肉を食べても大丈夫か」「近所の農家が畑に何かまいているが肉骨粉ではないか」「飼い犬が腰を抜かしたが狂牛病ではないか」等々、牛肉の安全性を心配する消費者からの電話が続き、夕方まで途切れることがなかった。電話から伝わる切羽詰まった消費者の声に、パニックが起きていると背筋が寒くなる不安を覚えたが、これと同じ不安は以前にも経験していた。一九九三年秋、我が国は夏の深刻な冷害と台風の相つぐ襲来で、全国平均の作況指数が七四という大凶作となり、政府はコメの緊急輸入の決定を行った。当時、私は農林水産省の消費者窓口である「消費者の部屋」を担当しており、輸入が想定される長粒種の美味しい食べ方等を紹介するなど、不足分は輸入するのでコメの供給には心配がないとの説明に努めていた。しかし、翌年二月、輸入されたタイ産米からミイラ化したネズミが見つかったとの報道があったことから、消費者の不安が一気に高まり、三月に入ると全国のスーパーの売り場からコメが消え、米穀店でもコメが入手できないなど、「平成米騒動」といわれる事態に発展した。BSEを心配する消費者からの電話は、そのときに聞いた消費者の不安と同じものだった。

コメは日本人の食生活に欠かせない。そのため、輸入米の安全性に対する心配は、消費者の国産米の買い急ぎや買い占め行動を誘発し、店にコメがないことがさらに不安を煽ることとなったことから、パニックを招くことになった。牛肉の場合は主食のコメとは事情が異なる。消費者からの電話で感じた不安は的中し、牛肉が家庭の食卓や学校の給食から消え、焼き肉店にはお客が来ないという事態になった。消費者の牛肉離れに打撃を受けた事業者の窮状に、近畿農政局では、忘年会・新年会は焼き肉店で行うようにとのお達しが局長から幹部職員に出された。ＢＳＥという経験のない問題に、情報の不足にも困った。消費者の不安を払拭するため説明会を開催したが、会場からの「テールスープは、特定部位の脊髄につながる部位を使うが、安全か」という質問に立ち往生したことを覚えている。

❖萩原秀彦氏〔元農林水産省〕

ＢＳＥが発見された前後は農林水産省国際部でＥＵ担当の専門官として、対外的な窓口業務に携わっていたため、ＢＳＥ発見直前の武部勤農水大臣のＥＵ出張に同行した。出張の目的は豚肉輸入増に伴う緊急措置の発動、検疫問題などだったが、ＢＳＥ問題も当然話題に上ると考えていた。実はそのころ、千葉県の乳牛がＢＳＥではないかと疑われて確認検査を行っている最中だったのだが、その情報が私には入っていなかった。ＥＵ出張の最終日にブラッセル駐在の記者と懇談を行う予定だったが、希望が一社しかなかったため、審議官と国際経済課長の判断で記者懇は中止した。もし開催していれば、大臣が「日本にはＢＳＥはない」と改めて説明することになっただろう。そして帰国した翌日にＢＳＥ発見が公表された。私自身、たいへん驚くとともに、ブラッセルで大臣の記者懇を実施しなくてよかったと胸をなでおろしたことを記憶している。

❖髙岡慎一郎氏〔人形町今半代表取締役社長〕

牛肉を扱う仕事なので、ＢＳＥが英国、ヨーロッパに広がり、死者も出ていること、フランスではたいへんなパニックが起きていることは知っていた。そして、いつか日本に来るだろうなと思っていた。ただ、たとえ日本に来ても、我々が仕事で扱っている黒毛和牛とは全然違う世界だから、自分の商売は全く問題がないし、そんなに大騒ぎにはならないだろうと思っていた。それは、牛肉に関係して、口蹄疫、O—157、残留ホルモン、いろいろな出来事があり、いろいろな情報が出てきた。マスコミがわっと騒いで、売上がちょっと落ちる。しかし、二週間もするともとに戻る。それが過去の例だった。だから、日本でBSE感染牛が見つかったときも、今回もちょっと騒ぐけれども二週間ぐらいで終わるだろうなと高をくくっていた。二〇〇一年六月に人形町今半代表取締役に就任し、その三カ月後の九月一〇日に日本で初めてBSEが見つかった。翌日には9・11テロが起きて、これでBSEは記憶が薄らいでくれるかなと思っていた。テロの報道が落ちつくと、またBSEの報道が出てきた。それは農水省のとんでもない発表だった。BSEで死んだ牛は焼却処分したと発表したが、あれは間違いで、レンダリング業者に行って牛骨粉となって、どこに行ったか分からないということだった。これを聞いたときには、さすがに私も驚いた。BSEについては普通の方よりも知識があったから全然問題ないと思っていたが、その私でさえ、ちょっと待って、一体どうなるのという気持ちになってしまった。

❖小泉直子氏〔元食品安全委員会委員長〕

二〇〇三年五月ごろ、勤務先の兵庫医科大学に内閣府の方が来られて、BSE問題を契機に内閣府に食品安全委員会が設立されたことを説明され、その委員に就任することを依頼された。そのときに初めてBSE問題の重大さを認識した。

BSE感染牛発見の経緯を朝日新聞は次のように伝えている。

「国内初、狂牛病の疑い　千葉県内で乳牛一頭を焼却」

（要旨）農水省は狂牛病に感染した疑いのある乳牛一頭を確認したと発表した。この牛はすでに焼却処分されており、市場には食肉として流通していない。農水省などによると、千葉県白井市の酪農家で飼育されていた乳牛（雌・五歳）を八月六日に食肉処理場で処分した際、起立不能など、狂牛病によく似た症状を示した。このため、脳を採取して茨城県の動物衛生研究所で検査したところ、一五日にいったんは「陰性」の反応が出た。しかし、採取した脳組織から狂牛病の症状である「空胞」を発見したことから、同研究所で九月六日に違う方法であらためて検査した結果、一〇日に「陽性」の反応が出たという。

朝日新聞　二〇〇一・九・一一

二〇〇一年九月一〇日、農水省の記者会見の中で、永村武美畜産部長が問題のＢＳＥ感染牛が焼却処分された「はずだ」と発言した。一四日になって農水省はこの牛が肉骨粉に加工されて徳島県と茨城県の施設に保管されていることが判明し、その焼却処分を指示したと発表した。一三日夕、問題の肉骨粉を購入した徳島県の事業者から千葉県に問い合わせがあったため、農水省も事態に気が付いたのだが、発表は翌一四日になった。この件で、一七日に主婦連合会の和田正江会長は農水大臣に、「農水省の間違った発表は消費者の信頼を失うもので、風評被害拡大の責任は農水省が負うべき」と抗議した。結局、永村部長は発言の責任を取って熊沢英昭事務次官と共に退職することになった。この間の事情について次のような話があった。

❖匿名氏〔行政関係〕

病牛の判定までは農水省が行い、病牛のその後の取り扱いは厚労省の所掌範囲なので、永村部長は「焼却処分したはずだが、確認する」という意味の回答をした。しかしメディアは「焼却処分した」と断定的な報道を行い、それが「間違いだった」として農水省の責任を追及し、永村部長はスケープゴートにさせられたのだ。緊急事態の混乱の中とはいえ、もう少しメディアの理解が欲しかった。しかしBSE発生の責任者として農水省批判を展開していたメディアにとって、これは大衆受けがする絶好の批判材料だったのだろう。

❖匿名氏〔行政関係〕

BSE発生直後の初期対応で問題だったのは、農水省と厚労省の連携が密でなく、また、農水省内での政治家と事務方との意思疎通が十分でなかったことが原因で、マスコミに不手際と理解されてしまった場面があった。特に、BSE発見の前年から大臣の定例記者会見に加えて副大臣の定例会見も行われていたことから、情報量が不十分なままマスコミ対応が行われた感がある。また、手柄話はいち早く政治家に伝え、都合の悪い話は小出しにするようなことがなかったわけではなく、人によって外向けの言い振りが異なり、混乱を招いたことも見聞きした。

❖匿名氏〔行政関係〕

国会対応等で連日徹夜に近い状態が続く深夜、農水省の獣医系技官が上司から「長年かかって築き上げてきた農水省と国民との信頼関係を獣医技官たちが崩した、この責任をどう取るつもりだ！」という罵声を浴びせられた。BSEの発生を止められなかったことだけでなく、獣医師の資格を持つ畜産部長が、「BSE感染牛は焼却したはず」と発言した直後にこの牛が肉骨粉になっていたことが判明し、混乱を招いたことが獣医系技官に対する厳しい発言につながったようだ。この畜産部長が退任したほか、責任感の強い優れたリーダーだったある課長は、健康診断で緊急の再検査が必要とされたにもかかわらずＢＳＥ対策の仕事を優先させた結果手遅れとなり、命を落とすこととなったという。ＢＳＥ問題は農水省の優秀な人材を失うという影響もあった。

他方、日比野守男氏は次のように述べている。

❖日比野守男氏〔元東京新聞・中日新聞論説委員〕

ＢＳＥの疑いのある牛が発見されたという農水省の発表の翌日、米同時多発テロが起きた。だがテロが非日常的な海外の出来事だったのに対し、ＢＳＥ感染牛の発見は全国民の「食の安全」に直結する問題。ことの悲惨さは別にして、テロよりもＢＳＥ問題で国民がパニック状態になったのは当然だろう。農水省はそれまで、ＢＳＥが多発している欧州からの再三の警告をはねつけ「日本で発生する可能性は低い」と豪語してきただけに、国民からの信用を一挙に失った。当時の新聞を見ると、農水省への不信感を報じた記事があふれている。農水省が「過度の心配はない」といくら説明しても国民から信頼されなかったのは当然だろう。

ＢＳＥ発生当時、農林水産省生産局動物衛生課長としてこの問題を担当した宮島成郎氏は、この間の事情について次のように想いを寄せられた。

❖ 宮島成郎氏〔元農林水産省〕

宮崎県で口蹄疫の発生があり、清浄化した二〇〇〇年の翌年四月、動物衛生課長に就任したが、ＢＳＥの発生はその半年後であった。これまでの口蹄疫などのウイルスや細菌による病気の多くが生前での検査が可能であったのに対し、ＢＳＥの診断にあたっては生前の血清検査等ができず厚生労働省管轄下でのと畜検査等が不可欠であり、また、対策を講じてからその効果が出るまでに数年単位での防疫対応を求められることとなるとの病性上の特性を有し、ＢＳＥの発生はこれまでに経験のない社会的影響の大きさ、重さであった。当時の事務次官はじめ生産局長、畜産部長のご指導の下、食肉鶏卵課長、飼料課長をはじめとする関係各課の連携の中で畜産部、生産局そして農水省一丸となっての仕事をさせていただけたことを有難く感謝している。その期間、動物衛生課を預かったものとして死力を尽くして取り組んでいただいた課職員、同様に研究担当いただいた動物衛生研究所及び防疫実務に取り組んでいただいた県畜産課・衛生係・家畜保健衛生所等全国の地方家畜衛生機関・関係団体の各位に心から感謝いたしている。凝縮した出来事、思いの中でいま申し上げたいことである。

ＢＳＥ感染牛発見当時は「狂牛病」という名称が使われていたのだが、この名称が無用な恐怖感を生むという意見があり、その後これがＢＳＥに変わった。そのいきさつについて北村直人氏は次のように述べている。

❖ 北村直人氏〔元農林水産副大臣〕

ＢＳＥがあれほど大きな不安を呼び起こした一つの原因にマスメディアの報道があるとの認識を持ち、自民党総合農政調査会会長の堀之内久男先生とともに、「狂牛病」という名称をＢＳＥに改めること、Ｂ

ＳＥに感染して歩行困難になった英国の牛の画像を繰り返して放映することを止めることをＮＨＫに申し入れ、ＮＨＫは要望を聞き入れてくれた。

名称の変更については二〇〇一年一二月一四日に日本獣医師会も五十嵐幸男会長名で「牛海綿状脳症の呼称について（お願い）」と題する報道機関向けの文書を発表し、「報道機関各位におかれましては、事情ご賢察のうえ、今後は、牛海綿状脳症の呼称を『ＢＳＥ』に改めていただきますよう強くお願い申し上げる次第です。」と述べている。その結果、メディアの報道を見ると、二〇〇一年に記事はほとんどが「狂牛病」だったのだが、二〇〇二年に入ると逆にほとんどが「ＢＳＥ」に変わっている。

感染の原因

これまであまり話題になっていないのが日本でＢＳＥが発生した原因である。英国政府ＢＳＥ報告書は肉骨粉が原因であると断定し、これを禁止した効果でＢＳＥの発生はほぼなくなった。日本のＢＳＥの原因も同じと考えられているのだが、少なくとも一部のＢＳＥの原因は肉骨粉ではなく代用乳ではないかという疑いがあったと鮫島宗明氏は述べている。

❖鮫島宗明氏〔元民主党「次の内閣」ネクスト農林水産大臣〕

日本でＢＳＥが発見された直後、問題の牛が飼育されていた千葉県白井市の農家を訪問して、飼料関係の調査を行った。農家では肉骨粉を使用したことはないという話であり、獣医師でもある城島光力議員と、保育時に使用した代用乳が原因ではないかと話し合った。

代用乳については東京大学名誉教授の山内一也氏を座長とする農水省ＢＳＥ疫学検討チームが調査を行い、その結果が二〇〇三年九月に報告されている。それによると、それまでに発見された七頭の感染牛全てが一九九五年と九六年生まれで、全て同じ企業の代用乳で育てられ、その代用乳にはＢＳＥ発生国であるオランダで作られた粉末牛脂が加えられていた。一方、これらの牛は肉骨粉を与えられてはいなかった。従って、常識的に考えると、ＢＳＥの原因は肉骨粉ではなく代用乳なのだが、ＢＳＥの病原体はタンパク質であり、牛脂にタンパク質は含まれない。そこで報告書は代用乳が病原体で汚染していた証拠がないとして、肉骨粉が牛の飼料に何らかの形で混入した「交差汚染」が原因という結論になっている。

その結果、「ＢＳＥの原因は肉骨粉」という常識が出来上がり、「農水省が法律で肉骨粉を禁止しなかったので、これが十分に守られなかったことがＢＳＥの原因」という考え方が主流になり、ＢＳＥ対策は肉骨粉の禁止と交差汚染の防止に力が入れられることになった。このような考え方に立って、境政人氏は次のように述べている。

❖ 境 政人氏〔元食品安全委員会〕

日本でＢＳＥが発生した原因については食品安全委員会が推測しているが、そこには出てこない話もある。日本では三六頭の感染牛が見つかっているが、最初に生まれたのが一九九二年、最後に生まれたのが二〇〇二年である。この一一年間を平均すれば毎年二、三頭のＢＳＥ感染牛が発生したことになるが、実際にはそうではない。一九九六年に一二頭が生まれ、一九九九年から二〇〇〇年にかけて一七頭が生まれたという二回のピークがある。一九九六年は肉骨粉の使用を禁止した年であり、その時点で国内には多くの肉骨粉が存在し、その中には英国など海外からの輸入品があったという未確認情報もある。国が通達で使用を禁止したからといって、在庫を廃棄処分にした事業者だけではなく、一部の事業者はこれを急いで売却し、多くの牛がこれを食べたため、この年に多くのＢＳＥ感染牛が発生した。これが一九九六年生まれのＢＳＥ感染牛が多い理由だという推測もあるが、あながち間違っているとも言えないと考える。

専門家の話では代用乳に肉骨粉を加えることはないので、一九九五年と九六年生まれの牛の感染原因は肉骨粉と代用乳のどちらかということになる。その答えは、その後さらに多くのＢＳＥ感染牛が発見されたことにより明らかになってきた。検討チームの一員だった吉川泰弘氏がＢＳＥの原因を再検討し、その結果が二〇〇七年に次のように報道された。

「ＢＳＥの国内感染源『代用乳』有力　肉骨粉説の見解覆す」

（要旨）ＢＳＥの感染源は、子牛が飲む代用乳の原料のオランダ産油脂が有力とする調査結果を、吉川泰弘東大教授らがまとめた。農水省は〇三年九月に英国産輸入牛で製造した肉骨粉やイタリアから輸入した肉骨粉の可能性を指摘し、代用乳には否定的な見解を示していたが、それを覆すものだ。吉川教授によると、感染牛のうち一三頭は九五年一二月から九六年八月の短期間に生まれ、北海道と関東に集中していた。九五年暮れにオランダから輸入した油脂で作った代用乳を一三頭全てが飲んだ可能性が強い。一方で英国やイタリア産牛の肉骨粉は一三頭の牛がいずれも口にする可能性がなかった。吉川教授は、代用乳による感染牛がこれ以外におり、〇一年の全頭検査実施前に死んだため、見逃されて肉骨粉や代用乳用の油脂になり、これが九九年から約二年間に北海道で生まれた牛一六頭の感染原因と推定できるという。
朝日新聞　二〇〇七・一一・二二

食品安全委員会が二〇一二年に発表したプリオン評価書「牛海綿状脳症（BSE）対策の見直しに係る食品健康影響評価〔注6〕」によれば、オランダでもフランスでも一九九六年ごろ多数のBSE感染牛が生まれている。一九九六年三月、英国はBSEが人に感染する可能性を認めて肉骨粉の使用を全面的に禁止し、英国内にあふれた肉骨粉はヨーロッパはじめ世界各国に輸出され、多数の感染牛が生まれたのだが、そのような経緯からヨーロッパでの感染の多くは肉骨粉が原因と考えられている。日本で同時期に発生した感染の原因は肉骨粉ではなく代用乳だったということになるが、ヨーロッパ各国での感染に代用乳がどの程度関与しているのかについては資料が見当たらなかった。

吉川泰弘氏の調査から七年後の二〇一四年に開催された畜産システム研究会で日本獣医生命科学大学名誉教授の木村信熙氏は二〇〇三年の農水省報告書を「科学的ではない」として厳しく批判している。そのような「疑問がある」結論になった原因について、「問題の代用乳を製造したのは全国農業協同組合連合会（全農）の子会社である科学飼料研究所高崎工場であり、農水省は全農にBSE発生の責任を負わせることにためらいがあったのではないか。また、状況証拠だけでオランダを悪者にすることにも躊躇があったのではないか」という推測もあった。「仮に輸入した油脂を含む代用乳が原因だったとしても、その時点での知見から見て、輸入者や製造者の責任を問うことには無理があるように思われる」という意見もあるが、当時の雰囲気から言えば、このことが公になれば全農が激しい批判を浴びたことは間違いないだろう。「農水省BSE疫学検討チームが全農への批判を避けるために恣意的なとりまとめを行ったとすれば残念なこと」という批判もある。

このように一九九五年から九六年に発生したＢＳＥの原因が代用乳である可能性が高いが、もしそうであれば「農水省が法律で肉骨粉を禁止しなかったことがＢＳＥの原因」という批判は的外れで、代用乳には目を向けなかったことは間違いだったということになる。にもかかわらずＢＳＥの発生が止まったのは、汚染油脂の輸入が一過性だったという幸運と、特定部位を焼却処分にした結果、国内で汚染油脂が作られる可能性がなくなったためと考えられる。

全頭検査

ＢＳＥの発生を受けて、政府は三つの対策を計画した。

第一は牛の間にこれ以上ＢＳＥが広がることを防ぐための肉骨粉の禁止である。農水省は一九九六年に肉骨粉を罰則がない通達で禁止していたが、今回は罰則がある法律での禁止だった。

第二はＢＳＥが人に伝達することを防ぐ対策であり、脳や脊髄など病原体が蓄積する特定部位の食用を禁止した。

第三はＢＳＥ検査である。国際獣疫事務局（ＯＩＥ）基準ではＢＳＥの可能性がある病牛などを中心にした抜き取り検査で十分なのだが、厚労省はＥＵの対策を参考にして、「安心対策」あるいはパニック対策を兼ねて、三〇カ月超の食用牛を全て検査することにした。

ところが九月一八日にこの発表があった直後から議論は検査だけに集中し、「検査するなら全ての牛を対象

注６　http://www.fsc.go.jp/fsciis/meetingMaterial/show/kai20121012pr1

にすべき」という意見が主流になり、三週間後の一〇月九日に政府は全月齢の検査を決定して一〇月一八日にいわゆる「全頭検査」が実施された。この国際的に例がない全月齢の全頭検査について質問した。

❖赤羽一嘉氏〔元経済産業副大臣兼内閣府副大臣〕

ＢＳＥの発生により世の中がたいへんなパニックになった。政府は当初三〇カ月以上の牛の検査を提示したが、それはとても世の中的に受け入れられないという雰囲気の中で、武部勤農水大臣の決断で全年齢の全頭検査が実施されたと記憶している。肉骨粉についても、牛由来だけでなく、ブタ由来、トリ由来の肉骨粉を、牛だけでなく、トリに対してもブタに対してもエサとして使用を禁止することも政治決定した。これは必要がない措置であり、あまり理屈に合わないことを決めると、それを解除するのもたいへんな労力がいるのではないかと発言したことを記憶している。私は全頭検査自体に科学的根拠があるかどうか疑わしいと思っていたが、パニックを抑えるという意味ではやむを得なかったし、やったことは決して悪くはなかったと感じている。

❖坂口　力氏〔元厚労大臣〕

ＢＳＥ感染牛であっても、特定部位さえ除去すれば牛肉は食べても安全なことは知っていた。しかし、メディアの大きな報道が連日続き、消費者の恐怖感は大きく、牛肉の売上げは大きく落ち込む中で、決定的な安心対策が必要だった。そのような理由で安全のためには全頭検査は必要がないという科学的事実より、検査をした肉を食べたいという国民の要望に応える安心対策を優先せざるを得なかった。このことについては武部農水大臣とも相談し、当初の計画だった三〇カ月以上の検査では若牛は検査しないことになり、検査をしない肉は買ってもらえないだろうということになった。結果として全頭検査はパニックを抑えるために有効だったと思う。検査がＢＳＥを見逃すことは担当者から聞いていたが、見逃したとしても特定部位を除去してあるのでリスクはないと考えられるので、特に心配していなかった。全頭検査はその後の米国産牛肉の輸入再開問題で大きな障害になったが、当時はそこまでは思いが至らなかった。

❖鮫島宗明氏〔元民主党「次の内閣」ネクスト農林水産大臣〕

検査については、国際獣疫事務局（ＯＩＥ）の指針にそった厚労省の三〇カ月以上の検査案で十分と考えていたので、全頭検査までは必要がないと思っていた。そんなところに、与党である自民党から全頭検査の強い要求が出てきたので少し驚いたが、そこは全部をカバーしようというのであれば、それもいいのかとも思った。自民党農林部会の責任ある方の話では、消費者の不安解消のために全頭検査が必要であり、自民党が不安解消に積極的だという強い姿勢を国民に示すために全頭検査の実施が必要ということだった。これに対しては、あまり科学的ではないという印象を持っていた。

❖城島光力氏〔元財務大臣〕

日本にはないはずのＢＳＥが見つかったことは大きなショックだったが、国会内でも大きな騒ぎになった。各党が農水省、厚労省からヒアリングを行ったが、特に農水省からの答えに対して出席議員からその責任を問う罵倒の声が響くような緊迫し殺伐とした状況が何日も続いた。その後の大きな課題は感染の原因と感染ルートの解明で、これが明らかにならない限り対策は難しいという議論があった。ＢＳＥの感染源は汚染した肉骨粉で、これは海外から輸入した肉骨粉であることは推測されていたが、その輸入ルートは複雑で、これを解明することは難しいだろうという話も聞いた。実際に感染ルートはいまだに明らかになっていない。しかし、汚染源である肉骨粉を牛に与えることを禁止した結果、BSE問題は収まった。検査については、厚労省の当初計画は三〇カ月以上が対象だったが、なぜ三〇カ月以下の検査をしないのかについては説明を聞いた覚えがない。「検査するなら全部だ」という声が大きくなり、三〇カ月以上の検査案を気にしている暇はなかった。全頭検査についてはパニック対策として必要だったと思う。米国でBSEが発生した後になって唐木英明東大名誉教授の論文を読んだ結果、若い牛を検査してもBSEを見逃すことを知り、全頭検査は安全というよりは安心に重きを置いた判断だと分かったが、当時はそうせざるを得ない空気が全体的にあった。

❖武部　勤氏〔元農林水産大臣〕

厚労省は三〇カ月以上の牛の検査案を提示していたが、これを覆して全ての年齢の牛の検査、すなわち全頭検査に変更したのは、国民に安心してもらうことが重要だったからであり、消費者の不信感を払拭し、牛肉離れを収めるために、科学的な根拠はともかくとして、パニック対策が必要だったからだ。坂口力厚労大臣をはじめとする厚労省はこれに強く反対したが、坂口大臣と話し合った。坂口大臣は医師であり、理屈が分かる人物であり、両大臣の対立が大きな問題にならないように最後は折れてくれた。そして坂口大臣は一〇月中旬から全頭検査を実施するという意向を述べた。そんなに早くできるのか心配だったが、できるということだったので、すぐに両大臣がそろって小泉首相にこの件を報告し、全頭検査の実施が確定した。そして一〇月四日に衆議院予算委員会で坂口厚労相がBSE全頭検査導入の答弁を行った。日程が詰まっていたので厚労省はたいへん苦労したと思う。「リスクに賢く対応」することが極めて重要だが、このことはＢＳＥ対策に大きなプラスであり、賢い対応ができた例だった。また農水省と厚労省が互いにチェックする体制は重要であり、ＢＳＥ問題ではそれも機能した。

❖山田正彦氏〔元農林水産大臣〕

厚労省が当初計画していた三〇カ月以上の検査が全頭検査に変更されたが、自分も全頭検査をすべきと主張した一人だった。ＢＳＥは三〇カ月以上の牛に多いかもしれないが、英国では二〇カ月未満の感染牛が見つかったという話も聞いたので、三〇カ月以下も検査すべきと考えた。全頭検査は安心のためではなく、安全のために必要であり、だから実施したことはよかったし、現在も継続すべきと考えている。

❖梅津準士氏〔元食品安全委員会事務局長〕

二〇〇一年九月に日本で初めてＢＳＥが確認され、武部農水大臣がＢＳＥ対応の特命チームの設置を指示し、その責任者を命じられた。厚労省と一緒に、対策として肉骨粉のあらゆる用途への使用禁止、特定危険部位の除去、そして三〇月齢以上の牛の検査という方針をまとめたが、自民党はじめ生産者、消費者、流通など各分野から全月齢の検査を求める声が大きくなり、全頭検査を実施することとなった。全頭検査によりパニックが収まることも期待された。むしろ短期間に全頭検査の体制ができるのか心配されたが、厚労省、現場の努力で予定通り一〇月一八日から開始することができた。

❖尾嵜新平氏〔元厚生労働省〕

当初、厚労省は三〇カ月齢以上を検査の対象と考えていた。しかしながら、国会議員や消費者団体からの議論があり、また農水省からの要請もあり、「牛の月齢が必ずしも確認できなかったことや、国内で初めてのBSE感染牛が発見され、国民の間に強い不安があるなか、検査した肉としない肉が店頭に並んだときの消費者の混乱」などから、EUや国際獣疫事務局（OIE）の考え方とは異なるが、我が国でのスクリーニング検査は月齢を区切らず全頭を対象として実施することで当時の坂口厚労大臣の了解をいただき、スタートした。

川島俊郎氏〔食品安全委員会事務局長〕

全頭検査を実施したときにはこの問題に直接は関わってはいなかったが、全頭検査を行ったことで結果として消費者の牛肉の受け入れが進んだことを考えると、全頭検査に関する政治的な判断には意味があったともいえる。一方で、国際的な状況からすると、科学的には、安全対策は特定部位の除去で確保されるものであり、全頭検査ではないという意見が主流であり、そのギャップをどのように解決すべきか悩んではいたが、国内のBSE対策が行われ発生が減少していけばいずれは検査のあり方は検討されることになるのだろうと思っていた。

栗本まさ子氏〔元食品安全委員会事務局長〕

食用牛の検査はEUと同様に一定の月齢以上を対象とすることを考えていると聞いた。そうすると店頭に検査した牛肉と検査していない牛肉とが混在することになり、心配や不信感をつのらせている消費者やメディアにその理由を説明することは、かなり難しそうだと感じたことを記憶している。当時の極端な状況からまたみんなで牛肉を食べられる状況に戻すためには、全頭検査しかなかった、といまも思っている。

❖中川　坦氏〔元農林水産省〕

二〇〇一年一〇月にＢＳＥの国内対策として政治判断で全頭検査が実施された。適切なリスク管理策を決定することは困難な作業だが、パニック対策としてできることを全て行う必要がある状況であり、混乱を早期に収拾するという意味で全頭検査は成功だったと思う。国際的には三〇カ月以上の牛の検査が一般的だったが、日本では月齢を正確に把握するシステムがなかったこと、検査済みと未検査の牛肉が流通すると混乱が起こることなどがその理由だったと聞いている。

❖道野英司氏〔厚生労働省〕

当時は担当の課長補佐だったが、九月二〇日ごろ、三〇カ月齢を超える牛について検査をやるという方針を決めてプレスリリースに出したが、政治不信、行政不信が強いというかなり異常な状況の中で国会サイドからの要請以外に消費者団体を含めて各方面から全頭検査実施の要望があり、最終的には坂口厚生労働大臣が判断された。

❖阿南　久氏〔元全国消費者団体連絡会事務局長〕

全月齢の全頭検査は必要なことであると思っていた。

❖市川まりこ氏〔食のコミュニケーション円卓会議代表〕

当時は、世間が納得できない状況では全頭検査は仕方がないと思っていた。しかし、現在はリスクの軽減には役に立たない全頭検査をだらだらと続けたことで、莫大な税金の無駄使いだったと思っている。

❖ 犬伏由利子氏〔消費科学センター副会長〕

当時、鳥インフルエンザウイルスに罹患した農場が出ると、その近隣の農場の健康なニワトリまで何万羽も埋立処分される光景が何度もテレビ放映された。そのときの消費者の反応は「可哀そう、何とか助ける方法はないの?」だったと思う。でも病気を蔓延させないためにはこれしか方法はないという説明に渋々従っていたのではないだろうか? そうした光景を何度も見せられ、説明されていた人々が、全頭検査で患畜を見つけ出せれば、その牛だけの処分で済むと思ったのは無理からぬことだったのではないだろうか? この牛を、ロットで、農場単位でBSE罹患農場として全部処分するなんてことは誰も考えなかったことと思う。でも、発症の原因が「飼料」であり、飼料規制後も肉骨粉を使用していた農場を丸ごと処分するなら、牛一頭一頭を確定するための全頭検査は必要なかったのかも知れない。その場合、両者の費用の違いについての説明があれば、判断の役に立ったと思う。

❖ 神田敏子氏〔元全国消費者団体連絡会事務局長〕

当時は牛の月齢管理が完全にはなされていなかったので、三〇カ月齢を正確に特定することができなかった。月齢把握ができないことが、「全頭検査」につながった大きな理由だったと思う。また、BSEについての情報もまだ浸透していなかったし、まだまだ解明されていないことが沢山あるとも聞いていた。それに加え、発生直後の行政の対応のまずさ(行政不信)も手伝っていたと思う。全国消団連としては当時この問題について議論したが、やはり前述のような理由で「全頭検査」を要望する意見が大方を占めたと記憶している。私も同感だった。まだBSEについての理解度が浅い当時としてはやむを得ないことだったと思う。ただし、当時も「全頭検査」だけで安心できると考えていたわけではない。安全性が確保されて初めて安心できるわけだから、全頭検査に加え、死亡牛の検査、飼料規制、ＳＲＭの除去と汚染防止対策等々が総合的に確実に行われて初めて安心につながるのだろうと考えていた。常にそのスタンスで意見表明をしていたと思う。その後、月齢管理（耳標）、飼料規制、死亡牛も含む検査結果の公表、ＢＳＥについての情報提供や意見交換等も重ねられ、また、食品安全委員会の「我が国におけるＢＳＥ対策に係る食品健康影響評価」等も出される中、「検査」については見直しても大丈夫と、考えが変化していった。

❖戸部依子氏〔ＮＡＣＳ消費生活研究所〕

当初は全頭検査がどのようなものか知らなかった。二〇〇三年に食品安全委員会が発足してから、専門家から若齢牛では検査しても、検出できるわけではないと聞いていたので、初めて検査が安全のためには役に立たないことを知った。ただ、飼料規制、特定部位の除去、検査の組み合わせで牛肉の安全を守ることができるといわれていたので、もしそうであれば全頭検査もやむなしとは思ったが、私自身としては、飼料規制と特定部位の除去により牛肉の安全を守る効果は担保されているだろうと思ったので、全頭検査への期待は薄かった。それと同時に検査精度が向上すれば検査により安全を守ることができるので、そのことを期待していた。

❖日和佐信子氏〔元全国消費者団体連絡会事務局長〕

全国消団連は二〇〇一年九月二五日に全頭検査の要請書を厚労大臣に出している。当時の書類を見直すと、三〇カ月という月齢を歯を見て判断をするということであり、当時はトレーサビリティは導入されていなかったので月齢の判断が非常に曖昧で、そこに不安が残るので、全頭検査をした方がいいという理由だった。検査の限界については、当時はどんな方法で検査をするのかについて何も説明はなかった。だから、検査対象の試料の中にたまたま病原体のプリオンが入っていなければ、BSEの牛を見逃すことは全く知らなかった。そういう情報がもたらされたのは随分後になって、米国でBSEが発生した以後だと思う。「全頭」という言葉は、全部検査するのだから安心で心地いい言葉だった。それで、全頭検査という形になっていったのではないか。また一〇月五日に三田共用会議所で行われた第一回BSE対策検討会でも全頭検査実施の要望の声が本当に嵐のように出た。しかし、この会議では三〇カ月齢以上の検査という原案は変わらなかった。ところが数日して、武部農水大臣がいきなり「全頭検査で行きます」と発表した。私はこのときに「よかった」という印象ではなく、「政治主導でことが行われるんだ」という印象を非常に強く持った。

❖山浦康明氏〔元日本消費者連盟共同代表〕

BSE感染牛が確認されたときの農水省の対応に不備があった。感染牛は焼却処分したと言っていたが、実は肉骨粉にされて四国で魚の餌に一部入っていたということが判明した。農水省は嘘をついたということで不信感を持つことになった。その反省から政府は本格的にBSE対策に取り組まざるを得なくなり、その中で全頭検査が一〇月に開始された。我々は、農水省が初めから全頭検査を実施して、BSE感染牛を市場に出さないことが肝要だと思ったわけではない。行政措置の問題点を反省して役所の信頼を回復しなければならないということで、農水省が本気になって取り組んだという背景があったと思う。二〇〇一年秋に、世界で一番厳しいBSE対策が整ったと我々は評価している。全頭検査、特定部位の除去、そして偽装の問題から始まったトレーサビリティの制度の確立、そして肉骨粉の使用禁止、こういった制度が日本で確立したことは、結果的にはよかったと思う。これらの措置はＢＳＥ対策としては前進だったと評価するが、残念ながら日本政府が率先してやったというよりは、さまざまな行政の不備に対する対応策として打ち出してきた結果ではないかと感じている。我々としては全頭検査を現在も評価している。今年も検査の縮小、検査の撤廃という話が出ているが、二〇〇一年一〇月に実施された全頭検査は、これからも一貫して行うべきだと我々は思っている。

❖安部修仁氏〔吉野家ホールディングス会長〕

初動のパニックは本当にヒステリックだった。テレビで繰り返し流された歩行困難な牛の映像が植え付けたショッキングなイメージが強烈だった。そのために起こった大きな騒動をどう収めるかという社会問題に対する答えが全頭検査だった。「全頭検査」という言葉は極めて強烈なコピーで、騒動を一発で鎮める効果があった。だから、当時は全頭検査というメッセージに対して賛同していた。

❖多賀谷保治氏〔元吉野家〕

その当時は全頭検査を行うことでＢＳＥ牛が全て見つかると思っていた。しかしながら、私は二〇〇一年春に吉野家に就職し、二〇〇三年に米国でＢＳＥ牛が発見されたことにより米国産牛肉の輸入停止となり、牛丼の販売を停止せざるを得ないこととなった。当時の安部修仁社長より、ＢＳＥに関する担当となるように指示され、改めてＢＳＥについて勉強した。そこで、唐木英明先生の論文「安全の費用」や小澤義博先生のＢＳＥ検査の不確実性などの論文を読み、さらに国際獣疫事務局（ＯＩＥ）のホームページ等から、ＢＳＥ対策はＢＳＥ検査ではなく、ＳＲＭの除去と肉骨粉等の飼料規制が非常に重要であることを学んだ。

❖伊藤哲朗氏〔日本食糧新聞社行政取材局長〕

最初に農水省からBSE検査は三〇カ月齢以上という説明があり、特定部位を除去すればリスクは小さいと聞いた。その後、焼肉店などの惨憺たる状況をみて、何かインパクトが大きい対策を打たなければならないと思っていたが、自民党で議員が「全頭検査」と言いだし、これでいままでの食品事故のように騒動は終息するのではないかと考えていた。

❖小出重幸氏〔元読売新聞編集委員〕

何人かの記者たちの意見も聞いたが、BSE発見当時はパニックをどう抑えるのかということが一番大きなテーマと感じていた。一言でマスコミと言っているものの中にはジャーナリズムとエンターテインメントの両方が入っている。我々はジャーナリズム側で、事実をできるだけ客観的に伝えるのが仕事だが、一方ではその事件についてのニュースを伝えるような顔をしながら、娯楽を追及する番組もある。一つの映像がどう使われるかによって、社会的な混乱や不安感が増幅したり、収まったりするということは十分あり得る。そのようなことが分かったうえで、多くの記者たちは、とりあえずは全頭検査を実施することでパニックを防ぐということで仕方がなかったのではないかと受け止めている。いまでも多くのジャーナリストはそう考えていると思う。

❖中野栄子氏〔日経BP社〕

全頭検査については、いまでこそ、科学的に意味のない検査だと思っているが、当時はＢＳＥ問題を勉強・取材していなかったので、検査の意味を正しく理解していなかった。

❖引野　肇氏〔東京新聞編集委員〕

当初から、「日本はなんと非科学的な国なんだ」と呆れていた。二〇〇八年一一月四日の東京新聞朝刊と名古屋の中日新聞夕刊に「むだなことは止めよう」という趣旨の記事を書いたが、どこからも何の反応もなかった。農家も役所も、それくらいのことはみんな理解していたと思う。恐らく、ほとんどの消費者も理解していたのではないかと思う。

私はもともと、「食の世界」はとても非科学的な世界だと思っている。諦めの気持ちだ。例えばブランド牛とか、ブランド米、ブランドワインなど、それが他のものに比べて特別おいしいという科学的な裏付けなどほとんどない。全てが文化的な背景とか、雰囲気とか、生産者の努力などで価値が決まっている。人々の異常なまでの天然ものの志向や農薬や添加物に対する嫌悪感、遺伝子組み換え食品に対する根強い反発：例を挙げれば枚挙にいとまがない。

全頭検査は、単に「生産者も頑張っていますよ！」というデモンストレーションの意味しかない。でも、農薬や添加物などに対する非科学的な反発、反応に比べれば、全頭検査に対する非科学性はまだまだたいしたことがないのではないかと思う。

❖日比野守男氏〔元東京新聞・中日新聞論説委員〕

国内初の感染牛が確認された当初、ＢＳＥのリスクの大きさを冷静に判断できる国民は少なかった。そうした中で牛肉への信頼を回復するため全頭検査は避けて通れなかっただろう。一種の方便、次善の策だったが、何よりも「全頭検査」の響き・聞こえがよかった。新聞でも「全頭検査」の見出しが連日紙面を踊り、これで問題が全て解決するような雰囲気をつくり出していた。ただ坂口力厚労相（当時）は「全頭検査は科学的には必要ないが国民が安心してくれるならやむを得ない」という意味の発言をしていた。新聞では小さな記事が掲載されていただけで、ほとんどの国民は目を止めなかっただろう。ましてや「全頭検査」が後日、大きな足かせになることは想像できなかったに違いない。この発言を報道すらしなかったメディアも少なくなかった。集団パニックの中でかき消されてしまったようだ。

全頭検査の開始に伴い、消費者の牛肉への不安が急速に収まっていったのは確かだ。その意味では特効薬のような効果があった。だがいまから振り返れば、農水・厚労両省は全頭検査に関する説明の仕方がまずかった。「全頭検査をしているから安全」ではなく、それ以前に特定部位の除去、飼料規制の徹底で安全を確保していることを強調し、「全頭検査で確認している」というべきだった。そのボタンの掛け違いが後日、全頭検査がなかなか縮小・撤廃できないことにつながっていった。パニックがおおよそ収まったときを見計らって少しずつ国民に説明すべきだった。当時でも農水、厚労両省には優秀な技官が多数いたはずだ。いずれ「全頭検査」を廃止することを見越してトップに直言するだけの勇気は持てなかったのだろうか。それが残念である。

❖ 平沢裕子氏〔産経新聞〕

全頭検査については、報道されていることを漠然と受け止めていただけで、全頭検査の方がいいと思っていた。ＢＳＥのことを知ろうと、山内一也教授の本を読んだのだが、内容はほとんど覚えていない。社内でＢＳＥを話題にしたときにも、検査の月齢についての話はした記憶がない。

❖小野寺節氏〔東京大学名誉教授〕

ＢＳＥ対策は大きく分けて十種類もあった。主として農林水産省が行ったものに①農場における四五〇万頭の牛の年一回の健康監視、②肉骨粉の販売禁止・焼却、③二四カ月以上の病牛・死亡牛一〇万頭のＢＳＥ検査、④牛トレーサビリティの確立、⑤都道府県における食の安全対策の強化である。一方、厚生労働省が主として行ったものは⑥と畜場における一二〇万頭の牛のＢＳＥ検査（いわゆる全頭検査）、⑦特定危険部位の除去、⑧情報の公開（検査情報、ピッシングの状況等）である。また政府全体として行ったものは⑨牛海綿状脳症対策特別措置法・食品安全基本法の制定、⑩内閣府に食品安全委員会の設置である。以上の重層的な対策には、フランスにおける食品安全庁の設立とそこでの業務が大きく参考とされた。

中には日本独自の対策も見られた。その中で出てきた問題は全頭検査の科学的裏付けであり、これは現在もまだなされていない。しかしＢＳＥ検査の拡大、検査キットの開発支援は当時の担当行政機関の重要な課題であり、産業振興上の効果はあったと思われる。しかも安心社会において、全頭検査には心理学的な安心効果があったので、社会学的には一定の効果があったと思われる。ＢＳＥパニックの後で、行政部門の安心対策としての全頭検査も一定の効果があったと思われる。当時ＢＳＥの公衆衛生における全体像が不明の段階で、予防対策として全頭検査が開始された側面も存在した。現在も国際獣疫事務局（ＯＩＥ）の推奨で二四カ月以上の死亡牛については検査が行われているので、最初のＢＳＥ対策の検査部門において部分的な継続は行われている。

❖熊谷　進氏〔元食品安全委員会委員長〕

自民党の会議で何人もの議員が全頭検査の実施を主張したことは後に知った。全頭検査には安全対策としてだけでなく、経済的効果を狙った考え方もあったのではないかと感じた。そういう判断は当時もあり得ると思っていたし、いまでもそう考えている。一方、一頭目の発生時点で、日本でのBSEは英国等と類似のメカニズム、類似のプロセスで発生したのであろうという推測はあったが、説明できるほどの確証はないと感じていた。そのような状況で、日本のBSEに関する知見を収集するという観点から見ると、全頭検査が「安全」の観点からも、全く無意味であるとは思わなかった。しかし、「全頭検査は安心対策」という説明には違和感があった。その後、日本でもデータの蓄積があり、確証が得られてきたという過程がある。

❖小泉直子氏〔元食品安全委員会委員長〕

科学的知見からみて、全頭検査はvCJDの発生予防に絶対必要な検査とは思えない。それは若齢の牛を検査してもBSEを見逃すからであり、全頭検査は牛肉の安全のためではなく国民の不安解消のために行われたものだからだ。全頭検査はゼロリスクを求めているのと同じであり、例え全頭検査を行っても必ず人為的ミスも生じ、絶対的な安全は無いと思う。すなわち、科学的根拠に基づくリスク管理策を設定すべきである。また、肉骨粉を食べさせるという特殊な条件により英国で発生したBSEと自然発生的な非定型BSEとは明確に区別すべきである。約一〇〇万人に一人の割合で自然発生するといわれているヒトのCJDを輸血禁止などの手段で完全に予防することは無理であるのと同じである。

❖浜本哲郎氏〔元米国大使館〕

ＢＳＥ対策については、当初は三〇カ月齢以上の検査で行けそうと思っていたので、急遽全頭検査になったと聞いて、政治的な決断かなと思った。発見当初の数日の間に、あの混沌とした事態を収めるためには、日本政府としてはある意味それしかなかった苦渋の決断だと思った。

❖福田久雄氏〔元米国大使館〕

全頭検査の実施については疑問点があったが、これは日本の国内問題であり、意見は言わなかった。この時点では、全頭検査がその後の日米関係にこれほど大きな影響を及ぼすとは考えもしなかった。大使館としては米国でのＢＳＥ発生を恐れて本国政府に問い合わせたが、すでに英国からの生体牛の輸入禁止措置や肉骨粉の禁止を講じていることと、そのような措置をとれば、ＢＳＥの発生という最悪の事態はあったとしても米国内でのＢＳＥの蔓延はしないというハーバード大学のリスク評価の結果が伝えられ、納得していた。ＢＳＥ問題をきっかけにして、日本政府が「安心・安全」を言い出したが、政府が行うことは安全の確保であり、国民の安心は国民自身が政府の政策を信頼することで生まれる。そのような意味で政府が「安心」を言うことには米国側は違和感を持っていた。

❖中村靖彦氏〔元ＮＨＫ解説委員・元食品安全委員会委員〕

一つ評価していいのではないかなと思うのは、去年一〇月一八日以降、全頭検査が行われて、それが着実に進んでいるというところだ。しかもこれは、ＥＵの場合には三〇カ月以上の牛において行うことになっているものを、当初は日本もそのくらいでやろうと思っていたらしいが、結局全頭やろうというふうになった。ここは対策の中でも評価してよろしいのではないか。

参議院予算委員会参考人発言（要旨）二〇〇二・三・二六

❖匿名氏〔メディア関係〕

直面したパニックを抑制する点で全頭検査は意味があったと思うが、パニックが一段落したら速やかに全頭検査を緩和するべきだった。ただ、自業自得というのは言い過ぎかも知れないが、政府に対する信頼が低い中で、全頭検査が続いたのはやむを得ない側面がある。メディア側としては、言い訳になるかもしれないが、たまたま米国で9・11テロと重なり、BSE国内発生報道が当初は不十分だったという反省がある。当時の各紙の縮刷版を読むと、発症と感染の区別がついておらず、「全頭」の意味も取り違えている報道がたくさんある。

三〇カ月超の検査計画が政治的決断で短期間のうちに全月齢の全頭検査に変更になり、実施されたのだが、この全頭検査についてほとんどの人が「安心対策」として高く評価した。高い評価の理由は以下の三点だった。

① 検査をしてBSEではない牛肉だけを市場に出すことで不安が小さくなり、パニックは収まった。
② 検査月齢を三〇カ月以上にすると、検査した牛肉としない牛肉が店頭に並び、消費者を混乱させるだろう。
③ 牛の出生記録がないので、EUと同様に第二臼歯の有無を見て約三〇カ月と判定する予定だったが、日本の消費者は「約三〇カ月」では納得しないだろう。

理由の②と③は予測であり、実績の評価は①だけである。確かに全頭検査にはパニックを抑制する効果があったと多くの人が考えている。しかし、実は全頭検査の説明には大きな間違いがあった。これを図２で説明する。

一九八四年に生まれた英国の牛の中で約二万三〇〇〇頭がＢＳＥで死亡した。その時間経過を示したのが図２である。①牛がＢＳＥに感染した時期は生後半年以内と考えられている。②しかし、脳に十分な量の病原体が蓄積するまでは症状を表さない潜伏期が続く。③三歳（三六カ月）ごろから発症して死亡する牛が出始めて、六歳（七二カ月）までに九七％以上が死亡する。④ＢＳＥ検査で潜伏期の感染牛を発見できるのは発症して死亡する時期の約半年前である。⑤ということは、死亡の半年前以前の潜伏期の牛は検査で見つけることができない。

日本での食用牛の状況を図２に点線で示す。食用になる牛は三種類あり、ホルスタインのオスは約二〇カ月、和牛は約三〇カ月で食用になる。ホルスタインのメスは乳牛として長く飼育され、乳量が少なくなる五〜六歳（六〇〜七二カ月）で食用になる。ということは、日本で食用になる牛の少なくとも三分の二は三六カ月以下ということになる。従って、全頭検査を実施してもホル

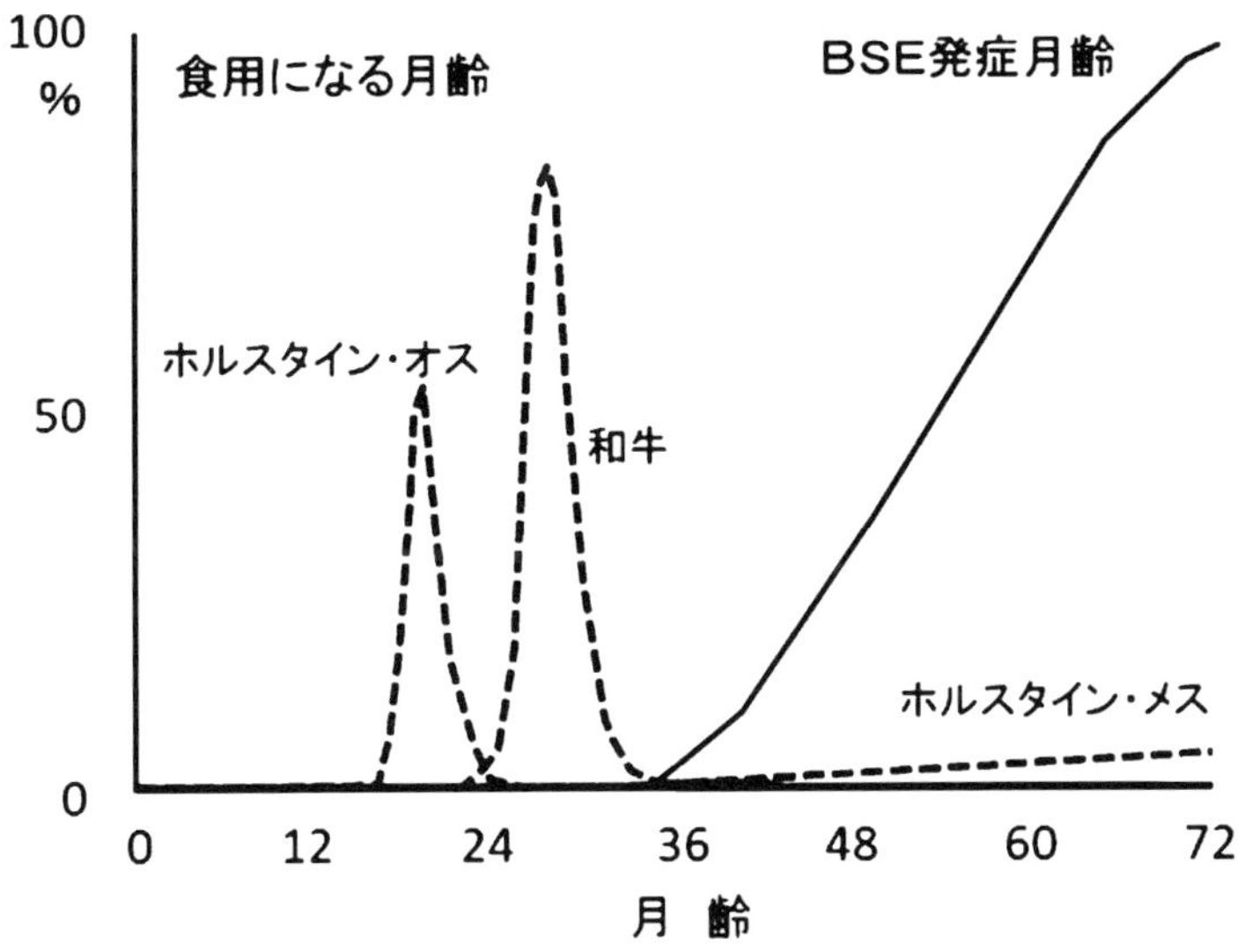

図２　日本で食用になる牛の月齢と、英国でＢＳＥ感染牛が発症した月齢の比較

スタイン雄と和牛のＢＳＥはほとんど発見できない。実際に日本で検査により発見されたＢＳＥ感染牛のほとんど全てが高齢の乳牛である。小澤義博氏は、日本では約八割の牛が三〇カ月未満で食用になるので、全頭検査をしても約八割の感染牛を見逃すと計算している。そして検査でマイナスになった感染牛は「ＢＳＥではない」ということにされる。

それでは実際にどのくらいの感染牛が食用になったのだろうか。食品安全委員会は二〇〇四年の報告書で、対策を実施する前に最大三五頭の感染牛が食用になったと試算している。その後、これまでに三六頭の感染牛が発見されているが、検査で発見できるのは感染牛の二割程度と仮定すると、発見されずに食用になった感染牛はその四倍、一四〇頭程度になる。ただし、これらの感染牛は特定部位を除去してあるので、牛肉の安全は守られている。そのような事情があるからこそ、ＥＵでは三〇カ月以下の検査は行わず、特定部位の除去に力を入れているのだ。

ところが日本では検査してもＢＳＥを発見できない三〇カ月以下の牛まで検査して、本当はＢＳＥに感染している牛を「ＢＳＥではない」として市場に出した。何も知らない消費者は、「検査してマイナスになった牛だからＢＳＥであるはずがない」と信じて牛肉を購入した。もしこのような事実を多くの人が知っていたら、全頭検査にこれほど多くの支持は集まらなかっただろう。すると、なぜこの事実が公にならなかったのかが問題になる。その時系列を追ってみる。

誤解の広がり

ＢＳＥ感染牛発見直後はメディアを含めてＢＳＥに関する正確な知識を持つ人はほとんどなく、獣医師である筆者自身も例外ではなかった。そんな多くの人にＢＳＥに関する総合的な情報を初めて提供したのが二〇〇一年九月一六日日曜日、ＢＳＥ感染牛発見の六日後に放映されたＮＨＫスペシャル「狂牛病、なぜ感染は拡大したか」と、三カ月後の一二月に出版された山内一也著「狂牛病・正しい知識」（河出書房新社）だった。ＮＨＫの番組は以前から準備されていたのだが、ＢＳＥ感染牛発見後、急遽内容を一部編集し直して放映したという。それから十数年後の現在もなお多くの人がこの番組を覚えていて、この番組でＢＳＥについての理解が深まるとともにＢＳＥあるいはｖＣＪＤに対する強い恐怖感を呼び起こされたと話している。

番組はＢＳＥ感染牛発見を発表する農水省の記者会見に始まり、英国ケニボロー（Queniborough）村でｖＣＪＤを発病した二一歳の女性が二年後に死亡するまでの悲惨な姿を紹介した。そして、ｖＣＪＤはＢＳＥに感染した牛の特定部位を何かの形で食用にしたため感染したものであり、汚染した特定部位を材料にした肉骨粉を食べることで牛がＢＳＥに感染するのと同じ感染経路であること、ケニボロー村でｖＣＪＤ患者が多発した原因はこの村の肉屋の解体方法に問題があり、食肉が病原体で汚染した可能性があること、病原体であるプリオンは加熱や放射線照射では壊れないこと、ＥＵは輸入牛肉の安全性の確認のために域外各国のＢＳＥ汚染状況の調査を開始したこと、日本は特定部位から作成した油かすを英国から輸入した記録があるというＥＵの指摘に十分に答えなかったため、日本の汚染状況の調査を中断したこと、スイスの企業が潜伏期のＢＳＥを発見できる検査法を開発し、ＥＵ各国が検査を始めたところ多くの潜伏期のＢＳＥが発見されたことなどを伝えた。海外の取材を中心にしたその内容の大部分は現在見直しても科学的に正しいものだった。

ところが残念ながら番組の最後に出てくる牛肉の安全を守るための対策の説明に大きな間違いがあった。番組は「病原体が蓄積するのは三〇カ月以上なので、三〇カ月以下の若い牛だけを食用にすることで英国もＥＵも牛肉の安全を守っている。三〇カ月以上の牛については、英国はこれらを全て廃棄処分にしているが、ＥＵ

では三〇カ月以上の牛を検査し、ＢＳＥに感染していないことが分かった牛だけを食用にして安全を守っている」と説明したのだ。

この説明には三つの間違いがある。第一に、牛肉の安全対策は「特定部位の食用からの排除」に尽きる。たとえＢＳＥ感染牛でも病原体は食肉部分には存在しないので、特定部位さえ除去すれば安全に食べることができる。この点について番組の中では言及しているのだが、最後の安全対策のところでは完全に無視してしまった。

二番目に、英国で販売されている牛肉の大部分は三〇カ月以下のものであり、だからｖＣＪＤ患者もまた通常販売されている三〇カ月以下の牛肉とその製品を食べたのだが、それらが汚染していたため感染したと考えられる。従って「三〇カ月以下の牛は安全」という説明は間違いであり、三〇カ月以下の牛でも特定部位に病原体は存在するのである。

三番目の間違いは最も深刻だ。検査は確かに潜伏期のＢＳＥ感染牛を発見できるのだが、それは脳に病原体が十分に蓄積した牛だけであり、蓄積が少ない感染牛は発見できない。だから三〇カ月以下を検査してもＢＳＥ感染牛を発見できる確率はほとんどゼロであり、三〇カ月以上でも蓄積が少ない場合には見逃す。「検査でマイナスになったからＢＳＥではない」ということはできないのだ。この重大な事実を番組は全く伝えなかった。恐らく検査法を開発したスイスの企業を訪問したときにそのような説明を受けず、ＮＨＫ側もそのような質問はしなかったため、「検査をすれば潜伏期のＢＳＥ感染牛は必ず発見できる」と誤解してしまったものと考えられる。実は筆者も同じ企業を訪問したのだが、そのときにも検査の見逃しについての説明はなかった。そして、この番組を見た多くの人は当然のことながら「検査をすればＢＳＥ感染牛は必ず分かるんだ！」と誤解し、特定部位除去の重要性が印象に残ることはなかったのだ。

政府が国民に対して初めてＢＳＥ対策の説明を行ったのは一〇月一日に開催された第一回ＢＳＥ対策検討会

だった。ここで厚労省は「三〇カ月以上の検査」の方針を説明しただけで、なぜ三〇カ月以上なのかについての説明はなく、もちろん「検査には見逃しがある」ことの説明もなかった。そしてほとんど全ての出席者から「どうせやるなら全部を検査すべき」という強い声が起こった。

この会合だけでなく、与党自民党でも全頭検査を求める声が強かった。当時の様子について次のような話がある。

❖江田五月氏〔元参議院議長〕

新聞報道によれば、自民党ＢＳＥ対策本部の会合で、松岡利勝議員とか鈴木宗男議員や江藤隆美議員などが大声を張り上げて全頭検査の実施を主張した。江藤隆美議員は、おれなんか役所に圧力どころか命令するもんと、こう言って胸を張ったというんですね。ちょっとむちゃですよね。こういうことからも明らかなように、ＢＳＥ問題も、やっぱり族議員と官僚、政官癒着の問題なんです。武部大臣、江藤隆美さん、松岡利勝さん、鈴木宗男さん、この三人の議員のＢＳＥ問題への関与、そして農水行政全般への関与の事実、これを調査して当委員会に報告していただきたいと思いますが、いかがですか。

参議院予算委員会議事録（要旨）二〇〇二・三・二六

❖匿名氏〔業界団体〕

自民党の昼食懇談会を傍聴する機会があったが、全頭検査が発表された日の昼食会のことをいまでもよく憶えている。坂口力厚労大臣から三〇カ月を線引きにして食用牛の検査をするという方向性が伝えられた。そのとたんに、宮崎県選出の江藤隆美議員が、「坂口は何を言っているんだ！全頭検査に決まってるだろう」と声高に異議を唱え、これに反対する声はなく、自民党はその方向でまとまったのを目の前で見せられた。ＢＳＥ感染牛が発見される一年前の二〇〇〇年に日本では九二年ぶりの口蹄疫が宮崎県で発見され、宮崎県の畜産業は大きな被害を受けていた。江藤議員は獣医師議員連盟の会長であり、この状況をよく理解していた。だから宮崎県の畜産業がＢＳＥ問題で再び大きな被害を受けることを避ける一つの手段として、全頭検査をすることで牛肉の安全を保障することが必要と考えてその実施を主張したのではないか。

こうして九月末までに全頭検査実施の方針はほぼ固まった。このような流れを受けて国会では以下のような質疑が行われている。

北村直人委員〔自由民主党〕…厚生労働省は、三〇カ月以上の牛については全頭検査をして、マイナスのものしか肉にしない、こう言っていますが、どっちみちやるんなら全頭やってはどうですか。全てがマイナスであれば安全なパスポートをいただいたことになるわけで、それが消費者の皆さん方には分かりやすい対策だ。

坂口力厚労大臣…ＢＳＥの検査で陽性になりました牛は、全部廃棄処分することにしております。学問的にも、それ以前に出るかというと、そこは出ないと考えていい。まあしかし、それはやった方がいいということになりましたら、引き続いて体制を整えたいというふうに思います。

菅直人委員〔民主党〕…三〇カ月齢以上のものについては全ての牛を検査するということを聞いておりますが、それ以下は大丈夫なんですか。

坂口力厚労大臣…ＥＵ等の研究結果では、三〇カ月以上のものをチェックすれば大丈夫ということでございます。この際全部やってはどうかというご意見もあったわけでございますが、一応、三〇カ月以上を徹底的にチェックのできる体制をつくり上げて、それでも不安が残ることがあれば、それ以下についても着手したいと思っておりますが、現在の学問レベルで申しますと三〇カ月以上でいい、こういうことでございます。

衆議院予算委員会議事録（要旨）二〇〇一・一〇・四

厚労大臣の発言は「三〇カ月以上の牛を検査すればＢＳＥ感染牛であることが分かる」という説明だけで、三〇カ月以下を検査してもＢＳＥを見逃すことには触れていない。同じ予算委員会で武部農水大臣は以下のように述べている。

武部勤農水大臣…ＢＳＥに感染するのは、九九・九五％が三〇カ月齢以上の牛であるという研究結果もあります。したがいまして、三〇カ月齢以上の牛は全て検査してから出荷するということですから、今後、食用にもえさ用にもと畜場から出ていくことは一切なくなった、このようにご理解いただきたい。

衆議院予算委員会議事録（要旨）二〇〇一・一〇・四

農水大臣の「BSEに感染するのは」という発言は、「BSEが発症、あるいは発病するのは」の間違いだが、大臣はその後も同様の発言を繰り返している。

行政から十分な説明がなかったため、メディアもまた検査の見逃しについて報道しなかった。朝日新聞の関連する記事を時系列で並べる。

「一〇〇万頭に狂牛病検査　厚労省方針　生後三〇カ月以上全て」

（要旨）英国などの研究では、狂牛病の発症は月齢三〇カ月以上の牛に見られるとされる。このため、EU諸国は症状がない場合でも、月齢が三〇カ月以上であれば全ての牛を検査対象にしている。

朝日新聞　二〇〇一・九・一九

「狂牛病新方針　攻めの調査にシフト」

（要旨）狂牛病対策で厚生労働省が一八日に固めた新しい検査方針は、これまで後手に回っていた日本の検査体制を、欧州をモデルに大幅に充実させようというものだ。狂牛病対策をリードするEUは今年から、たとえ何も症状が出ていなくても、食肉処理場に送られた段階で感染の有無を調べるという取り組みを始めた。安全と判明するまで消費者の口に入るルートに流さない仕組みだ。

朝日新聞　二〇〇一・九・一九

社説「狂牛病　遅ればせの食肉検査」

（要旨）厚生労働省は来月下旬から、生後三〇カ月を超した牛が食肉処理された際、全ての牛について脳組織を調べる。「シロ」の肉だけ販売を許可する。三〇カ月未満は発病する可能性は低く、検査から除かれる。

朝日新聞　二〇〇一・九・二〇

社説「狂牛病　感染検査の実施を早く」
（要旨）厚生労働省は、来月下旬から、食肉処理される段階で生後三〇カ月以上の牛全てについて、狂牛病の検査をすることを決めている。検査の実施をもっと早められないか。脳や脊髄など「危ない部分」は食べない方が無難である。これは、異常プリオンが蓄積しにくい若い牛についても言えることだ。

朝日新聞　二〇〇一・九・二三

「流通前に狂牛病キャッチ　抗原抗体反応で一〇〇万頭検査へ」
（要旨）狂牛病にかかった牛が流通ルートにのらないように、年間約一〇〇万頭の牛の感染の有無を調べる検査が今月下旬から始まる。

朝日新聞　二〇〇一・一〇・三

九月一九日から一〇月三日までの記事には「三〇カ月未満の牛は発症あるいは発病前なので安全」、そして「三〇カ月齢以上の牛なら検査をすればＢＳＥは全て分かる」という誤解がある。この記事を読んだ読者は、当然のことながら、「検査が重要な対策」と思い、特定部位は「食べない方が無難」程度のリスクと信じてしまったことだろう。そして一〇月四日の記事は初めて特定部位の除去の重要性を述べた。

社説「狂牛病　消費者に確実な情報を」
（要旨）牛から牛への感染ルートを断ち切る。特定部位を食用に入り込ませない。消費者には隠さず情報を提供する。狂牛病対策の基本はこれらに尽きる。

朝日新聞　二〇〇一・一〇・四

この記事ではBSEの対策が肉骨粉の禁止と特定部位の食用禁止、そしてリスクコミュニケーションであるという国際基準について述べている。一方、EUで三〇カ月超の牛しか検査していない理由など、検査については一言も触れていない。もし論説委員が検査の見逃しという重要な事実を知っていたら、当然その情報を消費者に提供したことだろう。紙面の都合上朝日新聞だけを取り上げたが、他紙も見逃しについては知らなかったと推測される。そして特定部位の重要性を訴える記事はこれだけだった。

こうして与野党議員、消費者団体、畜産業界も賛同して、全頭検査の実施が正式に決まったのは一〇月九日だった。同日の関係大臣の発言は以下のとおりである。

松谷蒼一郎君〔自由民主党〕…検査については、自民党ではぜひ全頭検査をやってもらいたいという意見でございます。

国務大臣（坂口力君）…この一八日からは三〇カ月以上の牛は全部検査をする。そこまでいくのならば三〇カ月といわずに全部やったらどうだ、こういうご意見もちょうだいしている。科学的な考え方でいきますと、三〇カ月でいいと思っておりますけれど、しかし検査をするものとしないものがあるのは国民に与える影響も大きいではないか、ここは科学的なことはさておいて、全部やったらどうだというご意見をいただいておりまして、そのことは真摯に受けとめなければならないというふうに考えている。

国務大臣（武部勤君）…一八日には全頭を検査して、悪いものは絶対出さない、万が一出たならば焼却処分にしてしまう、そして食肉にもえさ用にも安全なものしか出回らないという体制をしいた。一番私ども心配している風評被害を鎮静化させて、消費者、生産者あるいは食品産業、流通業者全ての皆さん方に安心していただける体制をつくらなきゃならぬということで、厚生労働省と一体的にいま頑張っております。

参議院予算委員会議事録（要旨）二〇〇一・一〇・九

この発言を受けて、同日、厚生労働省は全月齢の全頭検査の実施を公式に発表した。

二〇〇一年一〇月九日

食肉処理時のＢＳＥスクリーニング検査の対象拡大について

（要旨）標記につきましては、国民の不安を解消するという観点から、三〇カ月齢未満の牛も含め全ての牛を検査の対象とすることとなったのでお知らせいたします。なお、対象拡大については、本日の参議院予算委員会において、坂口厚生労働大臣がその旨の発言をされたところです。

照会先：厚生労働省医薬局食品保健部監視安全課

検査の目的は「牛肉の安全」のためではなく、「国民の不安を解消する」ため、すなわち「安心対策」であることが明記されている。

農水省の中で永村武美畜産部長は全頭検査に反対だった。武部勤農水大臣が三〇カ月以上の検査を全頭検査に変更する方針であることを知って、ＥＵ域内でもフランス、ドイツ、イタリア、スペインの四カ国が二四カ月以上の検査を実施している例を挙げて、大臣に三〇カ月を二四カ月に引き下げる案を提言したのだが大臣は聞き入れなかったという話もあった。武部大臣が全頭検査に執着した背景には、選挙区である北海道の酪農事情があった。それは乳牛が生む子牛の半分は雄牛で、二〇カ月程度で食用になることだ。もし三〇カ月あるいは二四カ月以上の検査になると、北海道産の雄牛の肉は検査なしで市場に出ることになり、消費者は買ってくれないのではないか。そんな解説もあった。要するに、全頭検査を実施してもＢＳＥ感染牛の一部を見逃すことを承知しながら、安心対策としてこれを採用したのだ。

こうして二〇〇一年一〇月一八日に全頭検査が実施されることになったのだが、一〇月九日の正式決定から一八日の検査実施までは九日しかない。このような短期間で検査が実施されたことについて関係者は次のように述べている。

❖尾嵜新平氏〔元厚生労働省〕

ＢＳＥ発見後に厚労省が早急に取り組まなければならなかったのはと畜場での検査体制の確立であったが、体制が整うまでの間、九月二七日には「三〇カ月齢以上の牛について特定危険部位の除去と焼却」を都道府県に通知した。検査体制の整備については、連日、自民党農林水産部会を中心とした国会議員の方から一日も早い検査の実施を強く求められていた。厚労省では一〇月二日から一〇日間にわたり全国の食肉衛生検査所職員を対象にスクリーニング（選別）検査研修を実施し、一〇月一八日からＢＳＥスクリーニング検査の全国実施を決定した。

　検査体制の整備に関係していまでも印象深いのは、ＢＳＥ感染牛の確認発表から一カ月ちょっとの短期間で全国一斉の全頭検査がスタートできたことだ。四七都道府県の中には一〇月一八日には間に合わないのではと危惧されたところもあったが、何とか間に合い安堵した記憶がある。地方自治体の関係者には感謝している。

　話は戻るが、一〇月二日に始まったＢＳＥスクリーニング検査研修中、東京都から提供を受けた試料（牛の脳幹部）の中の一例が、検査の結果、陽性とされた。この例については確定検査をすることになっていた。確定検査実施前に東京都がスクリーニング検査で陽性のケースが出た旨の公表をする手はずになっていたのが、東京都が予定より早く公表し、当方はまだ大臣にも官邸にも連絡をする前だったことから、双方から強いお叱りを受けたことがあった。この例の確定検査の結果はその日の夜中に出て、私は大臣と並んで記者発表をしたが、幸い「陰性」で胸をなでおろした。また全国一斉の全頭検査がスタートしてしばらくの間は、スクリーニング検査結果が陽性のケースが想定された以上に出て、焦った記憶がある。いずれのケースも確定検査の結果は陰性であった。このような擬陽性のケースは、検査担当者が検査に慣れて技術が向上してくると大幅に減少した。

道野英司氏〔厚生労働省〕

　当時は報道も含めて政治不信、行政不信が強いというかなり異常な状況にあり、その対応もしなくてはならなかった。その中で国会サイドからの要請以外に消費者団体を含めて各方面から全頭検査実施の要望があり、最終的には坂口厚労大臣が判断された。全頭検査の実施は農水省がこれを推進し、厚労省が科学的な根拠が無いとして反対したという指摘もあるが、これは両省の対立ということではなく、与野党を問わず国会議員がその実施を支持していただけでなく、消費者団体や業界団体もこれを求めているという状況に応えたものだった。ただ、その実施の責任を負う厚労省と都道府県の負担が極めて大きかったと感じている。

全頭検査の実施は、いま考えると、よく実施できたというのが実感だ。当時、三〇カ月以上の検査でも短期間での準備は困難で、専門家から「本当にできるのか」という意見がでる状況だったが、これを全頭検査に変更すると検査すべき牛の数は三倍に増え、地方自治体の体制整備などが課題になり、「これはたいへんなことになった」と思った。しかし、決定から一、二週間に全国でBSE検査に必要な施設設備を整備し、実際に検査を行う担当者の訓練を行い、検査で陽性になったものの確認検査の手順を整えるなど、膨大な作業を完了し、一〇月一八日に開始した。当時は失敗が許されない状況であり、「できない」とは一度も思わなかった。

こうして全頭検査が実施された一〇月一八日に厚労、農水両大臣が記者会見を行い次のように述べた。

武部農林水産大臣…本日より、全頭検査が開始されるわけであります。EUに勝る世界でも一番高い水準ともいうべき、検査体制が確立したということによりまして、安全な牛からのものだけがと畜場から出回り、それ以外のものは、一切出回らないシステムが確立したということでございまして、国民の皆様方にもこのことを、是非ご理解いただき、安心して食肉等をお召し上がりいただきたい。

坂口厚生労働大臣・武部農林水産大臣共同記者会見（要旨）二〇〇一・一〇・一八　参議院議員食堂

また厚労省、農水省のホームページには全頭検査の実施に関する次のような説明が掲載された（要旨）。

牛海綿状脳症（ＢＳＥ）の疑いのない安全な畜産物の供給について

平成一三年一〇月一八日　厚生労働省農林水産省

牛肉や牛乳・乳製品は、もともと安全です。

ＢＳＥは、英国で実施された接種試験で牛からマウスへの感染が明らかとなった脳、脊髄、眼及び回腸遠位部以外の部分からの感染は認められていません。

安全な牛からのものだけが、と畜場から出回り、それ以外のものは一切出回らないシステムを確立しましたので安心です。

今回の事態を踏まえ、農林水産省と厚生労働省が協力して、

⑴と畜場において、食肉処理を行う全ての牛について、ＢＳＥ迅速検査を実施

⑵と畜場においてＢＳＥ感染性がある特定危険部位である脳、脊髄、眼、回腸遠位部については除去・焼却

⑶農場において、ＢＳＥが疑われる牛、その他中枢神経症状を呈する牛等について、ＢＳＥ検査を含む病性鑑定を実施。検査結果にかかわらず、と体は全て焼却することとしました。

これにより、今後は、安全な牛からのものだけが、と畜場から市場に出回り、それ以外のものは食用としても飼料原料としても一切出回ることのないシステムが確立されましたので安心です。

今後、万一、ＢＳＥの感染が疑われる牛が発見されても、新しい検査システムによって完全にチェックされ、食用としても飼料原料としても一切市場に出回ることはありません。

今後の感染経路は遮断されますが、今回ＢＳＥと確認された一頭に関しては、現在、輸入肉骨粉の流通経路の解明など全力で原因究明を進めているところです。

このようなことから、今回確認された一頭以外にすでにＢＳＥに感染している牛がいないと断定することはできません。

しかしながら、厚生労働省と農林水産省が連携して、と畜場における全ての牛に対するＢＳＥ迅速検査の実施や農場段階におけるＢＳＥサーベイランスの強化等の新検査システムが整備されていますので、仮に新たにＢＳＥが疑われる牛が発生しても、このシステムにより発見され、全て焼却処分を行うこととなります。このため、食用としても飼料原料としても、市場に出回ることはありません。（傍線は筆者）

ここには非常に重要な事実が書かれている。それはＢＳＥ感染牛でも特定部位すなわち脳、脊髄、眼及び回腸遠位部さえ除去すれば、「牛肉や牛乳・乳製品は安全」という事実である。もしこの事実がもっと広く伝えられ、ＢＳＥ感染牛が何頭いようと特定部位の除去さえしっかりやれば牛肉は安全という科学の常識を多くの人が知ることになれば、その後の事態は大きく変わったものと考えられるのだが、当時はこの点に注目した人はいなかった。

検査の見逃しの話に戻ると、両大臣の記者会見でもこの点について一切触れられていないし、新聞記者からも質問は出なかった。両省のホームページでは特定部位を除去することを記載しているので、「牛肉が安全である」あるいは「今後は、安全な牛からのものだけが、と畜場から市場に出回る」という主張に間違いはないのだが、「ＢＳＥが疑われる牛が発生しても、このシステムにより発見され、全て焼却処分を行うこととなります」といった説明は誤りであり、「ＢＳＥ感染牛は必ず発見できる」と誤解させるものだった。

検査開始から約一カ月後の二〇〇一年一一月二一日、二頭目のＢＳＥ感染牛が見つかった。新聞各紙は一〇月一八日の両大臣の発言を「牛肉の安全宣言」と報道したのだが、「これでもうＢＳＥ感染牛は出ない」と誤解した人もあり、「安全宣言は嘘だった」という批判が行われた。検査を続ければ感染牛がさらに発見される可能性については前述の両省のホームページに書いてあるのだが、これについて坂口厚労大臣は次のように述べている。

佐藤公治委員（自由党）…大臣の答弁の中で、「現在日本で出回っておりますものは大丈夫という安全宣言をしなければならないだろう。」とお答えになられているが、二頭目が見つかって、対策というのをどのようにお考えになられているか。

坂口国務大臣…ＢＳＥの牛につきましては、全てそれを明らかにして、皆さん方の食卓に載せることはない、そういう安全宣言をいたしましたことは、確実に実施されている。全頭の検査という世界でも例を見ない検査体制を確立したわけで、そのために二頭目が確実にキャッチされることができた。これからも、国内において発生しないと言うことはできないというふうに思っています。しかし、それらを全て検査におきましてチェックをすることができる。安全宣言というのは、全頭検査によって、消費者の皆さん方にＢＳＥに罹患した牛の肉を提供することは絶対にあり得ないという体制をつくりましたという安全宣言でございますので、そこはご理解をいただきたい。

衆議院厚生労働委員会議事録（要旨）二〇〇一・一一・二七

「科学的には検査は三〇カ月以上でいい」と説明していた厚労大臣が、この時点で「検査で感染牛は全て分かる」と説明を変更した。この言葉が信じられて、全頭検査こそが安全対策だという誤解がさらに広がっていった。

情報開示

全頭検査の本当の姿が知られることなく誤解が広がった経緯を見たが、それでは全頭検査についての政府の情報開示はどのようなものだったのだろうか。

ＢＳＥ感染牛が発見された約二カ月後の二〇〇一年一一月、武部農林水産大臣と坂口厚生労働大臣の私的諮問機関として「ＢＳＥ問題に関する調査検討委員会」が発足した。委員会の検討課題は二〇〇一年一〇月にＢＳＥ対策が実施されるまでの期間について、それまでの行政対応上の問題の検証とその後の畜産・食品衛生行政のあり方であった。委員会は翌年四月に検討結果を公表したのだが、高橋正郎委員長名の「はじめに」の中に以下のような説明がある。

二〇〇一年九月一〇日に、農林水産省はＢＳＥを疑う牛が確認されたと発表した。衝撃的な報道が全国に伝わった。英国のＢＳＥ感染牛の映像やｖＣＪＤの入院患者の映像が生々しく報道されたことなどもあって、消費者の牛肉消費に対し、また畜産農家を含めた食肉業界は一種のパニックともいえる状況が発生した。これに対して、農林水産省と厚生労働省では、次々と対策を講じ、一〇月一八日には、欧州各国より厳しい食肉となる牛の全頭検査を実施し、市場に出回る牛肉の安全性を確保する体制を整えた。しかし、その後、ＢＳＥ患畜二頭目、三頭目が全頭検査により発見され、安全性は担保されてはいたが、消費者に安心を呼び込むまでには至らず、消費は低迷し続けた。（傍線は筆者）

ＢＳＥ問題に関する調査検討委員会報告

ここでも「ＮＨＫスペシャル」と同様に「全頭検査が牛肉の安全性を確保する」と説明し、特定部位の除去こそが最重要対策であるという事実は無視している。

本文の内容を見ると、「第Ｉ部　ＢＳＥ問題に関わるこれまでの行政対応の検証」では、①英国におけるＢＳＥ発生を踏まえた一九八六～九五年までの対応、②人への伝達可能性の発表、ＷＨＯ勧告を踏まえた一九九六～九七年の対応、③ＥＵのステータス評価に関する一九九八～二〇〇一年の対応、④我が国でＢＳＥが発生した二〇〇一年の対応、⑤厚生労働省と農林水産省の連携について検証を行い、その結果を「第Ⅱ部　ＢＳＥ問題に関わる行政対応の問題点・改善すべき点」で取りまとめている。その結果は①危機意識の欠如と危機管理体制の欠落、②生産者優先・消費者軽視の行政、③政策決定過程の不透明な行政機構、④農林水産省と厚生労働省の連携不足、⑤専門家の意見を適切に反映しない行政など、農水、厚労両省に対する極めて厳しい意見が並んでいる。

「第Ⅲ部　今後の食品安全行政のあり方」では、①従来の発想を変え、消費者の健康保持を最優先するという基本原則を理念として確立すること、②そのために、すでにグローバル・スタンダードとなっているリスク分析の手法を導入すべきこと、そして、③消費者の保護を基本とした包括的な食品の安全を確保するための法律の制定と、リスク評価を中心とした新しい行政組織の構築を提言している。

この提言により「食品安全基本法」が制定され、内閣府食品安全委員会が設置された。その意味で、日本の食品安全行政を大きく変えるきっかけになった重要な報告書である。その中で気になる点は、「はじめに」だけでなく本文中でも全頭検査については以下のように高く評価していることである。

一〇月一八日、全ての年齢の牛について特定危険部位の除去とスクリーニング実施による、いわゆる全頭検査が（厚生労働省と）農林水産省との緊密な連携のもとに開始された。これにより、国際的に最も厳しい安全対策が実施されることになり、と畜場から出る牛由来産物は全て安全なもののみになったとみなせる。ＢＳＥ発生のニュースを受けてから一カ月あまりという、極めて短期間で全国的な検査体制が作られたことは高く評価できる。

ここでも特定部位の除去が重要であることについても、検査には見逃しがある点についても述べていない。これは全頭検査のみが安全対策であると誤解されかねない記述である。この報告書は、消費者への積極的な情報の提供と対話、すなわちリスクコミュニケーションの重要性を主張しているのだが、検査の見逃しという重要な情報を国民に提供しなかった理由は不明である。委員であった日和佐信子氏は委員会で見逃しの話を聞いた覚えはないと話している。委員の中で検査の見逃しについて知っていたと思われる山内一也氏に質問したところ、次のような回答だった。

❖山内一也氏〔東京大学名誉教授〕

感染初期のサンプルの検査での見逃しは、微生物学では常識的なことで、ＢＳＥに特有のことではない。血液製剤の肝炎ウイルスやＨＩＶの検査でも、感染初期の血液では「ウインドウピリオド」といって見逃されることがある。ＢＳＥ調査検討委員会の竹田美文委員（細菌学者）は血液製剤の検査を担当する国立感染症研究所の元所長であり、小野寺節委員はプリオン病専門家である。同委員会で、私を含むこれら三名の微生物専門家から、迅速検査キットによるスクリーニング検査での見逃しの問題提起はなかったと思う。見逃しが問題になったのは米国でＢＳＥが発見され、日米の安全対策の比較が問題になったときからである。日本のプリオン病専門家は一九九六年に起きた薬害ヤコブ病の経験から、ひとりでもヤコブ病患者を出してはいけないという健康保護の視点から全頭検査を重視し、米国農務省は国際貿易の視点から全頭検査を否定しようという対立の中で、検査の見逃しが論点に取り上げられたのである。

検査の見逃しは微生物の専門家にとって常識的なことなので、あえて取り上げなかったということだが、そこには一般の人と専門家の間の認識のギャップが感じられ、一般の人は説明がない限り検査に見逃しがあることなどは予想もしないだろう。もしこの報告書に検査の見逃しの事実が述べられていたら、その影響は極めて大きいものであったことは想像に難くない。

この問題について匿名の関係者から次のような話があった。「山内一也氏の『一般に感染初期には検査で見逃す』という説明を読んだことがあるが、もしそうであれば、ＢＳＥ感染牛を見逃すような検査は安全対策には使えない。あえてそんな検査を安全対策と主張するなら、検査の見逃しについて十分な説明が必要だ。にもかかわらず見逃しについて消費者にも理解できるような説明をしていないのは理解できない。農水、厚労両大臣が全頭検査を安心対策に使っている以上、両大臣が設置した委員会がそれを壊すような事実を述べるわけにはいかなかったとしか考えられない。」

山内一也氏の「狂牛病・正しい知識」（河出書房新社）は分かりやすい内容で、メディア関係を含めて多くの人がこれを参考にして記事を書いたという。ところが、この本にも検査の見逃しについて何も書いていない。山内一也氏にその理由を質問したところ、次のような答えだった。

❖山内一也氏〔東京大学名誉教授〕

指摘された本はBSE牛発見から三カ月後（二〇〇一年一二月）に緊急出版されたもので、編集者が提示した疑問点について私が回答するQ＆A形式になっている。検査の見逃しの可能性は編集者から質問されていなかったので書いてない。しかし、続いて二〇〇二年四月に出版したNHKブックス「プリオン病の謎に迫る」では、迅速検査キットのEUでのバリデーションで、日本が採用したバイオラッド社のキットが最も高い感度のものということをデータとともに説明しており、本書を読めば、感度に限界があることは専門家でなくても理解できたはずである。また、二〇〇二年一〇月に出版した小野寺節東大教授との共著「プリオン病（第二版）BSE（牛海綿状脳症）のなぞ」（近代出版）では、迅速検査キットでは「発症前潜伏期のかなり後期（発病の一～二カ月前）の感染例のみが摘発される」と、検出に限界があることを述べている。これら二冊は一般向けに書かれたもので、BSEに関する科学的知見を網羅的に解説した情報源として、メディアにも多く利用されていた。

メディアの何人かに聞いたところ、この三冊を読んだ人で「検査をしても若牛のBSEは見逃すんだ」と理解した人はいなかった。やはり専門家と一般の人の認識にギャップがあったのだ。

当時、全頭検査を行ってもBSE感染牛を見逃すことについての説明を聞いたことがあるか、尋ねてみた。

❖赤羽一嘉氏〔元経済産業副大臣兼内閣府副大臣〕

全頭検査については当初から懐疑的だった。当時の農林水産省消費安全局の課長が公明党の部会で、全頭検査こそ最大の安全担保だと言い切ったので、そんなことを本気で言っているのかと大げんかになったことがあった。会議が終わってからその課長が私の所に来て「先ほどの発言は農水省を代表しての発言であって、私個人としては赤羽さんの言っていることが正しいと思います」と言っていた。多分、役所もじくじたる思いがあったのだと思う。

❖坂口　力氏〔元厚労大臣〕

三〇カ月以下の牛を検査してもＢＳＥを見逃す可能性があること、ＢＳＥ感染牛であっても、特定部位さえ除去すれば牛肉は食べても安全なことは知っていた。

❖城島光力氏〔元財務大臣〕

検査については、厚労省の当初計画は三〇カ月以上が対象だったが、なぜ三〇カ月以下の検査をしないのかについては説明を聞いた覚えがない。

❖山田正彦氏〔元農林水産大臣〕

当時の行政の説明は、三〇カ月以上の牛を調べればＢＳＥが見つかるという点だけで、三〇カ月以下の牛をなぜ検査しないのか、明確な理由を聞いた覚えはない。

❖日和佐信子氏〔元全国消費者団体連絡会事務局長〕

検査の限界については、当時はどんな方法で検査をするのかについて何も説明はなかった。だから、検査対象の試料の中にたまたま病原体のプリオンが入っていなければ、ＢＳＥの牛を見逃すことは全く知らなかった。そういう情報がもたらされたのは随分後になって、米国でＢＳＥが発生した以後だと思う。

❖多賀谷保治氏〔元吉野家〕

当時は全頭検査を行うことでＢＳＥ牛が全て判明できると思っていた。

❖小島正美氏〔元毎日新聞編集委員〕

全頭検査の実施が決まったとき厚労省に取材したところ、念のため、安心のためにやると答えていた。しかしそのときは全頭を検査しても感染した牛が出荷されているという説明はなく、自分もそこまでは考えが至らなかった。厚労省の言うことと、「検査は安全のため」という世論の受け止め方が違うなあ、というくらいだった。

❖平沢裕子氏〔産経新聞記者〕

全頭検査については、報道されていることを漠然と受け止めていただけで、全頭検査の方がいいと思っていた。

当然のことながら、当時この問題に直接関わっていた政府関係者と官僚は検査の見逃しについて知っていたが、それ以外の人はメディア関係者を含めて聞いた人はいなかった。そして農水省は「全頭検査が最大の安全対策」という誤解を広める説明を始めていた。全頭検査を安心対策として使うことを決めた以上、そのような説明が必要だったことは理解できる。

全頭検査の開始から約四カ月後の二〇〇二年二月、パリの国際獣疫事務局を自民党調査団が訪問したことを朝日新聞が小さく報じている。

「狂牛病　若牛検査『根拠ない』　国際獣疫事務局　危険度低く判定困難」

（要旨）ＢＳＥの全頭検査について、自民党の調査団がＯＩＥを訪問し、評価を求めたところ、月齢の若い牛まで検査することは「科学的根拠がない」と指摘されていた。現行の検査では若い牛の感染をまずつきとめられないためで、欧州では「若い牛の感染力は無視できるほど低く、食べても問題ない」とされている。ＯＩＥのバラ事務局長は「生後三〇カ月未満の牛に検査するのは評価できない。消費者への配慮は政治的な問題だ」と答えたという。厚労省の全頭検査関連の予算は年間三五億円。

朝日新聞　二〇〇二・二・一〇

ＢＳＥ検査の意味を理解するための重要な記事だが、バラ事務局長の「現行の検査では若い牛の感染をまずつきとめられない」という言葉の意味を理解してこれを問題にする論調は現れず、この記事を記憶に留めていた人もほとんどいない。また「若い牛の感染力は無視できるほど低く、食べても問題ない」という記述が間違いで、三〇カ月以下の牛でも特定部位には病原体が存在することはすでに述べた。

公式の記録の中で初めて検査の見逃しについて触れたのが、二〇〇二年三月の国会質疑だった。

江田五月君…二四カ月未満ですか、異常プリオンが体内にあってもまだ延髄にそれが凝縮されていないから全頭検査をしたって分からない。全頭検査で陽性と出ないからこれは市場に出ていきますよね。全頭検査をやっているから安全だと言われたって、全頭検査と安全性の連関、論理的に付かないんですよ。いやいや、特定部位は全部除去してあるから安全という。除去してあるんだったら全頭検査やらなくたって安全だということになっちゃう。私、全頭検査やれという主張ですよ。だけれども、全頭検査をやったから安全だという論理はないじゃないか。

国務大臣（武部勤君）…委員も全頭検査賛成だとおっしゃいましたね。一番大事なことは、安全と安心の間の距離を埋めるということだと思うんです。したがいまして、安全を証明することが非常に大事なことだと考えておりまして、全頭検査によって一頭残らず検査する、そして安全を証明したもの以外は牛肉として流通しないという、そういう体制を作ったわけでございます。

江田五月君…全頭検査やって引っ掛かったものが危ないと、それは分かりますよ。しかし、全頭検査やっても引っ掛からなかったものが全部安全だという、そういう説明は論理的に成り立たないということを言っているんです。全頭検査をやれば安全だという、そういうことを言っているから国民が信用できないというわけですよ。

国務大臣（武部勤君）…これは大事なことですから国民の皆さん方に知ってもらいたいのは、全頭検査の目的は、安全なものしか流通しないというそういう一面と、それから、そういう全頭検査することによってサーベイランスをやろうという、そういう意味があることもご理解いただきたいと思います。

参議院予算委員会議事録（要旨）二〇〇二・三・二六

江田五月氏はＢＳＥ検査には見逃しがあるので安全対策にはならないという重要な事実を国会で初めて議論しているのだが、この点についての農水大臣の答えはなく、議論はすれ違いのまま終わった。江田氏に検査の見逃しの情報をどこから入手したのか尋ねたが記憶にないということだった。後述するような状況から、情報源は国際獣疫事務局（ＯＩＥ）名誉顧問の小澤義博氏だろうと推測される。

メディアが検査の見逃しを初めて報道したのが、それから半年後の二〇〇二年一〇月二五日付毎日新聞「記者の目」だった。小島正美氏が「ＢＳＥ全頭検査を見直せ　安全性確保とは関係ない」と主張したのだ。この記事について、小島正美氏は次のように述べている。

❖小島正美氏（元毎日新聞編集委員）

この記事を書いた発端は、国際獣疫事務局（OIE）名誉顧問の小澤義博先生の話を聞いたことだった。小澤先生の話を聞いて初めて、全頭検査を行っても若齢牛のBSEを見逃すという限界があることを知った。これを聞いたのは二〇〇二年三月か四月だったと思う。その後取材を重ねて、一〇月に「記者の目」の記事に至ったのだが、記事を書くために農水省に取材をしたときに、「全頭検査は無意味だということを書いてほしい」と言われた。農水省の官僚は、全頭検査の無意味さを十分に知っていながら、自らは言いにくい政治的な環境があるんだと感じた。だから、メディアにどんどん書いてもらい、全頭検査の無意味さが世間に周知されたあたりで、官僚も本当のことを言おうという作戦かなと勝手に思った。記事を読んだ読者からは「この内容は本当なのか？」という問い合わせがいくつか来た。それくらい、全頭検査で感染牛が全て見付かると思い込んでいた人が多かったのだ。このほか、ある大学の先生が「全頭検査をしても、全ての感染牛が見付かるわけではないことがこの記事で分かった。重要な内容だ」ということをどこかに書いていた。大学の先生でさえ誤解をしていたのだ。もう一つ、当時は社内の記者たち（科学部の記者も含む）も「全頭検査で感染牛が全て見付かる」と思い込んでいたが、この記事以降は、誤解が少なくなったように記憶している。ただし、社説を書く論説委員は当時でも詳しいことを知らないまま、全頭検査を支持するといった社説を書いていたので、この記事で社内ががらりと変わったということはない。その意味でも、くどくても、切り口を変えて、何度も記事に書く必要性を痛感した。

小島正美氏が言うように、この記事の影響は広がらず、その後も検査の見逃しについて語られることはなかった。そして行政からは見逃しについての明確な情報発信はなかった。この間の行政側の事情について次のような話があった。

❖道野英司氏（厚生労働省）

厚労省のBSE対策は、特定部位の除去とBSEスクリーニング検査である。特定部位の除去の必要性を説明する際、スクリーニング検査の限界を説明すること（検出できないレベルの異常プリオンが存在する可能性があること）が必須なので、当方の説明にこうした内容が欠けることはなかった。当時、厚労省以外でもさまざまな情報発信があり、代表的なＢＳＥ対策として「全頭検査」のみに言及されるケースがあったので、「検査の見逃し」についての理解が広がっていなかったのかもしれない。

❖梅津準士氏〔元食品安全委員会事務局長〕

九月一〇日のＢＳＥ発見直後は、政治も行政も混乱状態にあった。翌一一日には米国同時多発テロが発生し、一四日には農水省内にテロ対策のプロジェクトチーム（ＰＴ）が設置され、その責任者になったのだが、一六日に放送されたＮＨＫスペシャルの影響もあってＢＳＥに対する恐怖感が大きくなり、二五日にはＢＳＥ対策ＰＴが設置され、その責任者に移った。二五日と二八日には自民党ＢＳＥ対策本部が開催されたが、このときに武部大臣は「科学的には三〇カ月以上の検査でいいのだが、念には念を入れて全てを検査する」という政治決断を行い、厚労省の当初案だった三〇カ月以上の検査案が全年齢の全頭検査に変更された。そして実施の目標を一〇月一八日に設定し、厚労省は都道府県などでの研修と検査機器の整備の準備に入った。一〇月四日の予算委員会で坂口厚労大臣が全頭検査実施を示唆し、翌五日に開催された第一回ＢＳＥ対策検討会で出席者から全頭検査実施の要求が相次ぎ、桝屋厚生労働副大臣は「皆さんの強い声を大臣に伝えたい」と発言。同日の朝日新聞は「月齢問わず肉牛検査へ　狂牛病問題で厚労省」と報道した。全頭検査実施の方針は一〇月九日に厚労省から発表され、その九日後の一八日に全国の食肉処理場で全頭検査が始まった。このように、またたく間に全頭検査の実施が決まったため、三〇カ月以上の検査についての議論はほとんど行われなかった。

世界中で日本だけが採用した全頭検査を国際獣疫事務局（ＯＩＥ）はどのように見ていたのか、小澤義博氏に質問した。

❖小澤義博氏（国際獣疫事務局（OIE）名誉顧問）

英国で一九八六年にBSEが発生した当初からこの問題を担当したパリの国際獣疫事務局に私は所属し、BSEに関する基礎的な調査から仕事が始まった。当時の英国政府は「BSEは人間に感染しないから牛肉は安全」という宣伝を行っていた。英国から担当大臣が何回もパリに来て、国際獣疫事務局に「BSEの牛肉を食べても大丈夫だ」と言って帰る。私も当時は本当に人間がBSEに感染するのかは分からなかったが、そう簡単に否定するのも無責任だと発言したことがある。実際一九九五年ごろになって専門家はどうも怪しいと言い出し、一九九六年に英国政府はBSEが人間に感染する可能性を認めた。

日本でBSEが発見された後、多くの日本人がBSEは必ず人間に感染すると信じ切ってしまい、パニックになった。人間がBSEに感染する確率が極めて小さいという科学的な事実を理解している人は少なかった。そのような誤解が全頭検査の実施につながったのだが、いまでも、なぜ全頭検査をやらなければいけなかったか分からない。なぜ検査が必要なのか、どこを検査するのか、どのような方法を使うのかなどを理解している人は少なく、検査がBSEを見逃すことを知る人はいなかったと思う。そういう意味で、政府はBSE検査についてもっときちんと説明する必要があった。

ヨーロッパでも検査について、「調べれば全部分かる」と誤解していた時代もあった。しかし各国とも全力を挙げて、検査に関する正しい情報を国民に説明し、若齢牛を検査してもBSEを見逃すことを国民が理解して、二四カ月あるいは三〇カ月以上の検査で納得した。ところが残念ながら日本ではそのような説明がなかった。検査すればBSEは必ず分かると初めから誤解していた。牛がBSEに感染して、病原体が脳に蓄積するまでに四年以上もかかること、だから三歳未満のＢＳＥ感染牛を検査しても、ＢＳＥではないことになってしまうことを理解している人はほとんどいなかったと思う。にもかかわらず、「検査だ、検査だ」という風潮に政治もメディアも消費者も流されてしまった。この状況はいまも変わっていないと思う。

ＢＳＥの対策や全頭検査の実施については、十分な知識と経験を持つ国際獣疫事務局に最初に相談すべき問題であった。それにも拘わらず、余りも緊急な問題だったので、当時の大臣は外部に相談することなく政治的判断で全頭検査を決めてしまった。その結果、経費問題等が無視された。このことは、今後の緊急対応をどうすべきか考えるうえで十分に参考にすべきである。

二〇〇四年七月二日に来日したヘルマン・ケーター氏は食品安全委員会の講演会で次のように述べている。

❖ヘルマン・ケーター氏〔欧州食品安全機関（ＥＦＳＡ）科学局長〕

（要旨）ＥＵでは三〇カ月以上の食用牛を検査することになっているが、一〇〇％の検査を実施している国はドイツくらいしかない。オランダなどでは七〇％程度の検査しかしていない。確率を計算すると、特定部位の除去を十分に行えばＢＳＥのリスクは大きく削減される。これに七〇％の牛の検査を組み合わせるとＢＳＥのリスクは多少減る。検査を七〇％から一〇〇％に増やしてもリスクにはそんなに大きな差は出ない。ＥＵに加盟していないスイスは、特定部位の除去だけでＢＳＥのリスクは十分に削減されるとして、検査は義務化していない。それでも国民が不安を感じないのは、牛肉の安全を守る手段が特定部位の除去であることを政府が繰り返し説明し、国民が納得しているためである。

全頭検査に科学的根拠がないことを知っていた人々は全頭検査の早期見直しを考えていたと述べている。

❖北村直人氏〔元農林水産副大臣〕

二〇〇一年九月四日、衆議院予算委員会で坂口力厚労大臣に、厚労省が計画している三〇カ月以上の検査を全月齢の全頭検査に変更すべきではないかという趣旨の質問を行い、厚労大臣から前向きの回答を引き出した。実は質問の前に農水省永村武美審議官とお互いに獣医師の立場で意見交換をし、永村審議官は全頭検査には科学的根拠がないことを理由として、税金の無駄になるとの意見だった。しかし私は政治的判断としてBSEの大きな混乱を乗り切るには全頭検査しかないとの思いで、坂口大臣への質問の趣旨を永村審議官に伝えて質問をした。このときには、ある程度混乱が収まり科学的知見が示されれば一～二年で全頭検査を見直すべきと考えていたのだが、一度始まってしまうとこれを見直すことは非常に難しくなり、そのままになってしまった。

❖尾嵜新平氏〔元厚生労働省〕

当時の私には、全頭検査でスタートをし、ある程度の期間継続して実施した検査成績を基に対象月齢の見直しの議論をすればいいのではないかとの考えがあった。ただし食品保健部長在任中に外に話したことはない。

❖道野英司氏〔厚生労働省〕

当初案の三〇カ月以上の検査が、政治決断で安心対策として全月齢の全頭検査を実施することになった。

三〇カ月以下の検査は意味がないことを知っていた行政関係者は、科学的な見地からなるべく早期に三〇カ月以上の検査に変更するべきと考えていたが、対策を一度始めてしまうと、関係者からの見直しの同意を得ることが難しいことを懸念していた。

❖フィリップ・M・セング会長〔米国食肉輸出連合会（USMEF）名誉会長〕

日本政府は「日本にBSEはない」と明言していた。にもかかわらず二〇〇一年九月にBSE感染牛が見つかったことは、消費者だけでなく農水省にも大きなショックだった。その対策として一〇月に全頭検査が実施されたのだが、その直後に独立行政法人農畜産業振興機構と会合を持った。そこで、もし海外でBSEが見つかったらその国にも全頭検査を要求するのかを質問したところ、彼らはそれについては考えたことがないと言っていた。同時に彼らは、全頭検査を長期間続けるつもりはなく、消費者の信頼が回復した時点で止める予定だとも話していた。しかし、その後検査で次々とBSE感染牛が見つかり、検査をするのは当たり前という雰囲気ができてしまい、状況は変わった。

若牛のＢＳＥ

このような全頭検査見直しの気分を一気に冷え込ませたのは二〇〇三年秋に見つかった二頭の若いＢＳＥ感染牛だった。

二〇〇三年一〇月六日、福島県で飼育されていた二三カ月齢のホルスタイン種去勢オスがＢＳＥと判定された。このことについて朝日新聞は次のように報道している。

「想定外のBSE牛確認　初の二歳未満、新型か」

（要旨）厚労省は六日、専門家会議（座長＝品川森一・動物衛生研究所プリオン病研究センター長）を開いて、これまで世界で見つかっている異常プリオンとはタンパク質の構造が一部異なったタイプのBSEと判断した。生後二三カ月で感染が確認されたのは世界でも異例に早い。

朝日新聞　二〇〇三・一〇・七

「『全頭検査』で発見範囲拡大　EU、三〇カ月未満未検査（解説）」

（要旨）二四カ月未満の若い牛を検査しているのは日本くらいだ。多数の若い牛を精密に検査したため、従来とは違うタイプが見つかった可能性がある。BSEが多発した欧州では三〇カ月齢未満や二四カ月齢未満の牛は無検査で食用に回している。今回の病原体の感染性は不明で、仮に感染性があるとしても、少なくとも日本では食用に回らない体制ができている。

朝日新聞　二〇〇三・一〇・七

検査には見逃しがある。だから「食用に回らない体制ができている」という記載は間違いである。今回、偶然、若齢感染牛を見つけたからといって、検査法の特性上、大多数の若齢感染牛を見逃し、それらが食用に回っている事実は変わらない。この記事の背景には「検査すればBSE感染牛は必ず分かる」という誤解があることが分かる。

続いて翌月一一月四日には広島県で飼育されていた二一カ月齢のホルスタイン種去勢オスがBSEと判定された。これに関する朝日新聞の報道は次のとおりである。

「九頭目、ＢＳＥ感染牛　従来型　最も早い生後二一カ月　西日本生まれ初」
（要旨）厚労省の専門家会議（座長＝品川森一・動物衛生研究所プリオン病研究センター長）は四日、同牛を感染初期のＢＳＥと判定した。〇一年一〇月に感染原因とみられる肉骨粉が全面禁止された後に生まれた牛。生後二一カ月で感染が確認されるのは世界でも例が少ない。欧州では二歳未満は検査対象外なのに対して、日本では欧州より精度の高い検査方法で全頭を検査しているため、今回のような若い牛での感染が確認されたという。

朝日新聞　二〇〇三・一一・五

一〇月に見つかった感染牛は「非定型ＢＳＥ」と呼ばれるもので、その原因は病原体で汚染された肉骨粉ではなく、自然発症の可能性があるＢＳＥという判断だった。一方、一一月に見つかった感染牛は通常のＢＳＥで、その原因は汚染肉骨粉と考えられた。

このような若齢の牛がＢＳＥと判定された例は世界的に見ても珍しい。この二頭が本当にＢＳＥなのか、当初から疑問があった。ちなみに二〇〇三年二月にＢＳＥの疑いがある高齢の和牛が神奈川で見つかったが、その検査結果が不確実なため「ＢＳＥとは判定できないが、陰性ともいえない」として「保留」になった前例がある。その経緯について朝日新聞は次のように報道している。

「神奈川の和牛、ＢＳＥ判定『保留』　全頭検査後初判断」
（要旨）神奈川の和牛のＢＳＥ検査結果について厚労省は保留扱いにすると発表した。問題になったのはウエスタンブロット法と呼ばれる検査。専門家会議（座長＝品川森一・動物衛生研究所プリオン病研究センター長）で、画像パターンの出方が弱く、さらに検査を進めることで一致した。他の二つの検査は陰性だった。品川座長は「年をとった牛でデータの蓄積が少なく、ＢＳＥとは言い難いが断言できない。ただし再診断で確実になるかどうかは何とも言えない」としている。

朝日新聞　二〇〇三・一一・八

このような前例があることから、若牛二頭も当然保留になるものと思っていた専門家は多い。ところが専門家会議の品川森一座長の指導で、この二頭はＢＳＥという判定になった。このことについて次のような話があった。

❖鮫島宗明氏（元民主党「次の内閣」ネクスト農林水産大臣）

実際に全頭検査を始めたところ、二一カ月と二三カ月という若いＢＳＥ感染牛が見つかったことは衝撃的だった。それまでに見つかっていた一番若い感染牛はドイツの二八カ月だったからだ。全頭検査をやらなければこの二頭は見つからなかったのだから、全頭検査には意味があったと思った。そして、この二頭が見つかったことが、その後の検査月齢の見直しや米国産牛肉輸入再開問題に非常に大きな影響を与えた。

❖梅津準士氏（元食品安全委員会事務局長）

全頭検査については、事態が鎮静化した時点で見直すべきと考えていた。二〇〇三年七月に内閣府に食品安全委員会が発足し、その事務局長に就任した後、ＢＳＥ検査の検出限界などについての説明を広げる努力をした。ところが、二〇〇三年一〇月と一一月に、二三カ月齢と二一カ月齢の若い牛がＢＳＥと発表されたが、その検査結果には専門家でも議論があった。後に、二三カ月齢のケースは「非定型」のＢＳＥ

と判明した。また、二一カ月齢のケースは、リンタングステン酸法という特殊な方法を使った検査だった。いずれにせよ、若齢の牛がＢＳＥと判定されたことで検出限界の議論や、全頭検査の見直しの機運は後退を余儀なくされた。

❖境　政人氏〔元食品安全委員会〕

二三カ月と二一カ月という若い牛がＢＳＥではないかと疑われたときに、専門家会議の科学者はこれらをＢＳＥと判定した。しかし行政の立場から考えると、この判定はリスク管理に非常に大きな影響を与えるものであり、もしこれがＢＳＥでなければ大きな税金の無駄使いにもなりかねないので、もっと慎重に検討すべきではないかと考えていた。しかし当時の社会情勢は、「重大なる失政」との批判を受けた農水省の行政官が科学者の意見に反対できる状況ではなかった。

❖加藤一隆参考人〔日本フードサービス協会専務理事〕

二〇〇一年の日本政府が全頭検査を導入したときも、消費者の買い控えやパニックを静めるために、消費者の牛肉に対する信頼を確保するために行うんだという形で評価をしました。しかし、パニックが終了したならば一日も早くＥＵのルールである三〇カ月以上の検査、科学に基づく対策に戻すべきと主張してまいりました。当時の農林水産省の高官も、全頭検査は見直すべき、そういう思いをしていた。しかし、その後二一、二三カ月の若齢牛が発見され、見直しのタイミングを失った。

農林水産委員会議事録（要旨）二〇〇五・七・二七

❖小泉直子氏〔元食品安全委員会委員長〕

食品安全委員会でのBSEの評価に最も影響を与えたのが、二一カ月、二三カ月の陽性牛だった。この検査結果では検査者が明らかに陽性（擬陽性？）と結論しているが、実際に複数者による再検査、他機関とのクロスチェックがなされたとして、同じ結果が出ただろうか。そこで同じ結果が出たとすれば、その後食品安全委員会としてしっかりと検討すべきだったと後悔している。すなわち、検出限界の異常プリオン量の推定、二頭の牛がこの検出量で生き続けた場合、全ての検査で陽性となる月齢と発症する可能性、さらに数年に及ぶ感染性試験結果の詳細な検討、そしてこの結果から若齢牛の擬陽性は真実だったのか、あるいは数年に及ぶ感染性試験結果から、このレベルならリスクはほぼ無いと断定できるのではないか等、十分な検討が必要だったと思う。

❖伊藤哲朗氏〔日本食糧新聞社行政取材局長〕

日米協議が始まってから、山内一也先生と小野寺節先生にインタビューを行った。その中でお二方とも二一カ月齢と二三カ月齢の二頭の牛については日本の基準（検査手法）では陽性という結果が出たので行政的にはBSE感染牛という結論になっていると明言された。小野寺先生は、検査用の抗体が日米で異なっている点も指摘され、日米協議で「BSEとは何か」で議論となったという。余談だが、小野寺先生の話では、国際獣疫事務局（OIE）の集まりで「若齢牛はBSEではない」という研究者が何名かいて、「その牛肉で焼き肉パーティーでもやるか」と提案したら、全員が「それは困る」と拒否したということだった。小野寺先生のインタビュー記事では専門用語ばかりがとびかうので、面白話として載せたが、消費者団体の方がいままでいう「拡散」された記憶がある。

❖品川森一参考人〔動物衛生研究所プリオン病研究センター長〕

ウエスタンブロット法によって二例の若齢牛がＢＳＥ感染陽性と判定されました。これらの症例は免疫組織化学が陰性であり、異常プリオンタンパク質は少量でした。これに対して、感染性があるかないか不明であるとか、免疫組織化学が陰性であることから、判定保留、灰色という意見があることも仄聞しておりますが、それは間違っております。ＥＬＩＳＡ乳剤試料で明瞭に異常プリオンタンパク質の蓄積を示すバンドが見られ、我が国の診断基準では紛れもなく陽性であります。本当の専門家の中で、このものがグレーだとか怪しいとかという話は一切ありません。そういうことをおっしゃるのは、ＢＳＥが出てきまして、にわかプリオン学者が増えました、多分そういう方ではないかと思っておりまして、個人的には非常に立腹している次第であります。

衆議院農林水産委員会議事録（要旨）二〇〇五・七・二七

ＢＳＥかどうかの判断は免疫組織化学法とウエスタンブロット法と病理組織学的検査の三つを使って行うのだが、若牛二頭はウエスタンブロット法しか陽性にならなかった。そこで専門家会議で検討が行われ、病原体の量は極めて少なく、他の感染牛の五〇〇分の一～一〇〇〇分の一だが、行政上はＢＳＥと判定するということになった。しかし、この二頭がＢＳＥ感染牛なのか、という疑問は科学者の間では当初からあったのだが、品川氏が自分の判定に異を唱えるのは最近増えてきた「にわかプリオン学者」だと断罪した。「プリオンの専門家は自分しかいない」という自負に基づいてのことだろう。若牛二頭について小澤義博氏は次のように述べている。

小澤義博著『ＢＳＥ　欧州と日本の現状分析と対策の比較』の論説に対する反論の反論」

日本の二頭の若齢牛は、これら以外のＢＳＥ陽性牛が全て四歳齢以上であるのに比べ異常に若い。一カ月の間に若齢牛が二頭続けて発見され、その後にも先にも若齢の陽性牛は全く見付かっていない。科学者であれば、それだけみても異常であることに気付く筈である。マウスの感染試験に二年以上かけて伝達性が証明できなかったので、二一カ月齢と二三カ月齢の二頭はＢＳＥリストから除外されるべきである。

日本獣医学会会誌（要旨）二〇〇七・九

こうして、この二頭はこれまでに発見された八頭目と九頭目のＢＳＥ感染牛として公式に記録された。そして、当時始まっていた全頭検査見直しの動きが完全に止まった。「全頭検査をしていたからこの二頭が見つかったのであり、当初の予定だった三〇カ月以上の検査ではこの二頭は見逃していた。全頭検査は正しかった。」そんな分かりやすい意見が広がり、全頭検査神話はますます強固なものになったからだ。

この二頭が本当にＢＳＥ感染牛なのかを確認するため、その後、問題の牛の脳の一部をマウスの脳に接種して、マウスにＢＳＥが感染するのか試験が行われた。その結果が出た約三年後、朝日新聞は次のように報道している。

「二一、二三カ月ＢＳＥ牛、感染性確認できず　国の研究班」

（要旨）〇三年にＢＳＥと判定された生後二三カ月と二一カ月の牛の脳を材料にマウスで実験したところ、感染性を確認できなかったことが、厚生労働省の研究班（主任研究者＝佐多徹太郎・国立感染症研究所感染病理部長）の中間報告で明らかになった。実験では、感染牛の脳から抽出した液を、感染しやすいように遺伝子操作した特殊なマウスの脳に注射。通常なら二二〇日程度でマウスに病状が出るなどして感染が分かるが、朝日新聞が入手した報告書などによると、二三カ月の牛の脳の液を注射したマウス五匹は六〇〇～八六〇日、二一カ月のマウス六匹は五〇五～九二七日生きたが、どれも感染が確認できなかった。米国産牛肉の輸入再開交渉では、日本がこの二頭を大きな理由に月齢規制は二〇カ月以下とするよう主張し、最終合意した。

朝日新聞　二〇〇七・五・九

この実験を担当した横山隆・動物衛生研究所プリオン病研究チーム長は、前記の朝日新聞記事で、「食肉処理の際の検査で異常プリオンタンパク質が出たことは間違いない。その段階で食の安全の観点からＢＳＥ感染牛とし、食肉から除外した判断は間違っていないと考える」と述べている。

確かに、行政的な手続きを踏んで、より安全側の判断をしたことは間違っていなかったかもしれない。そして横山氏は「そのような判断と実験結果とは別問題だ」とも言っている。科学的な実験で感染性がないことが分かったのだから、この二頭はＢＳＥ感染牛とは言えないということだ。そうであれば、「ＢＳＥ感染牛だった」という行政判断も変更すればいいのだが、そのような動きはないし、いまになってはその必要性もなくなったのかもしれない。

また、二頭の若齢感染牛のリスクの大きさについて専門家は次のように述べている。

❖吉川泰弘氏〔東京大学名誉教授〕

これまでの二年四カ月で二三〇万頭の全頭検査を実施した結果、三〇カ月齢以上のＢＳＥ陽性牛七頭と、二四カ月以下の若齢の陽性牛二頭の合計九頭が見つかった。これらの牛が蓄積しているＢＳＥ病原体の量には大きな違いがあり、三〇カ月以上の陽性牛の病原体の量を一〇〇〇とすると、若齢牛の病原体の量は一しかない。だから、全頭検査で除去できた病原体の量は九頭の合計で七〇〇二になる。もし、三〇カ月以上の牛の検査にすれば、三〇カ月以上の感染牛七頭の病原体七〇〇〇は除去できるが、若齢牛二頭の病原体の二は見逃すことになる。割合から言うと、三〇カ月以下の検査で九九・九七％の病原体を除去できることになる。しかも、見逃した〇・〇三％の病原体は特定部位として除去し、廃棄するのだから、リスクはほとんどなくなる。

❖小野寺節氏〔東京大学名誉教授〕

若牛二頭のＢＳＥ判定は主として厚生労働省の研究班での評価である。この二頭が食品の安全に及ぼす影響については食品安全委員会においてリスク評価がなされている。その結果、この二頭の病原体は分離されないほど少なく、従って、仮にこれらを食用にしたとしても健康に対する影響は非常に小さいとの結論が出ている。現在、欧州でもＢＳＥ自体が非常に少なくなっており、若牛二頭のＢＳＥを見つけたことが、食品の安全に大きな意味があるのかといえば、影響は全く存在しないと言って良い。

他方、全頭検査の見直しが遅れた理由は若牛二頭の発見だけではないという見解もある。

❖道野英司氏〔厚生労働省〕

全頭検査の見直しが難しかった原因は、二頭の感染若牛が見つかった影響だけではない。この二頭が見つかった二〇〇三年にはそのほかに二頭、翌二〇〇四年には合計五頭と続けて感染牛が発見されていた時期であり、検査の見直しを検討することは難しい状況だった。しかし、食品安全委員会の評価にもあるとおり、検査月齢の変更が三〇カ月以上ではなく二〇カ月以上に決まったのは二頭の感染若牛の影響だ。診断そのものは専門家会議の出した結論であり、行政官としてこうした牛のリスクを確認することがその後の施策決定のために重要と考えた。

この直後に米国でＢＳＥ感染牛が発見され、「米国は全頭検査をやっていない」、「米国に全頭検査を要求すべし」という声が沸き上がり、全頭検査見直しの動きが完全に止まった。

食品安全委員会

二〇〇三年七月一日、ＢＳＥ問題でその欠陥が指摘された食品安全行政を改善することを目的として、食糧庁が廃止され、内閣府食品安全委員会が設置された。この間の事情について石原葵氏は次のように話している。

❖石原　葵氏〔元農林水産事務次官〕

ＢＳＥについてまず頭に浮かぶのは、食糧庁の廃止だが、これは自民党から出されたものだった。私は、農林水産省時代に文書課長、総務審議官として、ずっと行革をやってきた。そんな経験から、食糧庁長官に就任したときには食糧庁の組織が持たないと思っていた。というのは、食糧事務所は価格調査などもやっているのだが、米の検査のみをやっていると思われていた。その検査を担う検査官が確か千数百人いたが、平成一七年度末までに農産物検査を完全に民営化し、農協とかの民間に検査をやってもらうことになっており、食糧事務所はその指導を行うだけだったからだ。また、食糧事務所についてはとにかく批判が多く、行革関係者からは、地方で囲碁大会などをやると、決まって優勝するのは食糧事務所の職員だと言われたこともある。だから私は食糧事務所はなんとかしなければいけないと思っていた。

そのときに、渡辺好明次官から食糧庁の廃止について意見を聞かれたので、「やりましょう」と二つ返事をした。民営化の期限より前に一五年度予算で措置するのが得策と考えたのだ。私はそれまで食糧庁の経験がなく、食糧庁長官になったのが初めての経験だったので、OBの中にはいろんな思いがあっただろうが、誰からも文句は言われなかった。のちに自民党の先生方から「最後の長官でいい気になって」と言われたことがあるが、そのときは「先生方が潰せと言ったのでしょ」と言い返していた。

食糧庁を廃止して何を作るかというのが問題であった。庁を作るときは、二つの局を潰さなければならないという相場があった。ところが、食糧庁を潰して局が二つできるのかというと、そうはいきませんよと言われた。それで食品安全委員会事務局と、省内一局を作るということになった。省内に作る局は、農林水産省の第一案は国際局であった。

組織の再編について武部勤大臣のもとでの御前会議があり、私もそこへ呼ばれた。その場で出された案は国際局だった。そのとき私が咄嗟に「国際局は賛成できないが、食の安全・安心に関わる局なら、食糧庁は成仏できます」と発言したところ、武部大臣に大笑いされた。食糧庁の職員にしてみれば、国際局ができても、「では自分たちの仕事はどうなるのか」ということになるだろう。食の安全・安心に関わる局ができれば、彼らの仕事が活かせると考えたのだ。その後、鶴岡俊彦元事務次官が来られたときに、この話をしたら、「石原、それで決まりだな」と言われたことを覚えている。実際、それでまとまって、消費・

安全局ができた。新たに作る局が、実際私の発言で変わったのか、元々そういう案もあって話が進んだのかは、私には分からない。

組織問題が決着した後、食糧庁のプロパー職員が三人連れ立ってきて、その中の一人から「長官、有難うございました」と言われたのを覚えている。彼らは、やはり検査業務が民営化されることで組織がどうなるかという不安な気持ちがあったのだと思う。それで食の安全・安心業務に活路を見出すことができたことがうれしかったのだと思う。

また、そもそも食糧庁の廃止を、党で誰が言い出したのかは分からないが、後で考えると野呂田芳成元農林水産大臣ではないかと思っている。

食糧庁の廃止について、当時小泉純一郎総理大臣の秘書官を務めていた飯島勲氏は著書の中で、次のように述べている。

❖飯島　勲氏

総理はＢＳＥ発生という未曾有の状況の中で、農林水産省を食の安全・安心を確保し、消費者の立場に立った省庁にすべく大胆に改革していくことを決意した。具体的には食糧庁を廃止し、同時に食の安全・安心を担保するための組織を作ろうということである。食糧庁は次官になる官僚が必ず長官として執務する重要な組織である。これを廃止することは、農水省の現役、ＯＢにとってショックを与えることにある。しかし、農水省を「組織的に」「抜本的に」消費者に軸足を置いた組織に変えていくことが必要だ。改革の指示は、大きな軋轢を生み出すかと思われた。しかし、消費者にも軸足を置いた農政を作っていこうという農水省自体の意識変化があり、官邸と農水省との対決は起こらなかった。このころから農水省の官僚も小泉改革の意味を分かり始めたように私には感じられた。

『小泉官邸秘録』（要旨）（日本経済新聞社）

食糧庁を廃止して農水省に設置された消費・安全局の初代局長に就任した中川坦氏は次のように述べている。

❖中川　坦氏〔元農林水産省〕

ＢＳＥ問題を契機にして設置された農林水産省消費・安全局が二〇〇三年七月に発足し、初代の局長に就任した。発足にあたり農水大臣は組織の方向として、①食品安全行政は消費者重視の視点から取り組むこと、そのために職員は意識改革を行うこと、②ＢＳＥ問題では縦割り行政の弊害が指摘されたが、これまで以上に関係機関との連絡を密にし、連携して迅速な対応をとること、③透明性と説明責任を果たして国民に分かりやすい行政を推進することの三点を示された。

自分が消費・安全局の局長に選任された理由は、それまでに産業振興関係の仕事に就いたことがないため、消費者重視の考え方ができると期待されたのではないかと推測しているのだが、国民の行政不信の中で出発した局のトップとして努力したことは、①消費者に軸足を置いた行政を行い、選択肢が二つあれば消費者の立場から望ましいのはどれかという基準で判断すること、②これまで産業振興を仕事としてきた職員の意識改革を行い、消費者行政の方向に向けて一つにまとめること、そして、③これらを実行することにより、ＢＳＥに関する消費者行政の失敗により失った国民の信頼を取り戻すことだった。

発足直後から多くの問題が起こった。まず、新潟港に入港した北朝鮮の万景峰号に積載されていた稲わらの口蹄疫ウイルスによる汚染の懸念、秋には霞ケ浦などでコイヘルペスウイルスが発見され、翌年に入ると山口、大分、京都で相次いで高病原性鳥インフルエンザが発生、そして一二月には米国でＢＳＥが発見された。対応を誤れば消費者の行政に対する信頼を失いかねない出来事だったが、多くの職員の努力で一定の評価が得られるような対応ができた。そんな努力の積み重ねが実り、局長を退任したとき、消費者から「行政が少し変わった」と言われたことは忘れられない。

中川坦氏について朝日新聞経済欄は次のように伝えている。

「農水省に誕生三年　消費・安全局　農政変えた？」

（要旨）米国産牛肉の輸入再開を熱望する生産局に対して消費・安全局は慎重な姿勢を崩さず、両局の対立の激しさを見かねた石原葵事務次官が声を荒げて怒ったほどだった。消費・安全局の抵抗がなければもっと早く輸入が再開されたと政府内ではみられている。局長の中川坦氏は東大農学部卒の技術系で、いわゆるキャリア官僚ではなかったことで外野からの圧力をはね返しやすくなったと農水省関係者は指摘する。退任する中川局長の後任にはキャリア事務官の就任が確実視されているが、中川氏がいなくなれば消費・安全局が頑固さを貫き続けることは難しくなるかもしれない。

朝日新聞　二〇〇六・六・二三

伊藤哲朗氏は消費・安全局について次のように述べている。

❖伊藤哲朗氏〔日本食糧新聞社行政取材局長〕

農水省に消費・安全局が設置され、その行政手法は科学や技術をベースにしようという考え方があった。国際機関のコーデックス委員会事務局で働いていた山田友紀子氏が二〇〇五年に消費・安全政策課長に就任。農作物に含まれる化学物質についても調査も始めた。残念なことに山田氏がレクチャーしてもその専門的な内容についていける記者がほとんどいなかった。山田氏は二〇一一年に起きた東日本大震災・福島第一原発の事故のときには、土から作物に放射性物質が移行する係数を算出し、「より消費者側に立って」「科学的な手法で」栽培制限をかけた。これで安全性は確保されたのだが、しかし移行係数自体もあまり知られず、安全の確認は放射能検査だけに頼ることになった。

食糧庁の廃止と引き換えに新設された食品安全委員会について質問した。

❖北村直人氏〔元農林水産副大臣〕

ＢＳＥ問題は政治と行政の目を消費者に向けさせた大きな出来事だった。そして、その成果が食品安全基本法だった。「自民党食の安全確保に関する特命委員会」会長の野呂田芳成元農水大臣のもと事務局長として法律の原案を作り、そこに「国民の健康の保護が最も重要であるという基本的認識」を書き込むことができた。その後、農林水産副大臣に就任し、この法律の成立に努力した。

また、この法律が成立し、これに基づいて内閣府食品安全委員会が設置されたのだが、その委員に獣医師を加えることに努力した。獣医師は「犬猫のお医者さん」というのが多くの国民の意識だが、欧米では食品の安全を守る中心的な職業が獣医師であり、それは畜産製品の安全性だけでなく、化学物質や微生物による食品汚染のリスクについても知識を持っているからである。これについては医師、薬剤師を入れるべきという厚労省からの意見もあったが、食品安全委員会の七名の委員の一名は獣医師になった。そして、このことが獣医師に対する社会の見方を変えるきっかけにもなったと思っている。その後、委員七名のうち一名は獣医師という伝統が続き、また第二代委員長に就任した見上彪氏と第四代委員長に就任した熊谷進氏は獣医師である。

ＢＳＥ問題は日本の食品安全に対する考え方を大きく変えたのだが、その一つが「農場から食卓まで」という概念である。獣医師はこの全ての過程に関係する、特に農場での家畜の安全を守る仕事は獣医師しかできない。獣医学教育において公衆衛生やリスクに関する教育を強化し、獣医師が地域でのリスクコミュニケーターの役割を果たせるようにしていきたいと考えた。

道野英司氏〔厚生労働省〕

リスク評価とリスク管理は、かつては同じ省庁で行っていた。ＢＳＥ問題の影響でリスク管理機関に都合がいい恣意的な評価が行われるのではないかという懸念が生じ、評価の透明性と公正性を保つシステムを導入したと理解している。リスク評価の機能を独立させるために食品安全委員会が設置され、リスク評価に関わる組織、人員が強化され、その役割を果たしてきていると考えている。

畝山智香子氏〔国立医薬品食品衛生研究所〕

ＢＳＥ問題を一つのきっかけとして二〇〇三年七月に食品安全委員会が設置されたが、その準備段階として二〇〇三年四月に国立医薬品食品衛生研究所の化学物質情報部が安全情報部に改組され、食品安全に関する海外情報の収集と提供を業務とすることになった。私はそのときに安全性生物試験研究センター病理部から安全情報部に異動になり、安全情報の収集をすることになり、BSE問題に関わらざるを得なくなった。食品安全情報は化学物質と微生物に分類しているが、最初のうちはBSEの情報は化学物質で担当し、その後、微生物で担当することに変更になった。自分が担当するようになるまではBSEについてはプリオンという奇妙な「病原体」があるという純粋に科学的な興味以外は特になかった。

❖福田久雄氏〔元米国大使館〕

大使館は食品安全委員会の設置に対して懸念があった。リスク評価とリスク管理を行う部署を同じ役所内で分離することは望ましいと思うが、リスク評価を別の役所に分割することになると役所間の連絡などで時間がかかり、遺伝子組換え作物をはじめリスク評価が必要な米国産食品の認可に時間がかかり、輸入に支障がでる可能性がある。そこでこの件の推進役であった谷津義男元農林水産大臣や谷垣禎一内閣府特命担当大臣（食品安全）にその懸念を伝えたが、二〇〇三年七月に食品安全委員会が発足した。その後の経緯を見ると、心配したとおり、BSEのリスク評価には予想を超えた長期間を要した。

日本のBSE問題をきっかけにして誕生した食品安全委員会は、その後、米国のBSE問題と米国産牛肉の輸入再開問題で翻弄されることになる。初代委員長に就任した寺田雅昭氏について、伊藤哲朗は次のように話している。

❖伊藤哲朗氏〔日本食糧新聞社行政取材局長〕

米国でＢＳＥ感染牛が見つかる前の二〇〇三年一一月に、翌年の日本食料新聞新年号に掲載するために寺田雅昭委員長にインタビューを行った。その中で、なぜ委員長に就任したのかと質問したところ「リスク評価をする新しい組織ができたのだから存在意義を示し、食品には必ずリスクがあることを広めたい」「友人には、（戦国時代に、『我に七難八苦を与えたまえ』と月に祈った）山中鹿之助の心境かと揶揄された」と答えられていたが、揶揄されたようにＢＳＥ問題だけでなく、その後起こる鳥インフルエンザなどの問題もあって、辞められる時には疲労困憊の状況だった。

カナダのＢＳＥ

米国でＢＳＥ感染牛が発見される半年ほど前の二〇〇三年五月二一日、カナダでＢＳＥ感染牛が確認された。カナダと米国は自由貿易協定（ＦＴＡ）を締結し、カナダから生牛及び牛肉製品が米国に輸出され、その額は二〇〇二年には一五〇〇万ドルだった。米国は輸入した多数の子牛を肥育して食肉にしていたのだが、カナダでのＢＳＥ感染牛の確認後、生牛及び全ての牛肉製品の輸入を停止した。当時のカナダの状況は次のようなものだった。

「カナダにおけるＢＳＥの発生とその後の対策」

カナダでのＢＳＥ発生から二カ月目までは牛肉の消費は減少したものの、国民は畜産業を支えるために積極的な購買による農家支援を行い、発生から三カ月目以降は前年の同月の水準を上回り、四カ月目には一七〇％と増加した。ＢＳＥ発生後の二〇〇三年六月にメディアが実施した消費者に対するアンケート調査によれば、政府を支持するとの回答が八八％、カナダの肉用牛生産者を支持するとの回答が八四％。同月のインターネット・アンケート調査では八六％がカナダ産牛肉は安全であるとし、八％の回答者が安全ではないとした。この背景には政府が発生直後から情報の公開に努めたこと、カナダは一九九三年に発見されたBSEの発生を経験し、消費者が知見を持ち合わせていたことがある。（筆者注：一九九三年に発見されたBSEは英国からの輸入牛だった。）

農畜産業振興機構（要旨）二〇〇三・一二

カナダだけでなく、米国でもBSE発見は騒動にならなかった理由、日本では特に大きなパニックが起こった理由について次のような話があった。

❖唐木英明氏〔東京大学名誉教授〕

国連食糧農業機関（FAO）が発表した〝BSE case in Canada should not cause panic〟（カナダのBSEはパニックを起こすようなものではない）というコメントに、日本への皮肉を感じた人は多い。BSE感染牛発見に始まる日本でのパニックは、各国が驚くほどの大きさであった。それらは、冷静さを失った報道、消費者の極端な不安と牛肉離れ、官僚批判、政治家の極めて政治的な動きなどであった。そして、政府が急遽実行したBSE対策の中には、科学的に判断すれば不要なものもあった。例えば、検査開始以前に屠殺された牛肉を廃棄したこと、二四から三〇カ月齢以上の牛だけで十分なBSE検査を、全ての牛について行っていることなどである。これらの対策は、消費者の「安心」を得るためではあるが、そのことについての十分な説明はされず、その必要性、特に費用対効果についての議論もない。日本だけでパニックが起こった原因については以下のような点が指摘されている。危機を想定した管理体制の不備。消費者もマスコミも政治家も科学的な知識が不足し、「危険の大小」ではなく「白か黒か」だけで判断したこと。科学者が事実をタイミングよく伝えて、無用の不安を鎮めるシステムがなかったこと。損益計算を無視して、英国以上に厳重な対策を講じたことが、かえって国民の不安を増大させた可能性。いたずらに危機感を煽るような報道の姿勢。国民性（心理構造）の違い。どれか一つの要因で説明できるほど簡単なものではなく、全ての要因が少しずつ関与している可能性が大きい。

日本学術会議「牛海綿状脳症（ＢＳＥ）と食品の安全特別委員会報告」（要旨）二〇〇三・六

❖吉川泰弘氏〔東京大学名誉教授〕

消費者がパニックに陥った原因は、欧州食品安全機関（ＥＦＳＡ）が日本のＢＳＥリスクについて警鐘を鳴らしていたにもかかわらず、農水省は牛肉は安全だと説明してきた予測ミス、焼却処分したはずの感染牛が実際には肉骨粉として四国まで流通していたことなどの危機管理の不手際と対応の混乱から行政への不信が頂点に達したことだった。消費者は、牛に牛の肉骨粉を食べさせる「共食い」に対する拒絶感などから生産者への不信感も高めた。さらに、国産牛の回収にあたって、輸入・加工業者が虚偽申請したことや、虚偽表示している流通・小売業者のモラルの崩壊が不信感も高めた。それに加えてメディアが毎日、ＢＳＥを発症した牛とｖＣＪＤの患者の映像を流して、明日の日本がこうなるかのような報道をした。最後に、専門家が出てきて科学というのは万能ではない。特にＢＳＥは分からない問題ばかりで、科学の限界があり、ゼロリスクという確実な安全性は現実にはないと指摘した。こうして消費者は不安のどん底に叩き落とされることになった。我が国は従来、安全性を行政が保証し、国民は無批判にそれを受け入れる方式で、両者が折り合いをつけ、安全神話の安心感を共有する方式でやってきた。安全神話の上に立ってシステムの検証を行うこともしない。従って、一度安全神話が崩れると、多かれ少なかれパニックを起こした後、システムの見直しをすることになる。

❖フィリップ・M・セング氏〔米国食肉輸出連合会（USMEF）名誉会長〕

米国でBSEパニックが起こらなかった理由は、政府が自信を持って対策を発表したこと、メディアの対応が冷静だったことだろう。政府はBSE発生前から肉骨粉の使用を禁止し、ハーバード大学に依頼してBSEリスク評価を行い、BSEが発生してもそのリスクは小さいことを確信していた。また、対策は国際獣疫事務局（OIE）基準に沿うことも決めていた。政府の対策は一貫し、それが国民に伝わったのではないか。日本で大きなパニックが起こった原因は、メディアの報道と野党がこれを政治問題にしたことが大きいのではないか。

❖福田久雄氏〔元米国大使館〕

BSE発生後、米国でパニックが起こらなかった理由は、国民が政府を批判しつつも最後は政府を信頼し、その安全対策を信頼しているからだと考える。一方、日本では政府に対する信頼度が低かったのではないか。

❖犬伏由利子氏〔消費科学センター副会長〕

私が初めてBSEという牛の病気を知ったとき、先ず思い出したのは、その症状が有吉佐和子さんの小説『恍惚の人』で急激に広く認識された人の認知症の症状（異常なタンパク質が脳にたまって神経細胞が死んでしまい、脳が萎縮してしまう）とがそっくりなことだった。さらに、ＢＳＥに犯された異常タンパク質を食べてしまうと、発病までに数年かかるとしても絶対に発症し、死に至ると言われたのだから、恐れない母親はいなかったと思う。治す手だてが一応は整っているとしたなら誰も騒ぎはしなかったと思う。

消費者は皆ゼロリスクを要求する無知蒙昧な手に負えない者のごとく科学者の方々は認識されていたように思うが、過去、結核などの感染症も治療法が定まっていなかったころは忌み嫌われた病だった。しかし、治療薬ができてからは罹患したとしても慌てる人がいないことからも、消費者はそれほど愚かではないと分かっていただけるのではないか。

日本はカナダのＢＳＥに関心を示さず、それが持つ意味も理解していなかったように見える。新聞各紙はカナダからの牛肉の輸入は米国、豪州に比べてわずかなので日本への影響が小さいことを解説する程度の報道だった。一方、米国がカナダから輸入される牛の中にＢＳＥ感染牛がいる可能性を予測し、対策を立てていた事業者がいた。

❖一瀬邦夫氏〔ペッパーフードサービス代表取締役〕

二〇〇三年五月にカナダでＢＳＥが見つかった。当社の牛肉は全て米国産だったが、カナダで見つかったのだから米国でも見つかるかもしれないと考えて、対策を検討した。そして二〇〇三年七月には牛肉の一部をオーストラリア産に変更し、年末までに米国産三割、オーストラリア産七割という割合にした。そして、一二月二四日に悪い予想が当たって、米国でＢＳＥが見つかり、米国産牛肉の輸入が止まった。すると、それまで米国産牛肉を使っていた多くの企業がオーストラリア産牛肉に殺到した。しかし、牛肉の生産は急には増えない。さらに、米国産牛肉の輸入禁止がそれほど長く続くとは考えられていなかったので、オーストラリアとしては短期的な需要に応えるために生産量を増やすわけにはいかなかった。こうして、多くの企業はオーストラリア産牛肉を入手することができなかったが、当社は以前からの実績があり、必要な量を確保することができた。話は少しそれるが、当社の必要量の三割を占めていた米国産牛肉が輸入できなくなったため、その穴を埋めるために開発したのがオーストラリア産牛肉の結着肉を使った「角切りステーキ」だった。その売り上げは好調で、ヒット商品になった。ところがそれから数年後の二〇〇九年九月にこの結着肉が原因で一一都道府県で二三人のO―157食中毒患者が発生した。食肉加工工場に衛生上の問題があったためだったが、全て自分の責任ということで謝罪した。これもBSE問題が遠因だったともいえる。

カナダでのBSE感染牛の発見、牛肉の輸入停止、輸入再開の条件として日本国内と同じリスク管理措置、すなわち全頭検査の実施要求、これをカナダ政府が拒否、輸入再開交渉の中断。この経過はそれから七カ月後に発生した米国でのBSE感染牛の発見後の経過と同じである。このときに米国でのBSE発生の可能性について多少の想像力を働かせていれば、輸入再開交渉の予測がついたはずである。行政にはそのような発想を持つ人材がいなかったのだろう。

さらに言えば、BSE発生の報道を受けてカナダ国民がなぜ冷静な行動をとったのか。それは政府の素早い対応と十分な説明、メディアの適切な報道、そして国民がBSEに関するある程度の知識を持っていたことなどのためと考えられるのだが、このことを十分に理解し、学んでいれば、米国でのBSE発生に対する日本の危機管理に際して重要なヒントになったはずである。

しかし、そのような検討が全く行われないまま、米国でのＢＳＥ発生を迎えることになる。

まとめ

ＢＳＥ発見直後の出来事についてはＢＳＥ問題に関する調査検討委員会報告書に述べられているので、そこには記載されていない全頭検査についてまとめておく。

ほとんどの人が全頭検査はパニック対策として有効だったとして高く評価している。しかし、ほとんどの人が「検査とはどのようなものか」についての理解がなく、「検査は多くのＢＳＥ感染牛を見逃す」という事実を知らなかった。二〇〇四年秋に日本フードサービス協会（ＪＦ）が行ったアンケート調査では、「全頭検査は牛の脳を調べている」ことを知っていた人は二八・七％、「牛の脳に異常プリオンがあるかどうかを調べる」ことを知っていた人は一九・七％などで、全頭検査に関する四つの質問全てに正しく回答したのは、わずか八％だった。二〇〇六年秋に日本生活協同組合連合会が行ったアンケート調査でも、ＢＳＥ対策として六二％が「特定部位の除去と全頭検査の両方が必要」、二九％が「全頭検査が必要」と答え、「特定部位の除去が必要」と答えた人はたった四％しかいなかった。多くの人が特定部位の除去の重要性をほとんど認識していなかったことを示している。このような誤解が生まれた経緯は次のようなものだった。

厚労省がＢＳＥ対策の一環として三〇カ月超の食用牛の検査案を発表すると、人々の興味は安全対策である特定部位の除去ではなく安心対策である検査に集中し、全月齢の全頭検査を要求した。これに対して厚労省は「検査部位である脳に病原体が蓄積するのは感染から三〇カ月以上なので、三〇カ月以上の牛を検査すればＢ

SEは分かる」と説明している。しかし、この説明を聞いて「三〇カ月以下を検査してもBSE感染牛が見逃されて食用になる」と思い描いた人がどれだけいただろうか。実際に元毎日新聞編集委員の小島正美氏は「全頭検査の実施が決まったとき厚労省に取材したところ、念のため、安心のためにやると答えていた。しかし、そのときは、全頭を検査しても、感染した牛が出荷されているという点にまでは考えが至らなかった」と述べている。全頭検査の実施直後に発行され、多くの人が参考にした山内一也氏は著書の中で全頭検査を「世界で最も厳しい対策」と評価し、「検査に見逃しがあることは専門家にとっては常識」と説明する。しかし、メディア関係者を含むほとんどの人が「見逃しについて聞いたことがない」と答えているのは、専門家と一般の人の認識ギャップにより大きな誤解が生まれたためだった。メディアが誤解すればその報道は誤解に基づくものになり、「検査をするなら全部の牛を検査すべきだ」、「検査をすれば全てのBSE感染牛を発見できる」という国民的誤解、全頭検査神話が生まれた。

行政が検査の見逃しについて十分に説明しなかった理由は次のように推測される。「見逃し」とはBSE感染牛が検査で陰性になり、BSEではない牛として食用になることだが、特定部位を除去しているので見逃しがあっても牛肉のリスクが増えることはない。実害がなく、しかも有効な安心対策になるのだから全頭検査を実施しようという考え方があり、政治がそのように動いているときに行政は反対できなかったのだ。小島正美氏は「農水省に取材をしたときに、『全頭検査は無意味だということを書いてほしい』と言われた。農水省の官僚は、全頭検査の無意味さを十分に知っていながら、自らは言いにくい政治的な環境があるんだと感じた」と述べている。

インタビューで「見逃しは大きな問題であり、国民に十分に説明する必要がある」と考えていた人はほとんどいなかったことから推測されることだが、科学者も行政も見逃しはあえて問題にするような大きな欠点とは考えていなかったため、国民に説明する必要性を感じなかったのだ。専門家が参加して作成した「ＢＳＥ問題に関する調査検討委員会報告」でも全頭検査を高く評価し、見逃しについて一切触れていないこともこの可能性を支持している。

全頭検査の収支を考えると、プラス面はパニック対策・安心対策としての効果であり、マイナス面は安全対策としての意味がないにもかかわらず多額の検査費用をかけたことだが、多くの人は収支が合っていると考えている。全頭検査が本当にパニック対象になったのかも含めて、この問題については後で触れることにする。

第四章　米国のＢＳＥ（二〇〇三―二〇〇五）

二〇〇三年一二月二四日、日本のBSEパニックが収まりつつあったころ、米国でBSE感染牛が発見された。そのときの日本の状況は次のようなものだった。

❖福田久雄氏〔元米国大使館〕

米国でBSE感染牛が発見された日の朝から、米国大使館は戦場の忙しさだった。とりあえず農水省に状況の説明に行こうとしたが、その周辺は新聞社が押しかけていたので、港区三田にある中央省庁の共用会議所で会合を持つことにした。しかし、そこもすでに新聞記者に囲まれていた。

❖道野英司氏〔厚生労働省〕

約半年前にカナダで発生していたため、米国でのBSE感染牛発見には違和感はなかった。BSE発生が確認された時点で米国からの牛肉の輸入を認めない措置をとることとしていたため、担当としては迅速に対応しなければならないことが念頭にあったが、大きな混乱は避けられないと思った。

「米国産牛肉の輸入、一時停止　食肉市場への影響懸念」

（要旨）停止は「全頭検査などで安全が確認されるまで（亀井農水相）とされ、今後、再開を巡る対応が通商交渉の火種にもなりそうだ。〇二年度の牛肉消費量の中に占める米国からの輸入牛肉は約三割。亀井農水相は「牛肉の在庫は流通量の一・五カ月分あり、当面の問題はない」とした。

朝日新聞　二〇〇三・一二・二四

「米に全頭検査求める、ＢＳＥ問題で農水省方針」
（要旨）農水省は二四日、ＢＳＥ対策本部を開き、米政府に全ての牛（飼育約一億頭、食肉処理は年三五〇〇万頭）を対象にＢＳＥへの感染の有無を調べる全頭検査を求める方針を決めた。米国でＢＳＥ感染の疑いがある牛が見つかったことを受け、日本と同様の安全管理を導入するよう求める。

日本経済新聞　二〇〇三・一二・二五

見込み違い

感染牛が見つかった直後の一二月二九日に東京で第一回「ＢＳＥに関する日米局長級会合」が開催された。米国側の出席者はヘグウッド農務長官特別顧問、ランバート農務次官補など、日本側は中川坦農林水産省消費・安全局長、遠藤明厚生労働省食品安全部長、梅津準士食品安全委員会事務局長、佐々江賢一郎外務省経済局長などだった。農水省は米国産牛肉輸入再開の条件として米国に全頭検査の実施を求めることを基本方針にしていたのだが、この点が日米間の交渉の対立点になった。一二月三〇日付けの毎日新聞はこの会合について「日米『安全』意識に差、『全頭検査』を巡り難航も」と報道し、朝日新聞は以下のように報道している。

「日米ＢＳＥ協議　米が検査見直し方針、輸出再開へ意欲」
（要旨）日米両政府の代表者が二九日午後、東京都内で協議した。米側は「日本の輸入禁止は、必ずしも科学的ではない。日本が実施している全頭検査は、どの国でも必要なわけではない」と述べた。日本側は、原因解明や具体的な改善策の提示がない段階で、輸入再開の扱いを話し合うのは時期尚早と指摘。米側も同意し、改めて協議することになった。また、日本が調査団を来週にも派遣し、感染牛の確認されたワシントン州の農場視察や、政府当局との協議を開くことになった。

朝日新聞　二〇〇三・一二・三〇

米国産牛肉輸入停止に対する米国側の対応について次のような話があった。

❖福田久雄氏〔元米国大使館〕

米国産牛肉輸入再開について、米国は国際獣疫事務局（OIE）基準に沿って行われるものと期待し、そうであれば数カ月から半年以内に輸入は再開されると判断していた。一方、米国大使館は日本でのBSE騒動の経験や、亀井農水大臣が一二月二七日に輸入再開の条件として米国に全頭検査を義務付けるという発言があったことなどから、問題の解決には長期間を要すると予測していた。また一二月二五日の自民党農林水産合同会議で、「全頭検査と同等の安全対策が確認されるまで米国産牛肉の輸入を認めるべきでない」という意見が大勢を占めたのだが、その後の日米折衝では「全頭検査と同等」とは何かについての議論が続いた。米国は当初から全頭検査を実施することは考えていなかったため、この議論は長引いた。問題解決のために米国は日本に圧力をかけるべきという意見も強かったが、米国政府は終始紳士的態度で交渉に臨んだ。圧力をかけなかった理由は、圧力をかけるカードを米国が持っていなかったためだった。例えば日本からの自動車の輸入を制限するなどの圧力をかけた場合、その影響は極めて大きなものになり、輸出額がずっと少ない牛肉のためにこれを行うという判断は米国政府にはなかった。問題は、日本側は米国が全頭検査を実施することを期待し、米国側は全頭検査以外の対策でこの問題を解決することを期待するというすれ違いが起こったことであり、このため協議は膠着状態に入った。

❖フィリップ・Ｍ・セング氏〔米国食肉輸出連合会（ＵＳＭＥＦ）名誉会長〕

米国でＢＳＥ感染牛が発見され、米国産牛肉の輸入が止まり、すぐに輸入再開の条件についての協議が始まった。一二月二九日は第一回日米局長級会合が開かれ、一月二三日には第二回会合が開催された。翌日、多数の米国代表団が来日して局長級会合が開催され、日本側は全頭検査の実施を強く要求した。米国側は全頭検査の実施は困難と答えたが、それ以上の強硬な主張は一切しなかった。その背景には、この問題は短時間で解決するという見通しがあったからだ。実は一月初旬に日本の関係者が米国を訪問して大手食肉事業者や農務省（ＵＳＤＡ）関係者と会合を持ち、早く輸出を再開してほしいという強い要望を述べた。同時に彼らは、四月か五月ごろになれば日本の米国産牛肉の備蓄が底をつき、そうなると日本は完全にギブアップして輸入再開をせざるを得なくなるという見通しを述べた。この情報を信じて、農務省と大手食肉事業者は三、四カ月待っていれば日本側から輸入再開の話が出るものと考えていた。

米国代表団が帰国して食肉加工業者と会合を持ち、日本側が全頭検査を輸入再開の条件としていること、しかし米国側はこの要求を拒否したことを報告した。カーギル、タイソン、スイフト、ナショナルといった大手食肉加工業者は、四月ごろまで待てば日本側から輸入再開の話が出る可能性があると信じていたので、この報告で納得した。ところが、この報告に納得しない企業があった。それがクリークストーン社だった。

クリークストーン社（Creekstone Farms Premium Beef LLC 社）は比較的小さな食肉加工業者でヨーロッパと日本への輸出依存度が高く、日本向け輸出が止まると経済的に成り立たない。だから四月までのんびり待っているわけにはいかなかった。そこで同社は独自に全頭検査の準備を始めるとともに、ＵＳＤ

Aがこれを認めるよう話し合いを始めた。しかし、同社の動きは業界やUSDAの考え方とは違っていたため、USDAはこれを認めようとしなかった。この問題を担当していたUSDAのペン次官は、輸入再開問題をあくまで国際獣疫事務局（OIE）基準に沿った対策で解決する方針であるとともに、少し待てば日本側が妥協して輸入再開ができると信じていたためだった。USDAとの交渉が不調に終わり、経済的に追い詰められたクリークストーン社は、三月初めに最高経営責任者（CEO）を日本に送り込んだ。同社は米国食肉輸出連合会の会員であり、私が農水省、厚生省との橋渡しを行ったが、私自身は同行しなかった。農水省との会合を終えたCEOは、米国の企業が独自に全頭検査を実施する案に農水省が強い興味を示したこと、日本側はこの提案を受け入れてくれそうな感触を得たことなどを話した。しかし同時にUSDAの認可を得るのは難しいとも話した。

二〇〇四年一月に米国代表団が訪日したときに、日本側は米国の全ての牛に対して全頭検査を行うことを要求した。しかし、日本の二五倍もの数が飼育されている米国牛に対して全て検査を行うことなどできるはずがない。さらに、もし米国が目先の利益を考えて日本向け牛肉だけについて国際基準ではない全頭検査を実施すれば、その影響は日本以外の国に対する輸出にも、米国内の消費者にも大きな影響を与えることが予想される。だから我々はあくまで国際基準を守ることを主張した。そして、国際基準に違反しているのは、日本側であり、基準を無視すればむしろ日本の不利益となると主張した。交渉は非常に緊張したものになり、日本側から話し合いを進展させるための提案はなかった。それでも米国側は諦めずに日本の返事をただひたすらに待っていた。米国側は、日本側の米国産牛肉の在庫が尽きたら、「参った」といって輸入再開の方向に歩みだすに違いないと信じ、日本側の出方を待っているだけだった。これに加えて、米国側は何に重点を置くかについても考慮していた。というのは、日本側は対米交渉において常に厳しい相手だが、いったん交渉がまとまり、双方が納得すれば協力的になり、話は順調に進む。米国が圧力をかけることで強引に輸入を再開させるようなことは日本の生産者や消費者の反発を買い、交渉は失敗するだろう。だから我々は日本の市場に対して圧力ではなく論理的な説明を行うことで納得を得て輸入を再開しようと考えていた。

二〇〇四年四月の終わりまでに日本の市場から米国産牛肉の在庫はなくなった。にもかかわらず、日本側から輸入再開の声も妥協案も出なかった。そこでようやく米国側は「何かおかしい」と感じた。間違った情報に踊らされていたことに気付いたのだ。日本側は依然として「全頭検査」を連呼し、全頭検査の実施を提案したクリークストーン社に期待をかけていた。そこで、我々は米国側から別の解決策を提案することが必要であることを悟った。

クリークストーン問題の詳細については後で述べることにする。

二〇〇四年一月一日の朝日新聞は「米農務省、全頭検査には消極的」として、日本による米国産牛肉の輸入再開時期はめどが立たない状況だと報じた。一月九日の朝日新聞は「米国産牛肉輸入再開　全頭検査が条件」と主張し、日本政府は米国政府に全頭検査を要望するが、その際に必要な費用を日本側が負担することも視野に入れていると報道した。また一月一二日の社説では再度「全頭検査は当然の要求」と主張している。

一月八日に日本を出発した政府合同の調査チームが一八日に帰国し、米国とカナダではＢＳＥの汚染状況に大きな相違はなく、今後、米国でＢＳＥが発生しないという保証はないと報告した。

一月一〇日に米国農務省（ＵＳＤＡ）は新たなＢＳＥ対策を示し、三〇カ月齢以上の牛の脳、せき髄などの特定部位の食用禁止と、全月齢の回腸遠位部の食用禁止を実施した。

一月一六日、自民党の農林水産部会・総合農政調査会・林政調査会で福島啓史郎参院議員が「全頭検査と同等の効果を持つ措置」について政府に説明を求めたが、中川坦農水省・消費安全局長は「全頭検査は安全・安心を形として消費者にわかりやすく見せる措置」「同じような効果を持つ措置は米国が考えるべき案件」として具体策には踏み込まず、米国の提案を待つ姿勢を崩さなかった。

一月二二日の朝日新聞は輸入再開問題に対する三人の意見を掲載している。立場が異なるにもかかわらず、三人ともに政府の公式見解である全頭検査の実施ではなく、三〇カ月以上など一定月齢以上の検査を求めている。

「米産牛　輸入再開に何が必要」（要旨）

・東京大学名誉教授　山内一也氏…「国際基準超え万全の対策を」一定年齢以上の全頭の検査と、トレーサビリティー（履歴管理）もやらなければならない。米国は国際基準を満たしているというが、国際基準を金科玉条にするのは、日米ともやめたほうがいい。基準自体、見直しが議論されている流動的なものだし、リスクの分からない面がある病気なので、万全の対策を取るべきだ。

・前全国消団連事務局長　日和佐信子氏…「三〇カ月以上の全頭検査」再開の条件は三〇カ月以上の全頭検査が必要だ。ただそれより若い場合は不要。特定部位除去で安全は確保されている。検査は蔓延防止のための監視が主目的だし、完全な検査はない。政府は米国に全頭検査を求めているが、政府自身、特定部位以外は安全と言っている。過剰な注文をすると自己矛盾になる。

・日本フードサービス協会会長　横川　竟氏…「肉骨粉規制含む総合対策を」当面、一定年齢以上を対象に検査してはどうか。日本企業が自前で検査することも考えられる。特定部位除去で安全は確保されるのだから、日本も全頭検査にこだわらず、肉骨粉規制なども含めた総合的な安全対策を話し合ってほしい。

朝日新聞　二〇〇四・一・二二

当時、日本フードサービス協会会長だった横川竟氏は次のように話している。

❖横川　竟氏〔元すかいらーく代表取締役会長〕

二〇〇三年五月に日本フードサービス協会（ＪＦ）会長に就任し、一二月に米国でＢＳＥが発生、政府は牛肉輸入量の五〇％程度を占める米国産の輸入停止に踏み切った。私は外食産業の不安を抑えようと亀井善之農水大臣に「検査官を米国に派遣し、安全な牛肉だけを部分輸入できないか」と直談判した。亀井大臣は前向きに検討するというのでＪＦに提案した。ところが事務局に反対される。規制強化につながり、その後の輸入が厳しくなるからだ。「来年には収まる」との甘い見通しもあった。

日本経済新聞「私の履歴書」（要旨）二〇一八・九・二六

一月二二日、自民党「動植物検疫及び消費安全に関する小委員会」で玉沢徳一郎元農水大臣らが翌日からの日米会合を前に「全頭検査、特定危険部位の除去など、日本と同じ安全・安心の体制を崩さない」よう政府に強く求めた。

一月二三日に開催された米国のＢＳＥに関する第二回日米局長級会合に日本側は農水省、厚労省、外務省、食品安全委員会が、米国側はペン農務次官などが出席。日本側は全頭検査の実施を主張し、米国側はこれを拒否するという従来の主張を述べたのみで進展はなかった。当時の事情について伊藤哲朗氏は次のように話している。

❖伊藤哲朗氏〔日本食糧新聞社行政取材局長〕

日米協議に参加していた日本側のBSEの専門家は「米国側にはリスク管理措置の専門家がいたが、BSEそのものの専門家が入っていない」と述べ、協議では議論がかみあっていなかったという。国際基準も細部まで決まっているわけではないことが改めて明らかになっていった。日本ではトレーサビリティ（牛の生産履歴）、厳密な飼料規制、食肉処理の改善、全頭検査という組み合わせでリスク管理措置を行っていて、日米協議ではリスク管理の同等性が議論された。それをメディアが報道しなければならなかったのだが、全頭検査だけが大きく取り上げられ、騒がれてしまった。

一月二六日に行われた衆議院予算委員会で農水大臣、総理大臣が「全頭検査の実施を輸入再開の条件とする」ことを以下のように明言した。

鮫島宗明委員〔民主党〕…BSEの検査は、発生頻度を見るためのテストだけで、安全という観点からは、特定危険部位の完全除去さえしてあれば、これは安全というふうに言えるんじゃないんですか。

坂口国務大臣…ご指摘のように、安全という立場からいいますならば、特定部位の除去で足り得るんだろうというふうに思います。しかし、念には念を入れて全頭検査をしているところでございます。

鮫島委員…最大限の安心感を抱いていただこうという意味で全頭検査をしている。でも、逆の言い方をすれば、科学的な根拠はないということになりますね。

亀井国務大臣…消費者に安心して牛肉を消費していただくためにも全頭検査を行うことが必要である、このように考えております。

鮫島委員…全頭検査をやっていたことによって、二三カ月、二一カ月という若い牛からＢＳＥが発見された。これはいままでと違った厳密な検査を始めたらこれが出たんでしょうか。

坂口国務大臣…これは一般のＢＳＥ検査と同じ検査方法を用いて出てきたものでございます。

鮫島委員…アメリカとの関係でいえば、日本向けの三〇万トンがとまったというのは大打撃だと思いますが、早くアメリカの肉を入れてくれというような要請は来ているんでしょうか。

小泉内閣総理大臣…来ておりません。

鮫島委員…日本が全頭検査をやっている以上、アメリカからの輸入を再開する場合も、その基準を外すべきではない。小泉総理の口から、この世界に冠たる全頭検査体制を輸出入の関係で崩すことはないと言ってほしい。

小泉内閣総理大臣…安全で安心な食品確保にきちんとした対応をとりたい。

鮫島委員…全頭検査以外は入れないということを明言してもらいたい。

亀井国務大臣…ＢＳＥの検査をやるということは当然のことであります。

鮫島委員…総理、それでよろしいですね。

小泉内閣総理大臣…農水大臣の答弁のとおりでございます。

衆議院予算委員会議事録（要旨）二〇〇四・一・二六

鮫島宗明氏は、牛肉の安全を守るためには特定部位の除去で十分であり、全頭検査には科学的根拠がないことを最初に確認している。この議論を聞けば、そのような科学的な根拠がない全頭検査は直ちに止めるべき、あるいはこれを安全対策として米国に求めるのは筋違いとして政府を攻撃するのかと思われるのだが、そうではない。その主張は方向が変わって、「世界に冠たる全頭検査体制」として、その実施を米国に要求することを主張したのだ。この質疑について鮫島氏に質問したところ、「全頭検査は有効な安心対策であり、消費者は『科学的に安全』だけでは安心できない」という回答だった。

一月二七日には亀井善之農水大臣が衆議院農林水産委員会において「国産牛肉については、全頭検査の実施及び特定部位の除去により国民、消費者の安全、安心が確保されていることを踏まえれば、日本向けに輸出される牛肉等についても、これらを基本に協議していく」と答弁し、一月二八日にもベネマン農務長官に全頭検査の実施を強く申し入れている。

日本が米国産牛肉に依存していた状況は牛丼の吉野家の統計から知ることができる。牛丼に使うショートプレートと呼ばれるバラ肉の生産量は、米国二八万五〇〇〇トン、カナダ二万九〇〇〇トン、豪州一万八〇〇〇トン、そして日本が九〇〇〇トン。一方、吉野家だけで年間三万トンを使用する。米国とカナダからの輸入が止まったので、豪州産を全て輸入しても足りないし、そもそも青草で飼育する豪州産牛肉の「青臭い」香りは日本人の好みに合わない。こうして日本の米国産牛肉の在庫がなくなり、米国産牛肉がなければ伝統の味が守れないとして二月一一日には吉野家が牛丼の販売を終了した。さらに全国の焼き肉店から牛タンが姿を消し、牛タンのほとんどを米国に頼っていた実態を多くの消費者が知ることになった。

日米交渉の中心が全頭検査になったことからメディアでもにわかに全頭検査を巡る議論が起こった。まず、一月一二日の社説で「全頭検査は当然の要求」と述べていた朝日新聞が、一月二六日のオピニオン欄で次のような全頭検査を批判する記事を載せた。

「全頭検査頼み再考せよ」　内山幸男編集委員

（要旨）米国に対して日本は全頭検査を求めている。これに対して米国は「科学的ではない」と批判する。

全頭検査をしているのは世界で日本だけだ。小澤義博国際獣疫事務局（OIE）名誉顧問は「検査は実態調査の手段で、安全は特定部位の除去で確保できる」という。実際、EUが義務付けているのは三〇カ月以上の牛だけだ。若い牛は検査なしで食用に回る。品川森一動物衛生研究所プリオン病研究センター長は「一八カ月以下ぐらいだったら検査をしても陰性になってしまうのではないか」という。食品安全委員会専門委員の吉川泰弘東大教授は「全頭検査は科学的というより政治的に決まった。検査の効果や限界を検証し、長期的対応を考える時期に来ている」という。全頭検査の見えない弊害は、それだけで満足し、他の対策が不十分になることだと小澤さんは指摘する。例えば、ピッシングという措置は脳組織が肉を汚染する危険があるため米国やOIEは禁止しているが、日本ではまだ続いている。全頭検査をしているからといって、日本が最も安全な対策をとっているとは必ずしも言えない。

朝日新聞　二〇〇四・一・二六

この記事は朝日新聞では最初の全頭検査批判だったが、これを書いた内山幸男氏に当時の事情について質問した。

❖内山幸男氏〔元朝日新聞編集委員〕

プリオン病は、二五三個のアミノ酸からなるタンパク質のうち、たった一個のアミノ酸の違いによって、致死性家族性不眠症になったり家族性クロイツフェルト・ヤコブ病になったりする奇妙な病気ということで、英国でのBSE騒動の当初から関心があった。

二〇〇一年、日本でBSE牛が見つかったときは、真っ先に国際獣疫事務局（OIE）におられた小澤義博先生のところに駆けつけた。先生は私の家のごく近くにお住まいで、自宅に上がり込んでじっくりお話が聴けた。先生が強調したのは、「安全対策の基本は特定部位の除去。消費者として身を守りたいなら、（ステーキなど）肉の形をしたものを食べなさい」ということだった。

なぜ、検査ファーストではないのか。その理由は、東京で開かれた国際シンポジウムではっきり分かった。ＢＳＥプリオンを摂取するとまず腸に定着、その後、脳の神経系に広がって増殖する。通常、腸では検査の検出限界以下の濃度にしかならない。脳でも、検出できる濃度に達するには感染後通常三〇カ月以上かかる。だから、三〇カ月以上の牛の脳を検査するし、神経細胞の多い脳や回腸遠位部は、特定部位として除去するのである――ざっと、こんな内容だった。

エーっ、それなら若い牛の検査など意味がないではないか？　会場で複数の日本の専門家に確認すると、異口同音に「その通り」という返事が返ってきた。二〇〇四年一月、「全頭検査を再考せよ」という記事を書いたのは、このすぐ後だった。

日本は、全頭検査という「刑法でいう不能犯」のような対策を進める一方で、と畜場では、ＯＩＥが当初から禁止しているピッシング作業を続けていた。私は大学生だった一九六〇年代、実験用血液を得るためと畜場に通い、ピッシングを何回も見た。これは、眉間を打たれて気絶した牛が、脊髄反射で四肢を動かすと、作業者が怪我をする恐れがあるため、長い針金のような道具を差し込んで、脳経由で脊髄を破壊する処置。ＢＳＥ牛にこの処置をすると、破壊された脳及び脊髄組織が血液循環を介して枝肉が病原体で汚染される危険があるとされていた。日本は早急に禁止すべきだったのに、二〇〇九年四月まで、完全にはなくならなかった。それまでは日本からも高級和牛肉が米国に輸出されていたが、米国はピッシングなどを理由に、日本からの牛肉輸入を禁止した。

国際基準からずれていたことは他にもある。二〇〇三年末、米国でBSE牛が見つかり、日本は米国からの牛肉輸入を禁止した。その後、米国からの輸入は、二〇〇五年末、二〇カ月齢以下という条件付きで再開されたが、この貿易再開交渉の中で、OIEが「貿易すべきではない」と規定していた腸も輸出してくれるよう、米国にお願いしたのだ。腸や舌、心臓などの内臓肉を食べる国民は、世界でも珍しいのだそうだ。しかし、日本人はそれらが大好きで、「焼肉業界はそれで経営が成り立っている」(全国焼肉協会)という状態だったので、輸入を希望する声があったのは事実だが、お題目の「安全安心」のためには、輸入をお願いするのは奇妙な話だと、私は思った。

とにかく、OIEが禁じているピッシングを続け、「貿易すべきではない」とされていた腸の輸出をお願いする一方、「安全のため、ぜひ全頭検査を」などと米国に頼みこむ非科学的な日本の姿勢が、米国の専門家からバカにされたであろうことは想像に難くない。

続いて一月二九日には毎日新聞も全頭検査を次のように批判した。

「全頭検査さえすれば安心?」小島正美記者

(要旨)BSE問題にくわしい小澤義博さん(元国際獣疫事務局特別顧問)は「全頭検査をしても、感染牛の全てを見つけだすことは難しい。日本では全頭検査で感染牛が必ず発見できると思い込んでいる人がほとんどだが、それは錯覚だ。あくまで推定だが、感染牛の半分程度は全頭検査をしても見つけられない」と全頭検査の限界を指摘する。検査はあくまで感染牛の分布などを知る監視(サーベイランス)として行っているので、安全対策ではない。この監視体制について、BSEの研究で知られる山内一也・東京大学名誉教授は「米国では検査頭数が少ないため、カナダからきた牛以外に本当に感染牛がいないのかどうかよく分からない。安全性のためには特定部位の除去が一番大事だが、同時にもっと監視体制を強めるべきだ」と三〇カ月以上の牛は全て検査すべきだとの考えを示す。

毎日新聞　二〇〇四・一・二九

小島正美氏は全頭検査開始一年後の二〇〇二年一〇月に全国紙では初めて全頭検査批判記事を書き、今回は二回目の批判だった。その一方で、小島正美氏と同じ日の同じ毎日新聞に以下のような全頭検査擁護の記事も掲載された。

「発信箱・非科学的と言われても」中村秀明記者

（要旨）米国でのＢＳＥ発生で、日本が求めた全頭検査をベネマン米農務長官は「非科学的」とはねつけた。米国の本音は、科学的かどうかより、経済的に見合うかどうかにある。だが、「食」の問題を効率優先で論じるのは、味気ないし危なっかしい。安心を選べる権利がある消費者としては、生産者に「非科学的」と言われようと、ひるんではいけない。

毎日新聞　二〇〇四・一・二九

当時の状況は、これが多くの人の考え方を代表していたのだろう。二月二七日には国会で全頭検査に関する質疑があった。

城島光力委員…BSEの世界的な権威のキーム博士も、全頭検査は科学的な見地からいうと意味がないとおっしゃっている。すなわち、検査はその国においてBSEがどれぐらい汚染をされているかということを知るためのサーベイランスの手段である。安全を確保するのは特定危険部位を除去することに尽きる。もう一点は、検査というと、わずかな量の感染している牛でもひっかかると思っているけれども、そうじゃない。ある年齢以下は、BSEに感染していても陽性にならない。「安全医学」の第一巻第一号で、日本学術会議会員で東大名誉教授の唐木先生が、全く同じ趣旨の論文を出されております。

坂口国務大臣…初めは二年半以上でいいという意見が強かったが、国民の安心を考えたときに、とにかく全頭からスタートしてはどうかということではなかったかと記憶をいたしております。未来永劫いまの形が一番いいのかということになれば、やはり科学的知見に基づいてやるのがいいんだろうと思っております。国民の心理的なものもございますし、純科学的に言うならば問題もあるわけで、それらが明確になるときを待ちながら、考えていくべきものではないか。

城島委員…この問題の本質は、安全と安心との間に大きな乖離がある。この乖離を埋めるのはリスクコミュニケーション以外にない。

坂口国務大臣…ご指摘のとおりだと思います。本当の安全とは何なのか、何が安心かについての議論もやっていかなきゃならない。

衆議院厚生労働委員会議事録（要旨）二〇〇四・二・二七

この質疑について、城島光力氏は「事前通告をしたうえで質問したにもかかわらず、厚労大臣が全頭検査には見逃しがあるという科学的事実を明確にしなかったため、この重要な事実が国民に伝えられることがなかった。事務方が大臣に質問内容を伝えなかったのか、大臣の政治判断で答えなかったのか分からないが、いずれにしろ極めて残念だった」と話している。坂口厚労大臣は全頭検査に見逃しがあることを十分に知っていたはずだが、国民もメディアも全頭検査神話を信じていたこの時点で全頭検査無用論を明言する政治的判断ができなかったことも理解できる。

クリークストーン

輸入再開問題について政府が描いていた解決法が輸入牛肉の一部だけを検査することだった。朝日新聞は次のように報道している。

「米産牛解禁糸口見えず『全頭検査』重い看板」

（要旨）日本が「安全・安心の根拠」とする全頭検査だが、国際的に「科学的根拠がある」と認められているわけではない。日本の全頭検査自体、国内でのＢＳＥ発生後に始まった「臨時、緊急の措置」（農水省）。検査対象は縮小する方向だった。日本が米国への要望で「日本と同等の効果を持つ対策」と回りくどい言い方をするのも、全頭検査の実施は難しいとみているからだ。打開策として厚生労働、農林水産両省は①全頭検査を見直す、②それまでは民間負担で米国の対日輸出分の全頭検査をする、という道筋を描く。しかし、対日輸出分の全頭検査には「韓国などからも同じ要請が来る」と米国側関係者は警戒。米政府が認めるのかは疑問が残る。

朝日新聞　二〇〇四・二・一一

「民間負担で米国の対日輸出分の全頭検査をする」ことを期待されたのがクリークストーン社だった。クリークストーン社はカンサス州の食肉加工業者だが、日本側が輸入再開の条件として全頭検査を主張しているという情報が入ると、ただちに日本向けの牛肉について全頭検査を実施する準備に入り、そのニュースはすぐに日本側に伝わった。一月五日に日本食肉輸出入協会の担当者が農水省食肉鶏卵課と意見交換会を行った際にクリークストーン社の動向を伝えたところ、農水省側は、米国に対し全頭検査の実施は要求しないが、米国の食肉加工業者が自主的に全頭検査を行うという提案があれば検討すると回答している。翌日、同協会は厚労省監視安全課とも意見交換を行い、厚労省も米国からの提案が必要であること、その場合、日本の検査と同等レベルのものを期待したいとの見解を示した。

クリークストーン社の発表では、二月一九日に自主的な全頭検査を行う準備を整え、検査済みの牛肉を日本向けに輸出する承認を米国農務省（ＵＳＤＡ）に正式に求めた。この動きを知った農水省は、クリークストーン社による自主的全頭検査を輸入再開のきっかけにしたいと考えた。小泉首相が国会で米国に全頭検査を要求することを確約したため、部分的でもいいから米国政府に全頭検査を認めさせて、その後全面解禁にもって行くというシナリオを描いた。ただしこの案は、米国農務省がクリークストーン社による検査を承認することが前提である。そこで二月中旬に日本側はこの案をペン農務次官に提示し、ペン農務次官は食肉業界の意向を確認すると返事をした。

農水省はこの交渉が進展することを強く期待していたが、米国農務省は最初からこの話に乗るつもりはなく、また大手食肉関連企業も全頭検査には反対だった。反対の理由は、一度検査を始めると世論がそちらに傾き、米国の食用牛を全て検査することになり、関連企業は膨大な検査費用を負担しなくてはならなくなるという懸念だった。これについては四月一六日のワシントンポスト紙が「企業による狂牛病検査の禁止、米国農務省は他の企業の肉が危険と思われることを懸念」と題する記事で、全米肉牛生産者・牛肉協会（ＮＣＢＡ）会長が「クリークストーン社の検査実施を認めると、これが国内および国際基準になってしまう」として反対していることを報道している。そして、二月二七日には日経新聞が、クリークストーン社の全頭検査を米国農務省が拒否したことを報道した。しかし、日本側が本気でクリークストーン社の提案に乗る意向であることを知ると、危機感を抱いた米国大手食肉関連企業の代表が急遽来日し、政府関係者と話し合った。クリークストーン社社長もまた来日して関係者と話し合い、日本フードサービス協会にも支援を求める書簡を送っている。

当時の農水省の考え方は、二〇〇四年三月一八日の記者会見での石原葵農林水産事務次官の言葉に表れている。クリークストーン社の検査を米国政府が認証すれば輸入解禁はあり得るかという記者の問いに対して次官は次のように答えている。

❖石原農林水産事務次官

我々はそういうものが提案されれば真剣に検討したいと思っています。米国政府がきちっと関与されていれば食の安全・安心を満たすのではないかと思われますので、そこは真剣に考えなくてはならない。

記者会見（要旨）二〇〇四・三・一八

ペン農務次官を介して米国農務省に行った要望の答えが三月二九日付のベネマン農務長官の書簡として三月

三〇日に日本政府に到着した。その内容は検査を含むBSE対策について国際獣疫事務局（OIE）にパネルを設置して協議し、四月末までに結論を出すという提案であり、日本側の提案であるクリークストーン社の全頭検査を拒否するものだった。三月三一日、石原農水事務次官の定例記者会見において同書簡の存在の有無とこれに対する見解を質問された。次官は書簡の存在を認め、「米国の提案を拒否する」と発言した。この石原発言に対し、正式に米国に回答を行う前にメディアに発表したことにベネマン長官は不快感を示して同書簡を米国農務省ホームページに掲載するとともに、ベネマン長官およびゼーリック通商代表の声明を四月一日に発表し、再度日本側の全頭検査実施要求を批判した。さらに、四月一日に通商代表部は日本に輸出する目的でのクリークストーン社の全頭検査は認めない方針を表明した。全頭検査はあくまでも市場の要求であり、通商問題であるという米国の考え方から通商代表部の声明になったと思われる。

同じ四月一日に大手食肉関連企業タイソン社のアンドリーゼン副社長が農水省の担当者を訪問した際、農水省担当者はクリークストーン社の自主的検査を拒絶したのは大手食肉関連企業の意向であるとして、ペン農務次官の交渉力の不足と米国側の協調性の無さは非常に残念という感想を述べたという。

ベネマン長官への回答について四月二日の閣議で亀井善之農水大臣と川口順子外務大臣の意見が対立した。農水省は従来通り全頭検査の実施を要求するという主張であり、外務省はベネマン長官の提案を受ける方向での回答を検討していた。結局、四月二日夜、亀井農水大臣は記者会見においてベネマン長官の提案を拒否する回答を公表した。この出来事について、日本経済新聞は次のような解説記事を掲載した。

「底流・米BSE落としどころを見失う　問題こじらせた暴露発言」

（要旨）米側から国際獣疫事務局（OIE）による裁定の提示があった。国際機関の裁定で基準を緩めるよう求められれば日本は渡りに船で全頭検査の矛を収められる。ところが石原葵事務次官が記者会見で極秘の書簡の存在を公表し、おまけに拒否の意向まで示して米側の怒りを買った。輸入再開を嫌う国内農家への配慮もあり、亀井善之農水大臣は米側との調整に動き始めた川口順子外務大臣に「勝手に動くな」とクギを刺したが、これも石原次官の発言も、外務省との主導権争いともとれる。

日本経済新聞　二〇〇四・四・三

この件について石原葵氏は次のように話している。

❖石原　葵氏〔元農林水産事務次官〕

日本経済新聞の記者が、私が「口を滑らせ」たと書いたが、その記事の中で「うっかりなのか、外務省との主導権争いによる意図的なものか、政府内の意見も分かれる」とも書いており、必ずしも口を滑らせたと断定しているわけではない。また記事の前半では農水省が全頭検査を止めたい意向のように書いておきながら、後半では農水省が現状維持を望んでいるような書き方をしており、先に書いてあることと後ろが違う。この記事を書いた記者にこれらの点を指摘したら、それから私のところに近寄らなくなった。そもそもこの件は亀井農水大臣に「ベネマン長官から大臣宛に手紙が来ていることについて記者から質問されたらどう致しましょう」とお聞きしたところ、「君の方から話せばよい」と言われたので記者会見で話した経緯がある。それだけのことだ。

農水省と外務省の対立についてあるメディア関係者は以下のように述べている。『農水省が米国産牛肉の早期部分解禁を実現するため、米側事業者であるクリークストーン社に自主的な全頭検査をさせる枠組みを描き、それで決着目前まで行ったのに、外務省の横やりで潰れたことが記憶に残っている。この交渉の複雑さを思い知ったという気分だった。四月二日の閣議の直前、いつもおとなしい亀井善之農相が川口順子外相を怒鳴りつけたのが印象的だった。』

こうして、農水省側が描いたクリークストーン社の全頭検査をきっかけにして輸入再開を図る案も、外務省側が描いたベネマン提案に乗って国際獣疫事務局（ＯＩＥ）に裁定を求めることで全頭検査を見直して輸入再開を図る案もともに消えた。

この件については事業者の考え方も二つに分かれていた。日本食料新聞は次のように伝えている。

「ＪＦ、日本政府に対応の訂正を求める　米国提案を受け入れるべき」

（要旨）日本フードサービス協会（ＪＦ）の横川竟会長は米国の提案を妥当として、日本政府に訂正を求めていく考えを示した。また日本政府は全頭検査を主張しているが、多くの専門家が安全確保のために特定危険部位の除去を優先すべきと明言しているとして、日本政府がそれを国民に説明しないことに疑問を呈した。

日本食料新聞ＢＳＥ緊急ニュース　二〇〇四・四・四

「日本は主張を維持すべき　日本スーパーマーケット協会」

（要旨）日本スーパーマーケット協会は六日、政府に国内と同一基準（全頭検査）で米国に対応することを強く要求し、米国を「自国の都合を優先」「日本の消費者が抱く不安を一切無視した対応」と糾弾した。

それに対し、日本政府の対応は「安全・安心の確保に努めていることを評価に値する」としている。

日本食料新聞ＢＳＥ緊急ニュース　二〇〇四・四・六

四月八日にはクリークストーン社役員がペン農務次官と会談し、次官はクリークストーン社が出荷しているような若い牛を試験してもＢＳＥは発見できないから無駄であると主張した。これに対してクリークストーン社は、検査は日本政府と日本国民が望んでいることであり、これに応えるのは当然と反論した。四月一〇日、朝日新聞は「米国農務省は自主的全頭検査を改めて認めないと発表。日本側は自主検査を輸入再開の糸口にしたい期待感があった」と報道した。同じ四月一〇日、毎日新聞は「ＢＳＥ　米国産牛、民間の全頭検査拒否　農務省が決定」と題して、石原葵農水事務次官は「民間による全頭検査の話は、食の安全を願う日本の消費者の希望に沿った解決策だと期待していただけに、残念だ」と述べ、輸入再開交渉が長期化するとの見通しを改めて示したと報道した。四月一五日に日本経済新聞は、クリークストーン社が検査試料を日本に送り、日本側で全頭検査を行う形を農務省に提案したことを報道したが、これは実現には至らなかった。

米国でのＢＳＥ発見から一カ月余りの間の事業者の動きについて、安部修仁氏は次のように話している。

❖安部修仁氏〔吉野家ホールディングス会長〕

一月二三日開催の第一回日米交渉は米国側がペン農務次官、日本側が関係三省の間で開催されたが、双方の主張は終始対立し合意は得られなかった。会議後、ペン次官は会見を行い、そこでの「米国は安全対策をより強化するので牛肉のリスクは極めて低く、自動車事故のリスクよりずっと小さい。早期輸入再開を求める」という強圧的とも取れる発言が日本のメディアの感情を逆なでし、国民の反感を買う結果となった。この言葉が初動の反米感情を醸成したとも言える。加えて、日本は全頭検査で獲得した「安心感」を柱とする感情論で動いていたのに対して、欧米の世界標準は当然ながらｖＣＪＤ感染防止の科学的対策すなわち「安全性」対策を重視するという根本的なズレがあり、これが二年半に及ぶ貿易途絶につながってしまった。

この間、我々は日本フードサービス協会（ＪＦ）の立場で早期輸入再開活動を展開していくこととなった。当初、米国側には輸入再開の見通しについて楽観論があったが、これを憂慮した米国大使館農務公使と我々は一月三〇日にランチミーティングを持ち、米国民間有力団体に日本の温度感を伝えて輸入再開の糸口を作って欲しいというインフォーマルな要請を農務公使から受けた。そこで二月二日にＪＦ関係者四名が渡米し、農務省、全米食肉協会（ＡＭＩ）、全米肉牛生産者・牛肉協会（ＮＣＢＡ）、大手食肉加工業五社を順次訪問し、妥結点に関するスリ合わせ等の善後策を検討し、骨を含む特定部位を完全に除去した三〇カ月以下の牛の輸入という日本向けのオリジナルへの対応ができないかについて話し合った。その際にダメ元で全頭検査への理解と対応を打診したが、異口同音に「それだけは絶対にあり得ない。それが条件だったら日本のマーケットは捨てる。思想問題である。」という当然の答えが返ってきた。

二月六日に開催される「食品産業振興議員連盟」に出席するため短い米国訪問を終えて帰国し、農水省消費・安全局に帰国の報告を行ったが、局長はその時点でもなぜか米国が全頭検査に応じるのではないかとの見通しを強く持っていた。私が「アメリカの大手パッカーは総意として、絶対に全頭検査などという無益でムダな対策はしません！思想的問題です」と話すと、小声で「思想ですか・・」と呟いたのが印象的だった。

二月六日には自民党食品産業振興議員連盟（会長は島村宜伸元農水大臣）が開催され、食品産業センター、日本チェーンストア協会、日本フードサービス協会、日本給食サービス協会と意見交換を行い、米国から帰国したばかりの安部修仁氏もこの会合に参加した。その様子について伊藤哲朗氏は次のように話している。

❖伊藤哲朗氏〔日本食糧新聞行政取材局長〕

食品産業振興議員連盟の会合で、吉野家の安部修仁社長は「輸入牛肉の安全については国際的な基準に則り行政が取り扱い、安心については全頭検査ではなく民間の努力に任すべき」などの持論を展開。これに対し、武部勤元農水大臣が「農水大臣当時、早急に牛肉の消費を元に戻すために消費者、業界、野党などの意見を入れて全頭検査を導入した。時間の経過とともに意見が変わるのか」と厳しく批判。いまだに学校給食の一部で牛肉がメニューに戻っていない点なども論拠に安部社長の主張を一蹴した。中川坦農水省消費・安全局長も国際的な基準も変わっていると指摘、武部元大臣の意見を補強した。安部社長も「全頭検査について否定しているわけではない」と答え、米国は飼養頭数が多く、検査が困難であるため、輸入再開に向けた他の方法の検討を求めた。議員からは「日本向けの製品だけは米国民間企業による検査を認めるべき」などの意見が出た。武部元大臣は怒鳴りまくっていて、安部社長の意見をあまり理解していなかったようだ。ただ、法的にみて、安全性について一つの国でダブルスタンダードになるため、安部社長の提案を政府としては認めにくい状況だった。

こうして、米国側の予想に反して、日本国内に米国産牛肉の在庫がなくなった時点でも輸入再開の動きは起こらず、また日本側が期待した米国での部分的検査も実現しなかった。四月に入ってようやく米国側は黙って待つだけでは何も起こらないことを悟り、日本側もこのままでは問題は解決しないことを悟って、真剣に輸入再開の動きを始めた。

輸入再開交渉

二〇〇四年二月二〇日、米国のBSE問題の国際評価委員会委員長を務めたウルリッヒ・キーム・スイス前連邦獣医局長は、食品安全委員会プリオン専門調査会との意見交換後の記者会見で、「二一カ月以上の牛の全頭検査が一つの妥協点になる」と発言した。実は筆者は日本でBSEが見つかった後にスイスを訪問し、キーム博士からBSE対策について教えていただいたことがあり、彼が来日したときには夕食をとりながら日本の状況について話し合った。日本では多くの国民が全頭検査神話を信じていること、その一つの根拠が二頭の若牛をBSEと判定したことにあることなどを説明した。キーム博士はそのような状況では検査月齢を一気に国際基準の三〇カ月以上に変更することは困難であり、国際的にも科学的にもほとんど根拠はないものの、国民感情からいえば二一カ月以上の検査が一つの妥協点ではないかという感想を話した。その内容を記者会見で披露したのだ。

キーム博士の発言は各紙で報道され、二三日には農水省の石原葵事務次官がこの発言に対して、全頭検査を堅持する姿勢を強調した。結局はキーム博士の発言の方向で問題は決着するのだが、このときには多くの関係者が「解決の方法はそれしかないだろう」と思いながらも、積極的にその方向で動くことは難しい状況だった。

三月三日に食品安全委員会が招聘したピーター・スミス英国BSE諮問委員会委員長が英国で行われている三〇カ月齢以上の牛の食用禁止（OTMルール）を三〇カ月以上の検査に変更することを検討していることを

紹介した。そしてプリオン専門調査会の吉川泰弘座長に「日本でも全頭検査を変更することを検討しているのか」と質問したが、吉川座長は回答を避けた。

三月に入ると、日米双方が輸入再開問題の解決を目指して本格的に動き出した。最初に米国側の動きがあった。

「米産牛　輸入再開に何が必要」
（要旨）米国通商代表部（ＵＳＴＲ）のジョンソン首席農業交渉官は日本を世界貿易機関（ＷＴＯ）に提訴することを含めて検討していることを明らかにした。日本政府は「米国産牛肉の輸入停止は食品の安全・安心の問題」（石原葵農水事務次官）だとして、ＷＴＯでの解決にはなじまないとしている。

読売新聞　二〇〇四・三・一七

「ＷＴＯで協議すべき問題ではない　亀井農相」
（要旨）亀井善之農水大臣は定例会見で、米国がＷＴＯに提訴する可能性についてふれ、報道などで知っているだけと断りながらも、「貿易問題ではなく、消費者の安全、安心問題」と一蹴した。石原葵事務次官も前日に同様の発言をしている。農水省は民間レベルでの全頭検査も理解できるとしているが、米国政府の承認などが必要とみている。

日本食料新聞ＢＳＥ緊急ニュース　二〇〇四・三・一九

結局、米国側はＷＴＯへの提訴はしなかった。その理由は、ＷＴＯに提訴しても決着までには一年以上かかるが、牛肉輸入再開交渉の決着にはそれほど長い時間はかからないだろうという楽観的な見通しだった。しかし、実際には決着までに二年を要したことを考えると、WTO提訴の方が早かったかもしれない。

三月二二日の日経新聞は米国クリークストーン社が日本向けの牛肉の自主検査を提案し、農水省石原事務次官がこれを歓迎する発言をしたことを報道し、四月一〇日の毎日新聞は米国農務省がこの案を拒否したことを報道した。米国に全頭検査を求める案は実現が不可能になったこの時点で政府は全頭検査の見直しを決断した。とはいえ、そのことを直ちに公表はできないので、その準備を始めたのだ。それは食品安全委員会で全頭検査見直しの議論を始めること、そして食品安全委員会、農水省、厚労省などが協力してリスクコミュニケーションを行うことなどだった。ここに来てやっと「全頭検査には見逃しがあるので安全対策にはならない」という科学的事実の広報が始まった。

まず四月一四日に日本学術会議がBSEに関する公開討論会を開催し、筆者が司会を務めた。これについて共同通信は以下のように報道している。


「全頭検査の効果に疑問　半数はすり抜けと専門家」

（要旨）米国産牛の輸入が停止している問題で、日本学術会議は、牛肉の安全確保策を探る公開討論会を開催。米国に牛の全頭検査を求めている国の姿勢に、専門家から疑問の声が出た。国際獣疫事務局（OIE）の小澤義博名誉顧問は、現在使われている検査キットは感度が十分でないため、陽性と判定されるのは病原体の蓄積が進んだものに限られることを紹介。「感染牛のうちで陽性と出るのは半分以下。こんな検査に頼ってばかりでよいのかよく考えてほしい」と強調した。その上で「脳や脊髄などの特定危険部位を除いていれば、感染していても安全」と述べた。唐木英明東大名誉教授は「食品には一〇〇パーセント安全なものはなく、リスクをゼロにするには全面禁止にするしかない」と指摘。ＢＳＥに関する最新の知見をもとに、国内外の対策を見直すよう訴えた。日本消費者連盟の山浦康明副代表は、ＢＳＥには未解明の問題があるとして、全頭検査を続けていくことを求めた。

共同通信　二〇〇四・四・一四

翌四月一五日には食品安全委員会において小澤義博国際獣疫事務局（ＯＩＥ）名誉顧問が検査の見逃しについて講演し、その後、食品安全委員会は日本のＢＳＥ問題に関する審議を開始した。これについて日本経済新聞は次のように報道している。

「ＢＳＥ全頭検査見直し作業着手　あすから、食品安全委」
（要旨）食品安全委は国際獣疫事務局（ＯＩＥ）の小澤義博名誉顧問からＢＳＥ検査を巡る海外事情を聴くための会合を開くと発表した。小澤氏は全頭検査に否定的な意見を述べるとみられる。ＢＳＥ発生に伴う米国産牛肉輸入禁止問題では全頭検査の是非が焦点。

日本経済新聞　二〇〇四・四・一四

「全頭検査見直し着手決定　食品安全委員会二〇カ月以上が軸　米国産牛肉輸入　早期再開には課題」
（要旨）食品安全委員会は「全頭検査」の見直しに着手することを正式に決めた。検査基準を緩和し、対象を「生後二〇カ月以上の牛」に限るなどの案を軸に検討する。ＢＳＥ発生で輸入禁止が続く米国産牛肉の輸入解禁にメドがつく可能性もある。

日本経済新聞　二〇〇四・四・一六

これらの報道に対して食品安全委員会が反論した。

「食品安全委員会『全頭検査見直し報道』を否定」

（要旨）食品安全委員会は一六日、「同委員会が全頭検査の見直しに着手する」などの一部の報道を否定した。同委員会は一五日の会合でBSE対策の検証を始めることを決めたが、全頭検査だけと特定していない。法律的にみると、全頭検査の変更はリスク管理部門である厚労省の案件であり、リスク評価を行う食品安全委員会が独自に決定はできない。

日本食料新聞BSE緊急ニュース　二〇〇四・四・一六

食品安全委員会は全頭検査がどのような役割を果たしたのかを含めて日本のBSE対策の検証作業を開始し、その結論は九月に報告されるのだが、それまでの間、並行して日米交渉が続けられた。

四月二四日に開催された第三回「BSEに関する日米局長級会合」において、輸入再開の条件について夏までに結論を出す努力をすること、検査方法などの安全対策について両国の専門家と実務者の作業部会を設置することで合意した。しかし、米側の提案である国際獣疫事務局（OIE）が関与する委員会の設置は認めなかった。

五月に入り日米専門家による作業部会が開催され多くの議論が行われたが、その中心は検査の目的だった。日本側は、検査の目的は感染牛が食用になる可能性を排除して、食肉の安全を確保するスクリーニング（選別）であると主張した。米国側は、BSE検査の目的としてOIEが認識しているのはサーベイランス（調査）であり、米国にＢＳＥが存在しているかどうかを調べること、もし存在しているのであればどの程度の感染牛がいるのかを推定すること、そしてＢＳＥ予防と管理措置がどの程度の効果があるのかを監視することであると主張した。日本は、検査が若齢牛のＢＳＥを見逃す可能性があることから、全ての牛から特定部位を除去することで見逃しを補うダブル・チェックを実施していると述べた。これに対して米国側は特定部位の除去がＢＳＥの危険から消費者を保護するための最善の方法であると主張した。結局、六月の会合で両国の専門家は、現在の検査方法は若齢牛のＢＳＥを見逃す可能性があることで見解が一致した。

検査は若牛のＢＳＥを見逃すことを日本側が認めた時点で、輸入再開の重要な条件が決まった。それは日本側が若い食用牛の検査は不要と判断し、その月齢以下の米国産牛肉は検査なしで輸入できるというものだった。それでは「若齢牛」とは生後何カ月の牛なのか。ＥＵ基準では三〇カ月齢以下の牛を検査してもＢＳＥを見逃すのだが、日本では二〇〇三年に二一カ月と二三カ月という若牛をＢＳＥと判定していた。そこで、次の議論はこの二頭の若齢ＢＳＥ感染牛の問題に移った。米国側はこれらの二例がＢＳＥ感染牛と判定されたことに疑問を呈し、日本側は、これらの事例はＢＳＥと判断すべきと主張した。若牛二頭をＢＳＥと判断すれば、二一カ月以上の食用牛の検査が必要になり、もしこの二頭がＢＳＥ感染牛ではないことになれば、検査はＥＵと同様の三一カ月以上でいいことになる。この議論は決着がつかず、この二頭については感染実験の結果を待つこととなり、日本側の主張が通った。

こうして二〇カ月以下の米国産牛肉を検査なしで輸入する道筋ができたのだが、障害が二つあった。一つは、米国の牛には戸籍がないため正確な生年月日が分からず、二〇カ月以下であることの証明ができないこと、二番目は全頭検査を見直すことをどのようにして国民に説明するのかだ。月齢の問題については肉質で月齢を推定する方法を検討することになったのだが、これについては後で述べることにする。国民への説明は食品安全委員会での議論を公開することと、リスクコミュニケーションを行うことで進められた。

作業部会は「日米両国は、国内における議論をそれぞれ進め、夏を目途に、米国産及び日本産牛肉の輸入再開に関し、最終的な結論を得るために努力する」ことを決めたのだが、その検討内容が明らかになると早速議論が起こり、国会で次のような質疑が行われた。

小斉平敏文君…先日、日米の専門家による作業部会が設けられて、国内のBSE対策についても食品安全委員会が検証を始めておると聞き及んでおります。そこでは全頭検査の妥当性が議論をされておるわけでありますけれども、アメリカや一部団体からの圧力を受けて、米国産牛肉を早期に輸入再開するための全頭検査をやめる口実探しの議論ではないかという声も聞こえてくる。輸入再開の時期が七月の参議院選挙の後から次のアメリカの大統領選挙の間に決着するのではないかと、畜産農家が言うんですよ。

国務大臣（亀井善之君）…日本向けに輸出される牛肉につきましても国産牛肉と同等の措置を講ずるということが基本であるわけでありまして、このことをアメリカにも再三丁寧に説明もしておるところでもございます。消費者の納得の得られることが必要と考えております。

参議院農林水産委員会議事録（要旨）二〇〇四・五・二五

この時点でもほとんどの人が全頭検査神話を信じ、食品安全委員会での全頭検査見直しの議論が「米国産牛肉を早期に輸入再開するための全頭検査をやめる口実探し」と言われていた。その原因の一つがメディアの論調で、例えば次のような記事があった。

「一〇〇グラム、一・二円　瀬川至朗」
（要旨）全頭検査でＢＳＥ感染牛が九頭見つかった。そのために国が投じた費用は約九九億円に上る。ＢＳＥ感染牛一頭の発見に一一億円かかった勘定になるわけだ。「費用がかかりすぎる」というのが、全頭検査を見直せという根拠の一つである。しかし本当に割に合わないのか。和牛の平均体重は六八五キロ。そこから内臓や骨などを取り除いた食肉部分は三〇六キロになる。一頭の検査費用は三五五二円なので、牛肉一〇〇グラム当たりでは約一・二円となる。私は「安全・安心料」としてはかなり安いと思う。検査の「すり抜け」が出るようなら、より感度の高い検査方法を導入してほしい。その検査法がもっと高価だとしても、まだ負担できる余裕がある。

毎日新聞　二〇〇四・六・一三

残念ながら、ＢＳＥを見逃すことがない「より感度の高い検査方法」は、現在に至るまで開発されていない。それは牛肉の安全は特定部位の除去で守られるからであり、検査は対策にならないためである。

六月一八日、亀井善之農水大臣は閣議後の記者会見で、「政府内部で若齢牛から輸入を再開する検討を開始した」とする報道を否定した。もちろん、そのような検討が行われていたと考えるのが普通だが、この時点では公表はできなかったのだろう。

七月五日、石原葵農水事務次官は定例会見で、六月三〇日まで米国で開かれていた日米実務者・専門家会合について行われた「全頭検査で歩み寄り」「若齢牛で輸入再開」などの報道を否定した。関係者の話ではこの会合で米国側の専門家は日本の全頭検査が非科学的であるとして厳しく追及したという。

七月一六日、食品安全委員会プリオン専門調査会は報告書「日本におけるＢＳＥ対策について」の「たたき台」について検討したが、委員から修正意見が出て結論に至らなかった。記者会見で吉川泰弘座長は「意見書がまとまる時期は明言できない」と発言した。

同じ日、坂口力厚労大臣は記者会見で全頭検査について「科学的な問題と国民の気持ちと両方ある。消費者がここまでなら安心と思うデータを示せるか、よく検討してやっていきたい」として、見直しの方針を述べた。

八月四日、自民党の動植物検疫および消費安全に関する小委員会は「食品安全委員会の検証と日米協議は分けて考えるべき」「食品安全委員会は日米協議にあわせるのではなく、時間をかけて科学的に議論すべき」と要望した。政府は食品安全委員会の検証と並行して日米協議に臨む考えだったが、方針の若干の変更を余儀なくされ、輸入再開は混沌としてきた。（日本食料新聞ＢＳＥ緊急ニュース　二〇〇四・八・五　要旨）

八月一〇日、亀井善之農水大臣は定例会見で、八月中にも予定されている日米局長級協議にふれ、食品安全委員会の検証が進捗していないため「予想がたたない」と厳しい見方を示した。

八月一八日、農水省と厚労省は消費者や業界関係者など約三〇〇名とＢＳＥに関する対策について情報交換を行った。消費者団体などが「国内の特定部位の除去が完全ではない」などの理由で全頭検査の継続を強く求める一方で、業界の関係者などが「税金の無駄遣いになる」として一部のみの検査に変更すべきと主張、会場の意見はほぼ二分された。

九月六日、プリオン専門調査会は報告案「日本におけるＢＳＥ対策について」について検討した。報告案には二〇カ月齢以下の感染牛を現在の検出感度の検査法によって発見することは困難が明記されていたが、委員から数字が一人歩きするという意見や事実の記述のみに終始すべきとの意見も出て、これは削除となった。

九月九日、食品安全委員会は「日本における牛海綿状脳症（ＢＳＥ）対策について（中間とりまとめ）」と題する報告を行った。その中で「二一カ月齢以上の牛については、現在の検査法によりＢＳＥプリオンの存在が確認される可能性がある」と記載した。逆に言えば、二〇カ月以下の検査は不要ということになる。また、日本でのｖＣＪＤ患者数を次のような方法で予測している。推定に当たり、①英国で食用になったと考えられるＢＳＥ感染牛は約一〇〇万頭、②英国のｖＣＪＤ患者推計数は最大で五〇〇〇人、③日本で食用になったと考えられるＢＳＥ感染牛は五～三五頭、④英国の人口は約五〇〇〇万人、日本の人口は一億二〇〇〇万人、⑤ＢＳＥ感染の感受性は英国人が四〇％、日本人が九〇％と、日本人の方が高いと仮定した。これらの数字から予測される日本でのｖＣＪＤ患者数は〇・一～〇・九人だった。

その後分かったことだが、英国でのｖＣＪＤ患者数は実際には当時の予測である五〇〇〇人の一〇分の一以下だった。従って日本でのｖＣＪＤ患者数は当時の予測よりはるかに小さい。さらに、二〇〇一年一〇月以後の牛肉は特定部位を除去しているので、ｖＣＪＤに感染するリスクはほぼゼロになっている。これまでに見つかっている日本人のｖＣＪＤ患者は一名であり、これは国内ではなく英国在住中に感染したものと考えられている。

英国での感染には機械回収肉を原料にした安価なソーセージやハンバーグが関与していると考えられている。食品安全委員会は日本で機械回収肉は使用していなかったと述べているが、外食関係者の話では日本でも一九八〇年代にヨーロッパから粉末の機械回収肉を輸入して外食産業で増量剤などに使用していたという。日本国内でｖＣＪＤ感染がなかったことは、幸いなことに輸入した機械回収肉の影響はなかったことになる。

食品安全委員会の「中間とりまとめ」について、審議を行ったプリオン専門調査会座長の吉川泰弘氏と委員の山本茂貴氏は次のように述べている。

❖吉川泰弘氏〔東京大学名誉教授〕

日本でＢＳＥはどのくらい広がっているのか、ＢＳＥ対策の効果はあるのか、ｖＣＪＤ患者が出るリスクはあるかなどの疑問に答えるため、これまでに得られた知見を整理した。結果として、二〇〇一年一〇月の規制後のリスクは無視できるレベルで、規制前に食用に回ったＢＳＥ感染牛は五～三五頭、ｖＣＪＤの発生する可能性は〇・一～〇・九人であると結論した。「中間とりまとめ」は次のような多くのメッセージを伝えている。①ＢＳＥに関しては科学的に不確実性が多く、現時点で全てが説明できるわけではないという科学の限界。②特定危険部位（ＳＲＭ）に異常プリオン蛋白の九九％以上が集中しているが、と畜場で常にＳＲＭ除去が完全に行われていると考えるのは現実的でないこと。ＳＲＭ以外に異常プリオン蛋白が蓄積する組織がないかどうかは、現時点で判断できない等、ＳＲＭ除去の限界があること。③と畜場でのＢＳＥ全頭検査についても検出限界以下の感染牛が存在しうること。全頭検査の結果から二一カ月齢以上の牛では現在の検査法で感染が検出される可能性はあるが、それ以下の若齢牛でのプリオンの蓄積量は非常に少なく、二〇カ月齢以下の牛では陽性牛が検出されなかったという検査の限界などである。

❖山本茂貴氏〔食品安全委員会委員〕

日本でＢＳＥが見つかった二〇〇一年当時は国立医薬品食品衛生研究所食品衛生管理部長だったが、厚生労働省が設置した薬事・食品衛生審議会食品衛生分科会・伝達性海綿状脳症対策部会委員に就任したことからＢＳＥ問題に関わるようになった。この部会の座長は後に食品安全委員会初代委員長に就任した寺田雅昭氏で、委員には東京大学名誉教授の山内一也氏、動物衛生研究所プリオン病研究センター長の品川森一氏など、その後のＢＳＥ対策に深く関わった人たちと一緒だった。二〇〇三年に食品安全委員会が発足し、プリオン専門調査会の専門委員に就任してＢＳＥのリスク評価に取り組んだ。私自身の専門は微生物のリスク評価で、その知識を生かして食品安全行政にリスク評価の手法を取り入れる手伝いをしていたが、ＢＳＥのリスク評価に際しては、国立医薬品食品衛生研究所で一緒だった春日文子氏や米国国立衛生研究所（ＮＩＨ）に出向中だった豊福肇氏と相談し、日本の牛の中にＢＳＥ感染牛がどの程度いるのか、対策の効果はどの程度か、その結果、ｖＣＪＤが発生する可能性があるのかなどの評価の方法論を考え、食品安全委員会に提案した。プリオン専門調査会の吉川泰弘座長がこれを全面的に取り入れてリスク評価を行い、その結果は二〇〇四年に「日本における牛海綿状脳症（ＢＳＥ）対策について（中間とりまとめ）」として公表した。ＢＳＥに関しては分からないことが多く、取りまとめにはたいへん苦労したが、自分自身は納得できる内容のものができたと考えている。

食品安全委員会が二〇カ月以下の牛の検査は意味がないことを明らかにしたことに対して、九月二〇日の毎日新聞オピニオン欄で「信用できないＢＳＥ中間報告」と題して、Ｊさん（八三歳）の「食品安全委員会の結論は信じられない。米国が検査抜きでの輸入再開を迫っている背景を考えれば日本政府が専門調査会にその意をくんだ報告書をまとめさせたのではと疑いたくなる」という意見を掲載している。メディアには同様のコメントがいくつも掲載された。この間の事情について梅津準士氏は次のように話している。

❖梅津準士氏〔元食品安全委員会事務局長〕

米国でのＢＳＥ発生当時は食品安全委員会事務局長だったが、まず、科学的、客観的事実をきちんと伝えることに全力を挙げた。英国から英国牛海綿状脳症諮問委員長のＰ・スミス博士を招いてＢＳＥの科学について説明していただき、国際獣疫事務局（ＯＩＥ）のキーム博士やハイム博士をお招きして米国の状況を説明していただいた。すでに、寺田委員長の発案で米国での発生以前から日本におけるＢＳＥの自主的な評価作業を進めていて、その作業や結論を土台にして米国のリスク評価を行うことが合理的と考えられたことから、いわば二段階評価となった。日本についての報告書の公表は、私が退任した後の二〇〇四年九月になされた。吉川泰弘プリオン調査会座長の努力で、英国でのBSE発生頭数とvCJD患者数の推定数を基に日本でのvCJD患者数の推計を行い、総人口に対し〇・一〜〇・九人という数値を公表した。私自身、リスクの定量的・確率論的な捉え方について、近藤喜代太郎先生、金子清俊先生、吉川泰弘先生、中西準子先生らに教えていただき、食品安全委員会の取組みの中でこれを定着させる努力をした。他方で、リスクの確率論的な捉え方に対する理解の少ない専門家も多く、「数字の遊び」とする声もあった。

食品安全委員会の報告書について伊藤哲朗氏は次のように話している。

❖伊藤哲朗氏〔日本食糧新聞社行政取材局長〕

二〇〇四年一月に開かれたBSEに関する日米会合の報告を受けた食品安全委員会の寺田雅昭委員長は、プリオン専門調査会での『基本的な勉強が必要』として、日本のBSEの状況について評価を開始した。食品安全委員会の役割は、厚労省や農水省から農薬や添加物の一日摂取許容量（ADI）を決めることなどのリスク評価依頼を受けて、これについて検討し、結論を報告することがメインだが、世界的に問題になっている微生物やウイルスなどについては行政からの評価依頼がなくても委員会自身の判断により「自ら評価」できる。ただ、このころは委員会の体制がまだ十分でなく、「自ら評価」は寺田委員長の発案によるものだった。専門調査会はスイスのウルリッヒ・キーム博士や国際獣疫事務局（OIE）の小澤義博氏と意見交換しつつ審議を進めたのだが、この「自ら評価」がなければ米国産牛肉のリスク評価にはさらに時間がかかっていただろう。

また寺田雅昭氏は食料新聞に対して次のように話している。

「寺田雅昭・食品安全委員会委員長に聞く」

（要旨）中間とりまとめは、今の日本の対策の現状をありのまま記載して総論的に評価していくとこうなりますといったものです。この中間とりまとめを出さずに放っておいたら、米国との問題は国際獣疫事務局（ＯＩＥ）など国際機関の専門家を含む協議になったと思います。このような検討ですと、我が国におけるＢＳＥ対策が分からず、米国におけるＢＳＥ対策の評価もはっきりせずに、消費者も業界も分からないところで話が進んでいく危険性がありました。愚直といわれても、まず日本で国内の対策をオープンに議論することが重要だったんです。外国の専門家などを交えた日米間の協議になりますと国民の知らないところで決まってしまい、また米国が日本をいじめるという妙な図式だけが喧伝されてしまいます。

日本食料新聞　二〇〇五・一・三一

食品安全委員会の答申で検査月齢の変更とそれに基づく米国産牛肉輸入再開の道筋が開けた。各紙は次のように報道している。

「牛肉の輸入再開問題大詰め『政治決断』迫った米」

朝日新聞　二〇〇四・一〇・四

「ＢＳＥ検査見直し八日にも決定　政府最終調整　二〇カ月以下除外」

日本経済新聞　二〇〇四・一〇・六

一〇月一四日、自民党の動植物検疫及び消費安全に関する小委員会は全頭検査を二一カ月以上の検査に変更する案を了承するとともに、都道府県が行う二一カ月齢未満の検査費用は三年間程度を限度にして現在と同様に国が負担することにした。

そして政府は検査月齢を二一カ月以上に変更する方針を決定し、一〇月一五日に食品安全委員会に検査月齢変更のリスク評価を諮問した。関係者の間では年内には答申を得て翌年の早い時期には輸入再開ができるのではないかという期待が膨らんだ。

食品安全委員会はリスクコミュニケーションの一環としてＢＳＥ対策の専門家である英国のブラッドレイ博士、スイスのハイム博士、米国のプルシナー教授を招聘し、海外の状況について意見を聴取した。当然のことながらブラッドレイ博士とハイム博士は国際獣疫事務局（ＯＩＥ）基準に沿って全頭検査は不要と主張したが、プルシナー教授だけは全頭検査を擁護した。しかしプルシナー教授はＢＳＥ検査試薬の開発と販売に関わっていたので、その発言には利益相反の疑いがもたれた。

一〇月三〇日には日本学術会議と食品安全委員会が公開討論会「ＢＳＥ対策の科学」を共催し、筆者が司会を務めた。出席した海外の専門家は特定部位の除去こそがＢＳＥの最も重要な対策であり、全頭検査は必要がないことを述べた。

他方、全頭検査の変更には多くのメディアが批判的だった。例えば「日本における牛海綿状脳症（ＢＳＥ）対策について　中間とりまとめ」について日本記者クラブが寺田雅昭氏を講演者に迎えて質疑を行ったときの様子が次のように書かれている。

「全頭検査の限界克服は」寺田雅昭（食品安全委員会委員長）

「食の安全」を重視して世界で唯一、日本だけが実施し、生後二三カ月と二一カ月のＢＳＥ（牛海綿状脳症）感染牛を見つけ、「若い牛に感染はない」という世界の常識を覆し、ＢＳＥ研究に新たな一歩を示した全頭検査を簡単にやめてしまってよいのだろうか。この疑問を少しでも解決したくて寺田雅昭委員長の会見に出席したが、残念ながら納得できる解答は、得られなかった。「現在の検査では、二〇カ月以下の感染牛を発見するのは困難。しかし、国民の間に『全頭検査と安全は等しい』との考えは根強く、『全頭検査をやめ、二〇カ月以下の牛を検査から除外しても安全性は失われない』とはなかなか理解してもらえない」。これが寺田氏の説明で、九月にまとまった内閣府食品安全委員会の「中間とりまとめ」となんら変わらない。異常プリオンの蓄積が微量な若い牛の検査の限界は、以前から指摘されていた。今回、寺田氏は検査の限界をできる限りなくす新しい検査には言及していなかったが、米国産牛肉の輸入再開のために全頭検査を中止するのではなく、いま必要なのは、検査の限界を克服する研究の推進ではないか。（産経新聞社会部　木村良一）

日本記者クラブ会見リポート（要旨）二〇〇四・一〇・五

メディア全てが全頭検査の維持を主張していたわけではない。東京新聞には次のような社説が掲載された。

社説「リスクの大小が問題・週のはじめに考える」
（要旨）三年間行われてきた全頭検査が廃止されるが、これによりリスクが増すのかが問題。現在の検査法では二〇カ月齢以下の感染牛は確認できない。特定部位の除去によりリスクは十分に小さくなっている。消費者もリスクの観点から冷静に判断することが求められる。米国産牛肉の輸入再開交渉にあたっては日本と同等の対策を求めることが必要。

東京新聞　二〇〇四・一〇・一〇

この社説を執筆した日比野守男氏は当時の状況を以下のように述べている。

❖日比野守男氏〔元東京新聞・中日新聞論説委員〕

米国でのBSE感染牛の確認は衝撃的だった。当初はこの評価を巡って、私が執筆を担当していた社説の主張がかなり揺れた。いまから振り返ると恥ずかしくなる社説も書いた。そのうち、日米でBSE検査に対する考え方が異なり、日本の全頭検査に対し米国は確認のためサンプリング検査であることを知るようになった。大学学部・修士課程ともに統計学を専攻していたのでサンプリング検査が非科学的とは全く思わなかった。米国の「BSEの病原体であるプリオンが蓄積されやすい特定部位を除去しているので消費者への危険性はない」という説明は筋が通っていることは理解できた。一方で食品安全委員会は、二〇カ月齢以下ではプリオンを検出できないなど科学的なリスク評価の結果を中間報告としてまとめた。このころにはBSE問題に対する私自身の考えはほぼ現在と同じになっていた。

そろそろ機を見て社説で勝負に出ようと思った。つまり全頭検査の対象から二〇カ月齢以下を除外する見直しに対し、賛意を表明する社説を執筆するということだった。社説は通常、どの新聞社でも多数の論説委員の合意のうえで紙面化される。私の所属していた中日新聞では名古屋本社と東京本社（東京新聞）の計一〇数名が一緒に電話会議で議論する。この問題を社説ではなく署名入りの一般原稿で書くのは簡単だった。それならずっと前に書いていた。だがそれはあくまで「日比野個人」の見解で終わってしまい、インパクトに欠ける。私がこだわったのは論説委員としてあくまで東京新聞・中日新聞の東西本社で統一された大型社説、会社としての主張を書くことだった。

練りに練って仕上げたつもりの社説原稿でも、会議の遡上に載せられれば「それは君の個人的な意見だ」「極論だ」などと次々と反対の意見が出ることは普段の経験から十分に予想できた。まして今回の社説は、「全頭検査」で安全性が確保されていると刷り込まれている国民ばかりか、自社の論説委員まで説得しなければならない。そのために慎重に作戦を練った。

当たり前だが、どんなに偉そうなことを書いても最終的に新聞に掲載されなければ意味がない。「俺の社説原稿が載せられないのか」などと啖呵を切って自滅することだけはしないと決めたうえ、社説として掲載する場合、会議で味方をしてくれそうな論説委員がほかにいない中で、最終的にどこまで妥協できるか、どこは絶対に譲れないか。最初からおおよその「落としどころ」を考えて会議に臨んだ。古参の論説委員から「君は読者に喧嘩を売るつもりか」と罵倒されもしたが、それでも簡単に妥協しては一挙に「本丸」にまで攻め込まれるのでポーズだけでも抵抗し、譲歩は小刻みにしかしなかった。「表現がきつい」と言われればしばらく抵抗したうえ柔らかくし、「断定的だ」と指摘されれば「そんなことはない」とはねつけながらも最後は少々ぼかした表現にするなどして妥協を重ね、「本丸」に攻め込んでくる勢いを少しずつ削いでいった。

その「本丸」とは、以前から温めていたリスクの評価の部分で、プリオンによるリスクがわずかでもあるかどうかではなく、リスクの大きさを客観的に判断し、限りなく小さければ全頭検査を緩めるべきという主張だった。これはとうとう守り切った。それが二〇〇四年一〇月一〇日付の大型社説「リスクの大小が問題」だった。

いま振り返ってみても、社説の執筆自体は少しも苦にならなかったが、東西の合同論説会議で査問にかけられたように次々と反対の意見を浴びせられ、それを一人でいかにして乗り切っていくかの方がはるかにきつかった。論説委員を一五年務めていて最も思い出に残った社説の一つである。

この社説に対し、翌朝から予想していた通り、電話や手紙で「暴論だ」「新聞購読をやめる」などの抗議がきたが、少ないながらも「非常に筋が通っていて納得できる」などとの意見もあり救われた気がした。

当時、東京で発行されている新聞の社説のほとんどが全頭検査について、リスクの大小は無視し、情緒的に「消費者の立場に立て」などという書きぶりをしていた。その中で全頭検査の見直しに明確に賛意を示した社説は東京・中日新聞が初めてだった。のちに寺田雅昭・初代食品安全委員会委員長から「問題を正確に理解し、ここまできちんと社説を書いたことに敬意を表します」とのご丁寧な自筆の封書をいただいた。褒められようと思って書いたわけでないにしても、苦労が報われたようで素直に嬉しかった。

全頭検査はその後、検査月齢が二〇カ月齢超からさらに三〇カ月齢超、四八カ月齢超と少しずつ引き上げられていったのと並行して、全頭検査の継続を声高に主張する反対運動は少しずつ下火になっていった。

私は当時、リスクの考えが少しは国民の間に浸透していったためかもしれないとも思ったが、勘違いだった。飼料規制、特定部位（ＳＲＭ）の除去による効果が見られてきたためと正確に理解する国民は少なく、新たな感染牛が現れず国民の注意を引かなくなっただけのようだ。リスクの考えが国民の間でほとんど共有されていなかったことは、のちに福島第一原発事故で放出された放射性物質で福島県産の農水産物が汚染された際、露呈することになる。

当時の人々の考え方は、一〇月一一日に放映されたＮＨＫ　ＢＳ1で放映された「ＢＳディベートアワー」によく表れている。「病原体が蓄積する特定部位さえ除去すれば、たとえＢＳＥ感染牛であっても牛肉は安全」という原則が全く理解されず、「検査でＢＳＥ感染牛を見つけ出すことが重要」という誤解が広がっていたのだ。

❖山内一也氏〔食品安全委員会専門委員・東大名誉教授〕

ＢＳＥ対策の第一の原則は感染した牛を人の食物連鎖に回さないことで、そのために全頭検査が行われている。しかし、現在の検査方法では潜伏期の後期にならないとＢＳＥプリオンは検出できないので、この時期のリスクの低減は特定部位の除去により図られている。食品安全委員会では月齢の線引きについての見解は示していない。二一カ月という月齢での陽性例から現在の検査方法によりこの月齢での感染牛の検出は可能であるとみなしたが、検出できない月齢の判断は科学的にはできない。月齢の線引きが注目されているのは米国産牛肉輸入再開のためと考えられる。米国産牛肉の輸入にあたっては日本と同等の対策が不可欠である。

❖穴見盛雄氏〔南阿蘇畜産農業協同組合長〕

ＢＳＥ検査体制が整って国民の大半の人が「牛肉は安全」との認識を持っているし、消費も安定しているにもかかわらず、見直しの論議が行われている。若牛がＢＳＥに感染していたことが判明したのも全頭検査の結果であって、これ以下の牛でも可能性はある。二〇カ月齢以下は検査しないとの報道は米国牛肉輸入のための線引きなのかと疑いたくなる。米国でのBSE検査の割合は〇・〇五％程度と聞いているし、生産履歴が全く分からない、曖昧で信用できない。

❖和田正江氏〔主婦連合会参与〕

検査月齢を二〇カ月齢で線引きした場合、牛肉の安全性に疑問が残る。食品安全委員会は「二〇カ月齢以下のBSE感染牛を確認することはできなかった」と述べているが、安易に二〇カ月齢以下を検査からはずす結論を出すべきではない。当初「三〇カ月齢以下では検査は無効」と言われていたが、全頭検査の結果、二一カ月齢、二三カ月齢の感染牛が見つかっている。専門家の共通理解が不確実であり、未解明なことが多い。政府と業界も「市場に出る肉は全頭検査をしているので安心です」と言い続け、その結果、最近BSE感染牛二頭が発見されても騒ぎにはならない。もし全頭検査が政治的判断の結果で不必要であったと言うのであれば、この三年間になぜ政府が責任を持って、その見直しを言い出さなかったのか。アメリカ牛肉の輸入再開がクローズアップされている時期になぜ全頭検査見直しが言い出されたのか、納得できない。

❖唐木英明氏〔東京大学名誉教授・日本学術会議会員〕

BSE病原体は特定部位にたまるので、これらを除去し、肉を病原体で汚染しないよう注意すれば、肉は安全。これはフグを安全に食べる方法と同じである。検査をして脳に病原体が蓄積するまでは感染牛を見つけることができないから、検査で牛肉の安全を守ることはできない。「検査をした肉だから安心」という考えは、「検査でシロになった牛の中に感染牛がいて、その肉を私たちが食べている」ことを知らされていないために生じた誤解に過ぎない。

❖本間正義氏〔東京大学大学院農学生命科学研究科教授〕

ＢＳＥは科学的に不明な点が多いが、ヒトに感染するリスクは、特定部位の除去や肉骨粉の禁止などで大きく低下している。全頭検査は消費者に安心感を与えたかにみえるが、若齢牛の検査に意味の無いことは専門家の間で一致している。全頭検査は緊急避難的措置として行われたものであり、その後の調査結果を踏まえて見直すべきであろう。それでも全頭検査にこだわる人たちは、国家にそれを求めるのではなく、自ら安心の費用を負担するべきである。市場で消費者が無検査と検査済の牛肉を選べるようにし、検査は民間に任せその費用は価格に反映させればいい。

❖加藤一隆氏〔日本フードサービス協会専務理事〕

全頭検査はＢＳＥ感染牛の蔓延や分布状況を把握するためのサーベイランス（調査）であって安全対策ではない。安全対策は特定部位の除去である。全頭検査は安心対策として機能し、その結果、牛肉消費が回復したという効果はあった。しかし、反面、全頭検査しているから牛肉は安全なのだという誤解を生んでしまった。従って、全頭検査の見直しは当然である。国は全頭検査に毎年数十億円の金額を費やしている。その費用を特定部位の除去や工場の衛生管理などに回し、安全対策に活用すべきである。世界の中で日本だけ独自の基準を持つことはおかしい。

ＮＨＫ　ＢＳ１「ＢＳディベートアワー」「ＢＳＥ対策　安全は守れるか」（要旨）二〇〇四・一〇・一一

日米交渉に決着をつけたのは一〇月二一日開催の第四回日米局長級会合で、そこでは以下の合意がなされた。

日本政府及び米国政府による牛肉及び牛肉製品の貿易の再開に係る共同記者発表（要旨）

二〇〇四年一〇月二三日

日米両政府は、以下の条件と枠組みの下に、それぞれの国内における承認手続きを条件として、科学に基づいて、両国が牛肉及び牛肉製品の双方向の貿易を再開するとの認識を共有した。

A．米国は日本からの牛肉及び牛肉製品の輸出を認める。

B．日本への米国産牛肉の輸出の条件

1．特定危険部位（SRM）は、全ての月齢の牛から除去されなければならない。

2．内臓肉等を含む牛肉品目は、二〇カ月齢以下と証明される牛由来でなければならない。

3．二〇カ月齢以下であることを示すためには生体牛生産記録が必要である。

4．枝肉の熟成度で二〇カ月齢以下であると明示できる場合には、これも認める。

（以下省略）

この間の動きについて次のような話があった。

❖福田久雄氏〔元米国大使館〕

膠着状態に入った米国産牛肉輸入再開問題の転換点は二〇〇四年九月二一日にニューヨークで行われた小泉・ブッシュ両首脳会談において小泉首相がブッシュ大統領に「政治決断」を迫られたことだった。日本側は交渉役を外務省に移して一〇月二三日に局長級会合が実現した。会合では農水、厚労両省は一歩退き、佐々江賢一郎外務省経済局長が交渉の主役となり、二〇カ月以下の牛の輸入再開と、肉質による月齢判定を合意した。この合意で輸入再開が実現したものの、米国の誤算は、肉質がＡ70～80で合意できると考えていたが、これがＡ40という若牛になったため、輸出量が減少し、肉質もそれ以前と変わってしまったことだ。ペン農務次官は当時を振り返ってこの妥結は失敗だったと回想するだろう。

中川　坦氏〔元農林水産省〕

米国でのＢＳＥ発見を受けて二〇〇三年一二月二九日にＢＳＥに関する第一回日米局長級会合が開催され、農水省、厚労省、外務省、食品安全委事務局そして米国農務省から担当者が出席した。当時は厚労省が薬害エイズ事件の影響で国民の信頼を失っていたこともあり、官邸の指示と武部農水大臣の意気込みもあって、以後の交渉は農水省主導で行われた。そして消費・安全局長に就任するまでは畜産には縁がなかった自分がＢＳＥ問題に関わることになった。

米国産牛肉の輸入再開に向けた交渉で、当初は国内措置と同様の全頭検査と全ての特定部位の除去を要求したが、その後、国内措置として食品安全委員会の審議を経て検査月齢を全頭から二〇カ月以上に変更し、その条件を米国からの輸入に適用してもリスクに差がないとの食品安全委の答申を得て輸入が再開された。食品安全委員会に米国産牛肉のリスクについて諮問したとき、「米国が管理措置を順守した場合」という条件を付けた諮問だったことに疑問が投げかけられたが、そこには誤解がある。管理措置に複数の選択肢がある場合、特定の管理措置の下でのリスク評価を諮問することはあり得ることであり、具体的な政策についてのリスク評価を行わなければかえって混乱することが理解されていなかった。

一連の経緯の中で記憶に残る節目は二〇〇四年一〇月の第四回日米局長級会合だった。日本側はリスクにおいて日本と同等の水準を求めていくという立場で、検査についてもスクリーニングという位置づけだったが、米国側は検査があくまでサーベイランスが目的であり、安全対策ではないという主張だった。日本側が全頭検査の要求を結果として取り下げた形になったことに批判があるが、仮に全頭検査を争点にすれば米国側はＷＴＯに提訴し、全頭検査の科学的根拠を巡る審査が行われ、結局、国際基準とは違う日本の措置は過剰と判断される可能性が大きかったと思う。

このころ、事業者は輸入再開を求める一〇〇万人署名を行うなど、活発に活動した。この動きについて多賀谷保治氏は次のように述べている。

多賀谷保治氏〔元吉野家〕

二〇〇三年一二月に米国でＢＳＥ牛が発見され、米国産牛肉に輸入が停止されてから、吉野家でのＢＳＥ問題担当となり、いろいろな活動を行ってきた。それらの活動は、米国産牛肉の輸入再開を求める署名活動、食の安全問題に関する間違った報道に対して問題提起をする活動、食の安全問題を誤解していることによる誤報道が散見されることから、メディアの記者を啓発するための活動などを行ってきた。特に記憶に残っているのは「米国産牛肉早期全面的輸入再開を求める会」での活動である。まず、二〇〇四年一二月に仙台牛タン振興会、全国焼肉協会、全日本司厨士協会、大阪外食産業協会、日本フードサービス協会（ＪＦ）を設立発起人として「百万人署名」の活動等を実施するための組織を設立し、ＩＢＰ、エクセルなどの米国大手パッカー（牛肉加工企業）の東京事務所などのサポートを得て活動を開始した。そして二〇〇五年三月二九日に百万人署名達成集会を開催し、当時の島村宜伸農水大臣に百万人の署名を添付した「米国産牛肉輸入再開」の要請書を提出した。そして、この活動の事務方として署名の成功に微力を尽くした。

月齢の推定

米国産牛肉輸入の条件は「二〇カ月齢以下であることの証明」だが、米国では牛の出生記録がない。ちなみに米国では肉牛の生産は以下のような方法で行われている。

肉牛の生産は子牛の生産、育成、そして穀物で肥育したものがと畜場へ出荷されるという段階を経る。子牛生産は自然交配による季節繁殖が行われる。この方法は「まき牛」といわれ、数十頭の雌の群に一頭の雄を入れて、二〜三カ月間の自然交配を行う。牛は生理的には年間を通じて繁殖可能だが、通常は三〜五月に子牛が生まれる春分娩が大多数であり、そこで受胎しなかった牛が半年遅れて九月から一一月ごろに分娩する。

子牛の哺育が終わり離乳するのが平均六カ月程度。分娩そのものが二〜三カ月のずれがあるが、群の月齢の平均が約六カ月になったときに、農家は群全体を離乳させる。このときに、子牛の体重が二〇〇〜二七〇キロに成長している。

次の育成の段階は牧場で青草を食べさせて肥育するのだが、肥育過程を経ずに離乳したらそのままフィードロット（肥育施設）へ行く場合や、育成を三カ月から九カ月程度行う場合など、育成期間の長さは差が大きい。その理由は、子牛生産は春と秋に山があるが、牛肉は年間ならして供給する必要があるために、育成期間でその調節を行っているのだ。

肥育はフィードロットで行われる。これは大きいものでは数万頭規模を収容する肥育施設で、筆者も視察に行き、日本の畜産業からは想像できないほどの規模の大きさに驚かされた。ここで主にトウモロコシを与える穀物肥育を行い、最終的な肉質に仕上げを行う。肥育を終了する月齢は一三～二二カ月程度で、肥育終了時の体重は五〇〇～六〇〇キロになる。

月齢が二〇カ月以下かどうか判定する方法について、米国側は肉質で判定することを提案した。肉質とは牛肉の赤色の強さや軟骨の骨化の進み具合などから肉の等級をつけるもので、歳を取るほど赤みが増して軟骨の骨化が進むので、これらを見れば月齢の目安にもなる。これについて毎日新聞は次のように報道している

「ＢＳＥ　米国側が肉質で月齢が判別できると主張」

（要旨）米コロラド州フォートコリンズで五日閉幕したＢＳＥに関する日米政府の専門家・実務者会合で、米国側が牛肉の色など肉質で月齢が判別できると主張していたことが分かった。肉質に基づく判別法は、これまでも米国が水面下で提案してきたことがあったが、日本は「問題にならない」と一蹴していた。米国には日本のように牛の生年月日や出生地などを正確に管理する制度が整備されていないため、どうやって月齢を判別するかが最大の課題になっている。

毎日新聞　二〇〇四・一〇・六

肉質による月齢判定については、二〇〇五年五月二〇日に開催された衆議院農林水産委員会において北村直人氏が次のような質問をしている。「米国は枝肉の骨格や肉質を見て二〇カ月齢以下を判別するという提案をしているが、日本の国民の間には依然としてそのような方法で本当に月齢判別が可能なのかという素朴な疑問

がある。」これに対して、牛の月齢判別に関する検討会委員長を務めた沖谷明紘日本獣医畜産大学教授は「生理学的な成熟度による月齢判別に関しては公知の事実として全世界の肉の研究者が理解しているところであり、日本の格付けにおいても色が濃いものは老齢牛ということで低く格付けされる」と答えている。要するに、畜産の世界では大事なことは肉質が最も食用に適した状態になっているのかの判断であり、そこからおよその月齢を推測する方法である。

ところが日本側は二〇カ月齢以上を検査し、それ以下は検査なしでいいと決めた以上、二〇カ月が一日でもずれてはいけないという極端な厳格主義が主流だった。しかし、牛に戸籍がない以上、そんなことは不可能である。そこで議論になったのは「どの肉質であれば二〇カ月齢以上は絶対に含まれないのか」だった。米国側は肉質がＡ70～80であれば「その大部分」が二〇カ月齢以下なので、この線で合意できると考えていた。ところが日本側は「大部分」では納得せず、肉質と牛の月齢を多くの例で比較した結果、Ａ40という肉質であれば二一カ月以上は絶対に含まれないということになった。Ａ40の肉の大部分は一〇数カ月の若牛であり、Ａ70の肉とは見かけも味も違い、輸出量も少ないのだが、厳格主義が勝ったのだ。そして、その背景にあったのが、「検査こそが最も重要な安全対策」という全頭検査神話であり、「二〇カ月以下なら安全だが、二一カ月以上は危険」という大きな誤解だった。何度も繰り返すが、特定部位さえ除去すれば何カ月齢の牛でも安全なのである。

同じ問題が全頭検査の導入時にもあった。畜産業界では経験的に牛の第二臼歯が生えるのは生後三〇カ月程度であることを知っている。だから欧米では第二臼歯の有無を見て三〇カ月以上かどうかを判定するのだが、日本では「三〇カ月」と言ったらこれと一日でも違うと大きな問題になる。結局、全月齢の全頭検査が実施されたことはすでに述べた。

こうしてＡ40という肉質で輸入を認めることになったのだが、これについて各紙は次のように伝えている。

「肉質による月齢判別法、日本が条件付きで容認」

（要旨）政府の専門家会合は八日、牛の月齢判別方法として米国が採用を求めていた「肉質や骨の成熟度による月齢判別法」について、追跡調査実施などの条件付きで容認した。吉野家ディー・アンド・シーの安部修仁社長は、「扉が開かれた意義は大きい」と評価した。

毎日新聞　二〇〇五・二・九

❖「牛の月齢判別　あいまいさが拭えない　社説」

（要旨）米国が主張する牛の「成熟度」による月齢判別法は曖昧さが拭いきれない。検討会がこの判別法を認めたのは早計だ。もっと正確な検証を米国側に求めるべきである。

東京新聞　二〇〇五・二・九

世界の非常識

第四回日米局長級会合での合意に先立って、政府は二〇〇四年一〇月一五日に食品安全委員会に検査月齢変更のリスク評価を諮問し、年内にも答申を得て、輸入再開は一気に進むのかと思われた。ところが答申が出るまでには予想外の時間がかかり、年内には何も進まなかった。二〇〇四年九月に農林水産大臣に就任した島村宜伸氏について伊藤哲朗氏は次のように述べている。

❖伊藤哲朗氏〔日本食糧新聞社行政取材局長〕

島村宜伸大臣には就任直後にインタビューしている。島村大臣は「大臣が変わればすぐにも輸入再開という、業界からの期待がある」と認めた上で、「食品安全委員会があって、ステップを踏んでいかなければならない。自分が大臣になったからといって一瀉千里というわけにはいかない」と、簡単に進まないという認識を持っていた。確かに外食業界などが早期輸入再開を望んでいたが、小売業界は「慎重の上にも慎重」と、政府の全頭検査を米国に求めている動きを支持していた。食品業界全体が同じ方向をみていたわけではない。

二〇〇五年に入り、二月二五日に国会で輸入再開に関する質疑が行われ、公明党赤羽一義議員の質問に対して島村宜伸農水大臣が「全頭検査は世界の非常識」と述べた。

赤羽分科員…アメリカのＢＳＥが発生した段階でパニックは起きていない。毎日二億人の国民が牛肉を食べている。私たちもアメリカに行けば、牛肉が出ないときなんかない。民主党の山田さんと鮫島先生二人でアメリカに行ったでしょう、牛肉を食べなかったんですかと質問したら、いや、試しに食べてみたという答弁があった。アメリカに行けば平気で食べているものを、日本に輸入するのはたいへんなリスクがあるみたいなことを言っていること自体、常識から相当外れている「神学論争」になっているのではないか。

島村国務大臣…私たちは安全で、消費者の信頼に応える食の提供に万全を尽くしますものの、おのずから、国際社会で生きていくための常識というものがある。例えばフランスは、昨年七月に、それまで二四カ月だった検査月齢を三〇カ月に延ばしたわけで、世界の人たちの考え方も参考にしていく必要がある。私たちも政治家ですから、世界の常識として、かくあるべしということを持つことは必要なのだろうと思います。一日も早く、こういうことが国民の中に理解されるように、マスコミの方々にも、報道に少しく行き過ぎがあったのではないのか、私は率直に自分の感想を申してきたところでありますが、日本人はすっかりこれにおびえてしまっているということですけれども、全頭検査というのは世界の常識ではなくて、非常識の部類でありますから、いつまでもこういう姿勢に閉じこもっていることが妥当だとは考えておりません。

赤羽分科員…たいへん勇気ある、率直なご答弁を本当にありがとうございます。

衆議院予算委員会議事録（要旨）二〇〇五・二・二五

この発言に対してすぐに民主党から非難の声が上がった。

島村宜伸農林水産大臣の発言に対して（コメント）（要旨）

二〇〇五年二月二五日

民主党『次の内閣』ネクスト農林水産大臣　鮫島　宗明

島村宜伸農林水産大臣は「全頭検査は日本で常識だが、世界の非常識だ」と述べました。この発言は、食品安全委員会に対し政治的な圧力を加えるものといわざるを得ません。牛肉の安全性は、特定部位の除去、安全なと畜方法、飼料規制、全頭検査の四つがセットとなって保たれています。島村大臣の発言は、日本のＢＳＥ対策に対する正しい知識を欠いており、輸入牛肉に対する国民不安感を逆にあおる恐れがあります。非常識なのは島村大臣ご自身であり、農林水産大臣として不適格だとさえいえるでしょう。

続いて二月二八日に全国消費者団体連絡会神田敏子事務局長から島村農水大臣に「衆議院予算委員会での発言の撤回と謝罪を求めます」という文書が出された。その内容は民主党の文書とほぼ同一だった。

島村農水大臣の「世界の非常識」発言は言葉足らずだった。全頭検査が科学的には不要であり、「世界の非常識」であることは導入当初から分かっていたことだ。しかしパニック対策として有効であるとして政治的判断で導入したのだが、結果的には「全頭検査をしているから牛肉は安全」という誤解を広げてしまった。島村大臣が全頭検査は非常識であることを認めたのは大きな決断だが、その導入時の経緯についての十分な説明がなかったため、その真意が理解されなかったのだ。主婦連合会参与の和田正江氏がＮＨＫ番組で「全頭検査が政治的判断の結果で不必要であったと言うのであれば、この三年間になぜ政府が責任を持って、その見直しを言い出さなかったのか。アメリカ牛肉の輸入再開がクローズアップされている時期になぜ全頭検査見直しが言い出されたのか、納得できない」と述べているが、それが大方の感情だった。島村大臣はこの発言を撤回し、次のような説明を行っている。

楢崎欣弥委員（民主党）…国民が信頼を寄せている全頭検査を世界の非常識と言われる。大臣の所信というものはそんなに軽いものなんですか。

島村国務大臣…私の非常識という発言については、撤回させていただくと答弁したところであります。なお、私の発言の真意を申し上げれば、全頭検査は、消費者の不安を解消する役割を果たし、その実施は英断であった。他方、全頭検査は他のＢＳＥ発生国においては実施されていないことを踏まえて発言したものであります。

楢崎委員…あなたの発言は、全頭検査を支持している大方の国民に対する侮辱でもあるんですよ。一方で、大臣は、みずからの発言が食品安全委員会のＢＳＥ対策見直し作業に影響を与えることに思いは至りませんでしたか。

島村国務大臣…圧力をかけるという意思は毛頭持っておりません。

楢崎委員…九日の日米首脳電話会談が終わった後に、官邸サイドが棚橋食品安全担当大臣に、委員会の審議を加速させるように指示したとも報道されている。アメリカの圧力に屈する政治的な判断で輸入再開が決められたと国民が思う。

島村国務大臣…圧力に屈したり、変な妥協を持ち出したり、一切いたしておりません。

衆議院農林水産委員会議事録（要旨）二〇〇五・三・一五

この間の経緯について島村宜伸氏に質問した。

❖島村宜伸氏〔元農林水産大臣〕

世界中で日本しか実施していない全頭検査は、世界の人たちや食品安全の専門家から見ると非常識の部類であることは明らかであり、このことを理解してほしかったのだが、「全頭検査が牛肉の安全を守る」と誤解している人や、「全頭検査の見直しは米国産牛肉輸入再開のため」と誤解している人が多く、「全頭検査は世界の非常識」という部分だけを取り出して騒動になり、輸入反対運動に使われてしまった。日本でＢＳＥが見つかったときに、パニック対策として導入したのが全頭検査であり、その効果はあったと考えられるのだが、「全頭検査は安心対策であって安全対策ではない」ことを十分に説明しなかったため誤解が広がり、その見直しが困難になったことは残念である。

一方、「圧力をかけられた」と疑われた食品安全委員会について、日比野守男氏は次のように述べている。

❖日比野守男氏〔元東京新聞・中日新聞論説委員〕

ある日、名古屋市で開かれた全頭検査の縮小についてのリスコミが終わったあと、名古屋駅で寺田雅昭委員長と偶然出会い、夕方だったので食事に誘われた。二人だけの食事の席で寺田委員長は「全頭検査について多くの政治家が面会を求めてきたが、誰一人会っていない。政治家に面会しただけで食品安全委員会としてどんな結論を出しても疑われる」と漏らしたことがある。面会を求めてきた政治家の多くは、米国に気兼ねして米国産牛肉の輸入制限の早期緩和・撤廃を求めるつもりだったのは容易に想像がついた。面会を拒否し続けたのは「あくまで科学に基づいて判断するためだった」と寺田委員長は言いたかったのだろう。食品安全委員会はこうした姿勢を今後も忘れないでほしい。食品安全委員会は政府機関の中で最も国民の信頼に足る機関だと私はいまでも考えている。

二〇〇四年末には輸入再開問題が解決すると期待していた米国側も二〇〇五年に入るといら立ちを隠さず、次のような報道がなされた。

「『米産牛　輸入しなければ報復も』米上院議員　駐米大使に書簡」

毎日新聞　二〇〇五・二・二五

「牛肉輸入再開問題　米、対日圧力強める　議会・業界『制裁』の声／日本　米・消費者の板挟み」

読売新聞　二〇〇五・三・三

「『牛肉輸入再開　米の圧力　不満と焦り』日米関係を重視する外務省首脳が食品安全委員会の審議を『理解に苦しむスローペース』と批判」

読売新聞　二〇〇五・三・五

また三月五日の読売新聞は、米国政府が国内の反対を押し切って生後三〇カ月未満のカナダ産牛肉の輸入再開に踏み切ることを報道し、「日本に米国産牛肉の輸入を求めるには、米国並みの安全基準を持つカナダから米国自身が輸入再開することが必要」という農務長官の方針であると解説している。さらに、三月一〇日の読売新聞は、ブッシュ大統領が小泉首相との電話会談で、牛肉輸入再開の期限を示すように迫ったことを報道している。

三月一一日の読売新聞社説は「全頭検査へのこだわりが障害だ」と題して、「国際的に異例な全頭検査に、これ以上こだわる必要があるのだろうか」と全頭検査を批判し、「食品安全委員会は早急に議論を進め、全頭検査見直しの結論を出すべき」と主張した。その後、読売新聞は輸入問題の早期解決を促す論説を何度か掲載している。

三月一九日には来日した米国ライス国務長官が町村信孝外務大臣に牛肉輸入再開問題は科学的な国際基準に基づいて解決して欲しいと述べ、輸入の早期再開に向けた政治決断を求めた。国際基準とは、国際獣疫事務局（ＯＩＥ）が予定している「特定部位を除去した骨なし牛肉については自由な輸出入を認める」案である。

三月二八日に食品安全委員会プリオン専門調査会は検査月齢を二〇カ月以上にする案を取りまとめた。これについて三月二九日の読売新聞社説は「全頭検査見直しの遅すぎた結論」と題して、「国内基準を国際基準に近づけるのに、これほどの時間をかける必要があったのか」と批判し、さらに国際基準の検査月齢は三〇カ月以上であり、今回の答申は国際基準には「程遠い」と批判した。

食品安全委員会の答申が正式に公表されたのは五月六日だった。「我が国における牛海綿状脳症（ＢＳＥ）対策について」と題する答申は、二一カ月齢と二三カ月齢の牛でＢＳＥ陽性例が見られたこと、しかし二〇カ月齢以下の牛では陽性例は見られなかったことを述べ、それでは科学的に何カ月であれば検出ができるのかについては線引きが困難であるため、事実を記載するにとどめていた。

この報告書に対して、審議を行ったプリオン専門調査会の委員から「最終案に同意していない」という抗議があった。報告書の「はじめに」の部分にはこの問題を審議したプリオン専門調査会での混乱の状況を伝える異例の記載がある。

我が国における牛海綿状脳症（ＢＳＥ）対策に係る食品健康影響評価

二〇〇五年五月　食品安全委員会

1　はじめに（要旨）

①ＢＳＥ検査月齢の見直し

山内一也委員から、ＢＳＥ検査月齢の線引きは科学的根拠に欠けるとして結論では勧告しなかったにもかかわらず、厚生労働省がＢＳＥ検査月齢見直しを諮問した目的についての質問があった。これに対して、厚生労働省は「中間とりまとめ」の結論部分の文言に基づいたものであると回答した。この結論部分の文言は、座長一任後に修正されたものであった。この文言に関連して、金子清俊座長代理から科学者と行政の立脚点の相違により異なる受け止め方がなされたこと、作業を少し急ぎすぎた感のあったことを指摘する総括的発言があり、吉川泰弘座長からは、この総括を評価する発言があった。品川森一委員は、月齢見直し後に三年間の経過措置（注）があるにもかかわらず、諮問を急ぐ理由が不明であると発言し、厚生労働省はこの経過措置は混乱回避を目的としたものであると回答した。山内一也委員と横山隆委員からは、月齢見直しの諮問は米国産牛肉輸入に関連したものと受け止められるとの発言があった。

（筆者注：検査月齢を二一カ月以上に変更する答申を行った後も三年間は全頭検査を継続する措置）

この報告を基にして政府は食品安全委員会に全頭検査を二一カ月以上の検査に変更することのリスク評価を求めた。ただし、全頭検査の変更は国民が簡単には受け入れないだろうという懸念から、今後三年間は全頭検査を継続するという方針もまた明らかにした。

そのような配慮にもかかわらず、検査月齢の変更には反対が多く、その中には食品安全委員会の専門委員も含まれていた。そのような不満が山内一也氏などの「食品安全委員会は二一カ月以上ならＢＳＥが発見できるなどという線引きはしていないのに、今回、検査月齢を二一カ月以上にするという措置を打ち出したのは米国の圧力だ」という議論だった。この間の事情について山内一也氏が次のように述べている。

山内参考人…プリオン専門調査会の中間とりまとめでは、「結論」の文言に私たちの意見を正確に反映させることができなかったこと、その文言が月齢見直しの根拠になったことはたいへん残念に思っています。月齢見直しは、米国産牛肉輸入再開を目的としたものと国民は受けとめていながら、専門調査会では、諮問の目的を尋ねた私たちの質問に対して、国内対策における科学的合理性の確保という行政側の回答しか得られず、納得がいかないまま、月齢見直しの審議を行わざるを得なかったことも残念です。

衆議院農林水産委員会議事録（要旨）二〇〇五・五・二〇

食品安全委員会の答申を受けて、政府は検査月齢を二一カ月以上に変更する手続きに入ったが、五月二一日には労働組合や消費者団体などが主催する国民の食糧と健康を守る全国連絡会が山内一也氏などを報告者にして「大丈夫なの？ＢＳＥ検査緩和・アメリカ産の牛肉の輸入再開」緊急フォーラムを開いた。また国会では次のような反対意見が述べられている。

民主党主濱了議員…去る五月六日、食品安全委員会から、ＢＳＥの全頭検査の緩和につながる内容の答申がなされました。しかし、納得しかねるさまざまな問題が存在すると感じております。答申は答申として、施策としてＢＳＥの全頭検査を緩和することは現時点では軽率であり、拙速であると考えます。また、米国産牛肉の輸入再開についてですが、この問題は日米の貿易摩擦に発展しようかという重大な事態に至っています。そもそもの原因は、昨年の九月及び一〇月、詳細な検討もないまま米国側と米国産牛肉の輸入再開を確認したことにあります。米国に対しては、国民の食の安全を守るため断固たる姿勢を貫くことが不可欠と考えます。

島村宜伸農水大臣…BSEの全頭検査の見直しについては、食品安全委員会において科学的な見地から答申がまとめられたものです。米国産牛肉の輸入再開問題については、国民の食の安全、安心の確保を大前提として対応してまいりました。安全確保の上で必要な我が国と同等の措置を求めるという輸入再開条件の枠組みに沿って必要な手続きを進めているところであります。

衆議院本会議議事録（要旨）二〇〇五・六・八

二〇〇五年七月二七日に開催された衆議院農林水産委員会では全頭検査の変更について次のような意見陳述が行われた。

和田正江参考人〔主婦連合会参与〕…全頭検査、将来永久に続けるべきということまでは言っておりませんけれども、アメリカの輸入再開という強い声があり、しかも、アメリカで検査の割合が一％にすぎない、日本と同様な厳しい検査をしていれば見つかったBSEがあるのかもしれない、逆に言いますと、見落とした患畜があるのかもしれない状況を考えますと、全頭検査について見直すとか、二〇カ月以下はやめるという時期ではないと考えております。全頭検査をやったことによって、ほかの国では分からなかったような状況が分かったことは大きな成果でもあったと言えると思います。

加藤一隆参考人〔日本フードサービス協会専務理事〕…全頭検査を導入することによってパニックを回復させるたいへん有効な方策であったと評価しています。消費者の信頼を確保することができたということであります。しかし、その後、全頭検査こそ牛肉の安全を確保するとか、あるいは、世界に冠たる安全対策ということが説明されています。そういう意味で、検査神話を取り除くことがなければこの問題は解決しないという感じを持ちます。検査はあくまでもサーベイランスでありまます。全頭検査で分かり得た科学的な知見ということは、サーベイランスの検査結果でも十分分かることでございます。そういう意味で、全頭検査ということは一日も早く見直しをする、三〇カ月のラインに持っていくということが、世界の常識ということになると思っています。

品川森一参考人〔独立行政法人農業・生物系特定産業技術研究機構動物衛生研究所プリオン病研究センター長〕…現在のところは全頭検査が必要であろうと思います。二〇〇一年からＢＳＥ対策が実施されてきているわけですが、これが有効に機能しているかどうか、正確に把握するためには全頭検査が有効であろう。未来永劫これを続ける必要はありませんし、特に飼料規制が機能していることが把握されれば、その段階で検査も変わっていく。おまけに、ＢＳＥが日本で飼育された牛から消失するであろうと信じておるものであります。

木村信煕参考人〔日本獣医畜産大学応用生命科学部動物科学科教授〕…食の安全に加えて、ＢＳＥをどのように排除するかという立場から見ますと、一定期間の全頭検査はぜひとも続行すべきと思っております。

衆議院農林水産委員会議事録（要旨）二〇〇五・七・二七

加藤氏以外の三人の意見は、リスク管理の効果を調査するための検査について述べているものであり、これが加藤氏が述べているサーベイランス（調査）なのだが、調査のためであれば抜き取り検査で十分であることへの理解がなかったことが分かる。食品安全委員会の答申に対する意見募集では、一二五〇件の意見の約七割が「見直しに反対」だった。

食品安全委員会においてこの報告書を取りまとめた吉川泰弘氏は次のように述べている。

❖吉川泰弘氏〔東京大学名誉教授〕

報告書の内容は、二〇カ月齢以下の個体を検査しなくても、検査した場合とのリスクの差は非常に少ないというものであり、全頭検査の限界を明示することとなった。世界でも類例のない全頭検査の導入によりゼロリスクが得られるという政治的プロパガンダ、新しい安全神話の否定であった。しかし、この評価は多くの問題を噴出させることになった。

それは、①食品安全委員会の結論がリスク管理には全く反映されなかった。リスク管理機関は安心のために全頭検査をあと三年間続ける方針を示したうえで、二〇カ月以下の検査を止めたときのリスク評価を求めるという矛盾を犯した。そうであれば食品安全委員会のリスク評価は三年後に行うという回答、あるいは全頭検査の三年延長という措置は科学的には間違っているという回答でもよかったのかもしれない。②食品安全委員会の研究者も全頭検査の科学的意義と安心のための管理措置の違いを説明できなかった。科学的な結論とは違う管理措置を実施することについてのリスク管理機関の明確な説明責任が果たされないまま、リスク評価と管理の乖離を容認してしまった。③もっと深刻な問題は、パブリックコメントの結果であった。約七割の意見は、二〇カ月齢以下の検査の廃止を拒否する意見であった。しかし、一年以上をかけて議論した食品安全委員会の専門家の結論が、市民の不安によって変わるはずはなく、リスク評価と消費者の安心感の乖離は解消する方法が見つからなかった。また、三年後の検査見直しの実行も、事実上困難な事態となった。科学的評価がリスク管理機関、消費者に理解されなかった事例となった。

食品安全委員会の結論が無視されたことについて、神田敏子氏も次のように述べている。

❖神田敏子氏〔元全国消費者団体連絡会事務局長〕

二〇〇五年五月に食品安全委員会が報告した「我が国におけるＢＳＥ対策に係る食品健康影響評価」は、すでに飼料規制や特定部位の除去等ＢＳＥ対策が講じられているので、二〇カ月齢未満の牛（二〇〇三年七月生まれ以降の牛）の検査陽性率は「非常に低い」、汚染量は「無視できる」～「非常に少ない」というものだった。また、「これまでの検査で二〇カ月齢以下のＢＳＥ感染牛は確認されていない」ということも理由の一つとして、厚労省は二〇〇五年八月一日から「二一カ月齢以上の牛について検査を実施する」ことに変更した。この変更に際し、「消費者の不安を払拭するため」と称して、二一カ月齢未満の牛について地方自治体が自主的に検査を行う場合は、経過措置として国庫補助が行われた。また、国庫補助期間終了後も自治体の独自費用で検査を続けていた自治体もあったと思う。ということで実質「全頭検査」が継続された。

こうした措置は却って、食品安全委員会の「科学的評価」の軽視や、リスク管理変更の判断の曖昧さ・

不確かさを感じさせるものになった。「科学的評価」に基づくリスク管理の変更であるなら、そのことについてしっかりリスクコミュニケーションを行い、そして関係者全体で納得感が持てれば、余計な措置は必要なかった。それがきっぱりと実行できなかったと思う。また、「消費者の不安を払拭するための措置」と言われていたが、実際には、どちらかというと「生産者の要望」に沿ったものではないかと感じていた。

検査月齢を二一カ月以上にしても牛肉のリスクはほとんど変わらないという食品安全委員会の結論について、小島正美氏は次のように批判している。

❖小島正美氏〔元毎日新聞編集委員〕

食品安全委員会は二〇カ月以下の牛を検査しなくても、BSEのリスクは増えないというリスク評価を行った。このときには、なぜ二〇カ月になったのかが一番の疑問だった。検査は二〇カ月でも三〇カ月でもリスクに差はない、ということを食品安全委員会が提言するかと思ったのだが、そうはならなかった。食品安全委員会の見上彪委員長らは「二〇カ月でも三〇カ月でも差はない」と考えていたのだが、世論や政治的な背景から、それを言うことができなかったのだと感じた。当時、一番感じたのは、「科学は世論に勝てない」という印象だ。食品安全委員会の委員長なら堂々と世論と闘ってくれると思ったのだが、それをやってくれず、委員長といっても、力が弱いな、勇気がないなと感じた。また、食品安全委員会はリスク評価機関ではないとも感じた。リスクを評価するなら、二〇カ月と三〇カ月の差を評価して、世論に訴えればよいのに、それすらできない食品安全委員会に落胆したのを覚えている。

小島氏以外にも、食品安全委員会が二一カ月以上の検査の継続を認めたことは「検査こそが重要」という誤解を認めたことになり、全頭検査神話を強化したという意見、あるいは、このことは食品安全委員会が科学に基づいて議論するという姿勢を放棄したのと同然であり、自ら政治面に配慮し、安全だけでなく安心という国民感情を重視したことを意味するとの意見もあった。

同じ時期に国際獣疫事務局（ＯＩＥ）は特定部位を除去した骨なし牛肉については全月齢で輸出入を認めることを決議した。日本がこの決議を認めれば、検査は不要になるので、米国産牛肉の輸入再開は直ちに可能になる。しかし、日本はこの決議に反対した。反対の理由について読売新聞は次のように報道している。

「ＢＳＥ基準緩和　農水省が反対書　ＯＩＥに提出」

（要旨）意見書は、①骨を除いても加工段階で食肉汚染される可能性があり、②特定部位以外にも病原体がある可能性があるというものだ。

読売新聞　二〇〇五・五・一二

日本がこのような主張をした理由は明らかで、多くの国民が「全頭検査こそが重要な対策」と信じ、全頭検査を二一カ月以上の検査に変更することに猛反対するという、欧米各国とは別世界の状況だったことであり、だから「ＯＩＥ決議に従って、検査なしで輸入を認める」などとはいえなかった。ＯＩＥでは原案を一部修正して可決したが、このことは日本ではほとんど報道されなかった。

二〇〇五年七月、国はＢＳＥ検査を二一カ月以上の食用牛に変更した。しかし全都道府県は風評被害を恐れて全頭検査を継続し、国が検査費用を補助することになった。このことについて次のような話があった。

❖道野英司氏〔厚生労働省〕

検査基準を二一カ月以上に変更したとき、全都道府県等が全頭検査を継続する意向があり、国は検査費用を補助することとなった。全頭検査を開始した際の状況と似ており、一般のBSEリスクへの理解が進まない中で、特に都道府県や業界では検査された牛とされていない牛の肉が混在する事態は避けたいという意向が強かった。こうした状況下での混乱を防止するため、二〇カ月齢以下の牛の検査の補助は、都道府県等の判断での検査継続を三年間容認するという意図だった。

検査月齢の変更に戸惑ったという話もあった。

❖匿名氏〔業界団体〕

我々一般人は「検査の見逃し」などと言われてもその意味を正確に理解することは難しい。すると自己流の解釈をする。全頭検査が必要と思っている人は、検査員の人為的なミスで見逃すことがあるのだろうと考え、そんなミスはどこでもあることだから、もっとしっかりやってもらえばいいと思う。山内一也先生が感染症もその初期には検査しても見つからないと説明されたのを聞き、BSEも潜伏期のうちは見逃しても牛肉の安全性に問題はないのだろうと思う。科学者の説明は、ご自分では分かりやすく話しているつもりかもしれないが、一般人には難しすぎる。

続いて政府は二〇〇五年五月二四日に食品安全委員会に対して国産牛肉と米国およびカナダ産牛肉の安全性に違いがあるのか検討することを諮問した。これについて五月二七日の読売新聞社説は「輸入再開の条件は整っている」と題して、米国の対応策はすでに日本が求める条件をほぼ満たしているので、食品安全委員会はいたずらに時間を費やす事態を繰り返すことなく、早期決着を目指すべきと主張した。しかし審議は半年以上に及び、一二月八日に食品安全委員会は米国およびカナダ産牛肉と我が国の全月齢の牛肉のリスクの差は小さいと報告した。

この間、六月二四日に米国で二頭目のＢＳＥ感染牛がテキサス州で発見された。この牛は一二歳の高齢牛で、当初ＢＳＥ陰性と判定されていたのだが、その試料を研究目的で調査したところ陽性の疑いがあり、英国で検査を行った結果ＢＳＥであることが分かり、最初の判定が七カ月後に覆されたのだ。これについて「隠ぺい」という非難が起こり、筆者も米国の研究者との電話会議でこの問題についての議論に参加したのだが、この件がきっかけになって米国のＢＳＥ検査法が変更になった。この感染牛は一九九七年の肉骨粉禁止以前に感染したのではないかと考えられていたが、その後「非定型ＢＳＥ」であり、肉骨粉から感染する通常のＢＳＥではないことが判明した。

これを受けて六月二六日の読売新聞社説は「米ＢＳＥ二頭目　輸入再開の議論は粛々と進めよ」と題して、日本が輸入するのは二〇カ月以下であること、米国は検査法を改善したこと、特定部位を除去すれば牛肉は安全なことなどの状況から、輸入再開に直ちに影響する事態とは言えないと主張した。

一二月八日、食品安全委員会は、米国産とカナダ産牛肉のリスクが国産牛肉と「大きな差はない」とする答申を行った。パブリックコメントで集まった九〇〇〇件近い意見のうち賛成が四割、反対が六割だった。

食品安全委員会の答申を得て、厚労省と農水省は全国九会場で牛肉輸入再開に向けた対応について説明会を開き、政府は一二月一二日に二〇カ月齢以下の米国産牛肉の輸入を再開した。米国産牛肉の第一陣は一二月一六日に成田空港に到着した。停止から約二年が経過していた。

二つの科学

当初二、三カ月で終了するとみられていた食品安全委員会の審議が半年以上かかった理由について、読売新聞は二〇〇五年五月二七日の社説の中で、「一部の委員が過剰な資料提出を求めたこと」を挙げている。委員の中にも米国産牛肉の輸入に反対する意見があったことはすでに述べた。食品安全委員会での審議が混乱し、長引いた原因は、「科学（自然科学）」と「レギュラトリーサイエンス（行政の科学）」という二つの科学分野の違いにあり、レギュラトリーサイエンスの知識と経験がない科学者が食品安全委員会のリスク評価に参加したことにあるとして、吉川泰弘氏は次のように解説している。

❖吉川泰弘氏〈東京大学名誉教授〉

これまでは政策の立案や政治的な決断、規制や基準の策定は、政治的な判断に基づいてなされてきた。しかし、近年、政治的な決定を科学的なリスク評価等に基づいて行おうという考え方（science based decision making）が国際的に受け入れられるようになってきた。国益や主義、思想などに基づく判断では、二国間あるいは多国間の調整が取れないため、中立的、科学的な分析を根拠に置こうというものである。これをレギュラトリーサイエンス、すなわち「科学と行政の橋渡しをすることを目的とした科学」と呼んでいる。

科学は中世の宗教から独立する目的で、中立性、客観性、再現性、普遍性などの要素をもとに、価値観や思想、主義という人文社会科学的なものを捨てることにより、独自に発展し、市民の信頼を得てきた。

しかしレギュラトリーサイエンスの誕生で、社会と科学、政治と科学を結び付ける方向に再び舵を切った。

ところが、レギュラトリーサイエンスは科学者にとって簡単なことではない。科学者は研究室で実験を行い、その結果を見て次の実験を進める。結果が間違っていればやり直しができる。他方、社会や政治の問題は複雑系で単純化が不可能であり（非線形性）、実施した対応はやり直しがきかず（一回性）、その対応が政治や社会に影響する（介入性）。この大きな違いを克服して科学者がレギュラトリーサイエンスに参加するためには、その役割と責任を負う覚悟、知識と経験の蓄積、そして人文社会学と連携する能力も必要であり、そのような人材の養成は始まったばかりである。

科学が「明らかにできる」のは、特定部位の除去はＢＳＥのリスクを九九％以上削減し、残った一％のリスクは人の健康に影響を与える恐れはないこと、これに加えて三〇カ月以上の牛を検査して感染牛を食用から排除しても、残った一％以下の小さなリスクを半分程度は減らすことができるだけでゼロリスクにはならないことなどである。

一方、科学が「答えを出すことができない」のは、どこまでの対策をすべきかである。リスクをゼロにできないことは分かっているが、限りなくゼロに近づける努力をすべきか、それとも健康に被害が出ないところまでリスクを減らせばいいのか。答えを出すのは民意であり、政治的判断なのだが、その手助けをするのがレギュラトリーサイエンスである。科学の結論はこの判断の参考にされるが、それより国民の不安感や関連企業の利益などが重視されることが多い。

食品安全委員会が行うリスク評価について、読売新聞が「一部の委員が過剰な資料提出を求めた」と批判したが、科学者であればたとえ何年かかっても十分な時間をかけて、できる限りのデータを集めてから結論を出すのは当然の行為である。しかしレギュラトリーサイエンスの一部であるリスク評価は、その時点で入手できる資料を使い、もしそのような資料がない場合には確率論などを用いてできる限り迅速に答えを出し、管理策を実行することが求められる。一部の委員はこの違いを認識していなかったため、確率論で答えを出すのは科学ではないと感じ、あくまで資料にこだわったのだ。科学とレギュラトリーサイエンスの違いを示す例が国会での質疑の中にある。

北村直人委員…（日米交渉に関して）アメリカの専門家は疫学の学者が出てくる、日本からはプリオンの専門家が出てくる。そうしますと、どこまで行ってもこれは交わらないことになる。日本が輸入を再開するのであれば、アメリカの方もプリオンの専門学者が出てきて、先生方と議論をした上でどうするかということが必要になるのではないか。

山内一也参考人…私は日米BSE作業部会に参加しました。プリオンの専門家は一人もアメリカ側ではおりませんでした。痛切に感じたのは、私たちのカウンターパートがいないということ。科学的な議論をしようにも、行政官を相手にしているわけでして、そこですれ違いが起こっております。

衆議院農林水産委員会議事録（要旨）二〇〇五・五・二〇

米国からは牛肉の安全を守るための科学者であるレギュラトリーサイエンス専門家が出席したのだが、これを「疫学の学者」と表現している。一方、日本からは実験室の科学の専門家である科学者が出席した。科学者は病原体の科学の話をし、レギュラトリーサイエンス専門家はリスクを小さくする手段の話をする。すれ違いは当然である。

もう一つ例を挙げる。若牛二頭がＢＳＥ感染牛と判定された問題について、境政人氏は「行政の立場から考えると、この判定はリスク管理に非常に大きな影響を与えるものであり、もしこれがＢＳＥでなければ大きな税金の無駄使いにもなりかねないので、もっと慎重に検討すべきではないかと考えていた」と述べている。これはレギュラトリーサイエンスの考え方だ。他方、二〇〇五年七月二七日の衆議院農林水産委員会で品川森一氏は「本当の専門家の中で、このものがグレーだとか怪しいとかという話は一切ありません。そういうことをおっしゃるのは、ＢＳＥが出てきまして、にわかプリオン学者がふえました、多分そういう方ではないかと思っておりまして、個人的には非常に立腹している次第であります」と述べている。品川氏はレギュラトリーサイエンスを「にわかプリオン学者」と表現したが、これもまたレギュラトリーサイエンスに違和感を持つ科学者の感覚を表している。結局、品川氏はレギュラトリーサイエンスの場である食品安全委員会に辞表を提出した。

このような二つの科学の対立は、リスク評価に参加した科学者間だけでなく、食品安全委員会事務局内部にもあったという、次のような話があった。

❖ 小泉直子氏〔元食品安全委員会委員長〕

私は食品安全委員会委員に就任して初めて行政の立場で仕事をすることになったのだが、官僚の人たちが、個人的には修正すべきと思いつつも非を改めて新たな方法で対応しないことに驚いた。また、何事も日々進歩している世の中、あまりにも細かいところにこだわり、結論に至るのが非常に遅い人たちだと思った。この点は一部の科学者にも言えることである。これに比べて、他の先進国の方々の考えは常識的、科学的で、結論も早く、多くの先進国の考え方の一致点がとても似ているように感じられた。これは逆に日本人が緻密に考えるのが得意であることによるのかもしれないが、益々スピードが速まっている世界情勢の中で、多くの問題の解決に後れを取るのではないかと危惧する。

もう一つは、食品安全委員会の業務であるリスク評価は基本的に科学的知識が必要だが、日本の行政の方は、いろいろな意見をまとめるのは上手かもしれないが、科学的知識に基づく判断よりもＷＨＯやその他の国際基準等の考えを重視し、その中で最も厳しい基準を採用して身を守るように思える。他の先進国では行政と大学の人事交流が行われているようだが、特に食品安全委員会のリスク評価には基本的に科学知識の上にたった行政官の判断が重要と思う。一方、科学者の側にも消費者に科学的結果をどのように説明すれば正しく理解してもらえるかという訓練を受けたことが無く、互いに一方通行のようなやり取りになってしまっていた感がある。ＢＳＥのリスク評価ではＥＵ、米国、カナダ、オーストラリア等の判断と大いに異なったことが結果を複雑にしたように思う。特に食の安全に関しては、輸入、輸出がグローバル化している今日、日本固有の食材もあるかもしれないが、食品安全委員会も国際的な評価の考え方や方法、その根拠をしっかりと検討すべき時期だと思う。

熊谷　進氏〔元食品安全委員会委員長〕

食品のリスク管理とリスク評価に関係する審議会や委員会委員の人選については、あるハザード、例えばプリオンの専門家だけを集めるのではなく、もう少し広い専門分野、例えば食品や、場合によっては環境などの専門家を加える必要がある。それは、リスク分析は幅広い分野の知識と経験の集積が必要だからである。

❖ 境　政人氏〔元食品安全委員会〕

食品安全委員会は二〇〇五年に米国とカナダのＢＳＥのリスク評価を行ったが、評価のために両国に詳細な資料の提出を求めた。しかしこの方法を続けようとすれば資料の提出がない国の評価はできないことになる。一方、ＥＵでのリスク評価は必ずしも十分な資料がない中でのリスク評価を行っている。そこで食品安全委員会のＢＳＥリスク評価もＥＵの方法に変更すべきではないかと考えて、三年間のロードマップを作成した。私が食品安全委員会における本案件の主査となり、まずＥＵで評価を行っていたスイスのハイム博士を招聘して勉強会を開催した。しかし、この計画は食品安全委員会でリスク評価を担当する厚労省の人たちの十分な理解を得ることができずに実現せず、リスク評価に要する詳細なデータ項目の整理・公表にとどまってしまった。これを厚労省と経済官庁である農水省との「文化の違い」という人もいるが、いまでも残念に思っている。結果的に、データの提出がなされない、またはＢＳＥの発生が確認されていない牛肉輸入国については、食品安全委員会が「自ら評価」の案件に掲げたにもかかわらず、リスク評価ができないこととなった。考え方の違いはほかにも多く経験した。例えば豚肉骨粉の利用再開や牛肉骨粉の肥料としての利用再開についても、一部の科学者のゼロリスクを求める意見で審議に非常に長い時間がかかった。

❖ 伊藤哲朗氏〔日本食糧新聞社行政取材局長〕

国内のＢＳＥ問題をきっかけにして食品安全にリスク分析の考え方が導入され、リスク管理機関とリスク評価機関が独立した。ところがリスク分析に関する共通認識の醸成、ノウハウの蓄積が行われる前にカナダと米国でＢＳＥ感染牛が発見された。リスク評価機関は科学をベースにするが、科学そのものを検討する場所ではない。にもかかわらず、食品安全委員会プリオン専門調査会では「米国のと畜・食肉処理施設も評価すべき」「二〇カ月齢未満でも感染の可能性がある」などの議論があり、混乱を招いた。審議を行った調査会委員だけでなく、官僚もメディアもリスク評価に不慣れであった。放射性物質の問題、鳥インフルエンザなどでも同様の混乱があり、BSE問題を教訓にしなければならない状況はまだ継続している。これだけ多くの情報が飛び交い、誰でもが情報発信できる時代にリスクコミュニケーションはどうあるべきかについても検討を続ける必要がある。

❖ 匿名氏〔業界団体〕

食品安全委員会が発足したとき、大学と研究所を中心に多数の研究者を専門委員に任命した。そのほとんどが「自由気まま」な基礎科学の研究者であり、「行政の仕組み」という縛りがあるレギュラトリーサイエンスを理解する人材は少数だった。そしてリスク評価の作業が始まったのだが、リスク評価を基礎科学の研究と取り違えて、行政からの評価依頼の内容に文句をつけ、全てのデータがそろわなければ評価ができないと主張するような異常事態が続いた。研究者は研究費獲得のため自分が研究するリスクを過大に主張する性癖があるのだが、それを出してしまい、小さなリスクを大問題のように主張する混乱もあった。科学とレギュラトリーサイエンスの違いに気が付かなかった一部の専門委員はストレスを感じ、一部の専門委員はその違いを理解したうえで自分には向かないと判断して辞任した。その結果、レギュラトリーサイエンス専門家だけが残ったのだから、この辞任劇には意味があった。ただしプリオン専門調査会以外の分野では現在も多数の基礎研究者が専門委員を務めている。レギュラトリーサイエンス専門家の養成が遅れていることが大きな問題だ。

リスク管理の理論的背景にあるレギュラトリーサイエンスに対する理解が、科学者間でも行政でも進んでいなかったのだ。

輸入再開には激しい反対があったが、輸入再開の手順が進む中で反対運動は手詰まりになっていった。そんな状況の中で出てきたのが筆者に対する個人攻撃だった。

二〇〇五年九月二六日

食品安全委員会担当大臣　棚橋泰文様

食の安全・監視市民委員会　代表　神山美智子

食品安全委員会リスクコミュニケーション専門調査会の唐木英明座長代理について、以下のとおり多くの問題がありますので、罷免を求めます。

罷免を求める理由（要旨）

唐木座長代理は、米国食肉輸出連合会が刊行した「米国産牛肉は安全」という冊子において、編集指導・監修を務めています。また国会での参考人答弁や、各種メディアで、米国産牛肉の安全性を一方的に主張しています。しかし米国の食肉の輸入再開を巡っては、いま食品安全委員会で検討が続けられており、座長代理が一方的に米国の代弁者となられていることは看過できません。唐木英明氏の罷免を強く求めます。

続いて二〇〇五年一〇月一二日の内閣委員会において、今度は民主党議員から、食の安全・監視市民委員会の辞任要求と同じ内容の質問が二回にわたって行われた。

川内博史委員〔民主党〕…米国食肉輸出連合会がパンフレットを出し、監修者として、唐木英明先生が、食品安全委員会専門委員という肩書で、対談もしていらっしゃる。これは食品安全行政の中立公正を甚だしく疑わせるものであるというふうに言わざるを得ない。

寺田参考人〔食品安全委員会委員長〕…これはバランスの問題で、例えば、プリオン専門委員会の中でもいろいろな方がいらっしゃる。その方は自由に国民に対してメッセージを出しておる。そういうことまでもレストリクションするのはいかがなものかと思っております。

内閣委員会議事録（要旨）二〇〇五・一〇・一二

川内博史委員…唐木先生は、利害関係者ですか。監修料という名目で報酬をもらっていらっしゃったのか、お調べをいただけますか。

寺田参考人…先生によくご理解願いたいのは、リスクコミュニケーションの中にいろいろな方がいらっしゃる。いろいろな活動をされセミナーをしても報酬を伴っておる。そういうことまでブロックしちゃうと、国民全体をあらわす人は集まってこれなくなるので、唐木先生にも、誤解を招かないようにやってくださいよと、そこが精いっぱいでございます。

川内博史委員…講演の報酬であれば問題ないでしょうが、パンフレットの監修をし、さらにはご自分で、食の安心、安全を考えるというような形で団体を立ち上げて、ホテルで大々的にシンポジウムを開いていらっしゃる。そのバックには、日本フードサービス協会とか、米国食肉輸出連合会はもちろん、吉野家さんとか、すかいらーくさんとか、さまざまな米国の牛肉の輸入再開を願う人たちがいらっしゃるので、唐木先生を業界の利益を代表する委員だということで、国民の皆さんにも分かりやすくされた方がいいのではないかということを、申し上げさせていただきたい。

内閣委員会議事録（要旨）二〇〇五・一〇・一九

筆者は食品安全委員会肥料・飼料等専門調査会の座長とリスクコミュニケーション専門調査会の座長代理を務め、ＢＳＥの審議には無関係だった。そして、食品安全委員会とは無関係に、一科学者として全頭検査や米国産牛肉の安全性についての科学的な考え方を発表していた。しかしこれは野党や一部消費者団体の意向に反する考え方であり、国会での非難と連動して写真週刊誌に「米国の代弁者」と書かれ、インターネットでは家族の悪口まで書かれることになった。他方、全頭検査を擁護し、米国産牛肉を危険とする論調を発表していた一部の科学者は「消費者側に立っている」として高い評価を受けていた。科学的な事実といわゆる民意とが相反する場合、科学者はあくまで科学的事実を主張すべきか、あるいは科学を捨てて民意に迎合すべきか。筆者は「科学教の信者」と言われたこともある「科学バカ」で、科学的に正しい主張はいずれ理解されると信じて科学者の良心に基づき行動した。しかし世の中はそんなに甘くはなく、科学的判断より感情的判断や利害による判断の方がはるかに多いことを体験し、科学者が社会の問題について発言することの難しさ、リスクコミュニケーションの難しさを痛感した次第である。

この件についてある消費者団体の関係者から次のような解説もあった。「二〇〇五年秋は輸入再開がほぼ決まった時期だったが、これに強く反対してきた団体とこれと連携した野党議員は、人目を惹く輸入阻止キャンペーンで状況を変えようと計画した。そのターゲットが、テレビや新聞に登場し業界団体主催のシンポジウムや業界誌で全頭検査批判を行っていた唐木英明氏だった。同氏は食品安全委員会専門委員だったので、「利益相反」を口実にその罷免を求めることで政府と食品安全委員会の責任を追及し、うまくいけば輸入再開を遅らせる計画だった。ところが別の専門委員は輸入反対派の理論的リーダー的な役割の活動をしていたため、一方だけ罷免要求を出すことの矛盾を突かれ、要求は通らなかった。しかし彼らの目的は宣伝とレッテル貼りであり、その意味では政府、食品安全委員会、そして唐木氏個人の評判を落としたことは大成功と言っていた。こんな政治的なスタンドプレーをするのは特別な団体で、地道な活動を続けている大部分の消費者団体と一緒にしてほしくない。」

この件について小泉直子氏は次のように述べている。

❖小泉直子氏〔元食品安全委員会委員長〕

科学者全てが科学に基づいて判断していようとも、同じ考え方で同じ方向に向いているというわけではない。国民の関心が高い問題では、受け止め方や判断の仕方が科学者によって異なり、多くの場合、国民寄りの意見を述べる科学者は大いに受け入れられやすい。私は公害問題で科学者の考え方や対応の違いを多く体験し、学者によっては被害者の意見を利用しているように感じられることもあった。本来科学者であるならば、堂々とそれぞれの意見をぶつけ合うべきであり、科学に基づく批判なら大いに結構だが、相手の品格まで貶めるような態度は、誰であっても大いに慎むべきである。

まとめ

輸入再開交渉と全頭検査の見直しについてどのように思うのか質問した。

❖道野英司氏〔厚生労働省〕

米国産牛肉の輸入再開までに時間を要した事情は、米国側がＢＳＥ発生後に実施したＢＳＥ対策の一つである強化サーベイランスに時間を要したことや、日米間でのＢＳＥ問題の取扱いの相互理解に時間を要したことが理由ではないかと思う。ＢＳＥは基本的に動物衛生も含めた牛肉の安全問題であり、社会的な影響がたいへん大きいことから政治問題化する傾向があったと感じている。そうした中で、国内、輸入いずれのリスク管理についても、食品安全委員会のリスク評価に基づいて、見直しを図ってきたので、食品安全問題として科学的に解決してきたと認識している。

❖安部修仁氏〔吉野家ホールディングス会長〕

日本はＢＳＥ発生の際の混乱沈静化に成功した「全頭検査」が唯一無二のＢＳＥ対策となってしまった。この対策は沈静化のための「安心対策」、政治的対応であり、食品安全のための科学的対策ではなかった。一方、米国並びにＢＳＥ発生国英国を初め欧州各国は特定部位の除去を安全対策として採用するとともに、感染牛の発生を抑え込むための「飼料規判＝肉骨粉の禁止」等に対策を集中し、早期解決を図った。この間世界は国際獣疫事務局（ＯＩＥ）の見解・知見を安全確保の国際標準と認め、ここでの結論・見解に従って運用基準を定めていた。日本だけが政治的解決手法である「全頭検査」を至上主義としたため、国際標準からひとり外れる特殊対策国となった。この間、日本からOIEに「全頭検査」を安全対策として提案すべく持ち込んだことがあったが、OIEで遡上に乗ることもなく事前却下され、相手にされなかった。これはある意味日本の後進性を曝してしまったという意味で恥ずべきことであった。政府は輸入再開のための措置として日本独自の安全基準を設けるための評価諮問機関である「プリオン専門調査会」を発足させた。これでリスク評価は食品安全委員会、リスク管理の決定と運用は行政という流れはできたものの、行政機関が農水省と厚労省の二省にまたがるという複雑さが事態を硬直化させた。

❖日和佐信子氏〔元全国消費者団体連絡会事務局長〕

米国産牛肉の輸入再開を巡る出来事で印象に残っているのは、BSEの危険性に固執した一部の消費者団体の発言と行動である。説明会を開くとそのような人たちが組織的に参加して巧みに発言権を取って危険性を強調した。だから、一般の消費者とのリスクコミュニケーションを図ることが非常に難しかった。また、消費者は安全情報よりも危険情報の方を受け止めやすい。そのことに地方行政が迎合して、横並びで全頭検査をやり続けたことも印象に残る。経費の情報も公開してオープンな議論ができなかった地方行政の自立性のなさは改善が必要である。

❖山浦康明氏〔元日本消費者連盟共同代表〕

二〇〇三年にカナダでBSEが発見され、続いて米国でBSEを確認した。その後米国では五頭の感染牛が確認されている。カナダと米国は国境がないに等しいので、カナダでBSEが出たとき、米国も厳しい措置を取るべきではなかったかと思う。また未だに米国のＢＳＥ対策は万全ではないと我々は思っている。具体的には牛の肉骨粉を反芻動物には使用禁止にしているが、鶏や豚の飼料には使ってもいい。それから鶏糞は栄養価が高いので、鶏糞の牛の飼料への使用も認められている。鶏糞を集める際に、鶏の食べ残しの牛の肉骨粉が混ざってしまい、これが最終的に牛の飼料に入っていくという、交差汚染の可能性が未だにあると思う。これはＯＩＥも指摘していると思うが、改善がみられていないので、心配である。ＢＳＥ検査はＯＩＥ基準に則っているとアメリカは説明しているが、年間四〇〇〇万頭出荷している牛のうち、平均して四万頭程度を検査しているだけだ。二〇〇六年二月に、歩行困難牛二〇頭が食用に処理されたことが、ジャーナリストの指摘で判明したことがある。歩行困難牛の抜き取り検査は一〇％程度だけということも指摘されている。そのほか米国政府の検証で、二〇〇四年一月から二〇〇五年五月までに一〇三六件のＨＡＣＣＰ（衛生管理）違反が見つかったという報告書も出ているように、この検査も我々から見ると非常に不十分であると思っている。

米国のＢＳＥ対策が不十分な中で、日本への輸入を認めていくという環境づくりが始まったのは、非常に問題があると思っている。具体的には、二〇〇三年に日本政府は輸入禁止措置を取ったけれど、一部でも輸入してくれないかと米国政府から言われて、二〇〇四年七月に輸入再開問題を政府で協議した。その中では全頭検査のやり方は十分ではないという批判がされ、特定部位の除去が重要だということも指摘された。二〇〇三年七月に食品安全委員会が設置されたが、二〇〇四年四月にはすでに食品安全委員会がＢＳＥ対策の見直しを始めている。通常は諮問が来て審議をやるのだが、諮問なしに始めた。二〇〇四年九月には「中間とりまとめ」を作成し、この中で二〇カ月齢以下の検査は不要という結論を出した。それを受けて一〇月二三日に日米政府が共同記者発表をして、日本への米国牛の輸出条件を二〇カ月齢以下の牛とするという結論が導かれた。これを見るとBSE対策の見直しというより、かなり政治的な背景があったのではないかと考えている。日本への米国産牛の輸出再開に向けての露払いが、この年に行われてしまったと、非常に不信を抱いている。その後も輸入条件の緩和が何度かなされ、最近は食用の牛について検査不要という話が出ている。結果的に米国産の牛は全て日本へ輸出することを可能にするという環境づくり、政治的意味合いもあるのではないかと感じている。

❖引野　肇氏〔東京新聞編集委員〕

米国の牛肉の管理体制は、日本よりはるかにしっかりしている。と殺の方法にしても、当時の日本の方法は旧態依然としていて特定部位が食肉に混じる可能性が高い方法だった。日本政府はそんなことには目をつぶって、日本は安全だけど米国は危険だ、というポーズをとっていることに、怒りを感じた。でもそれ以上に、日本人が病原体で汚染した牛肉を食べてBSEに感染する確率を考えたら、そもそも規制することそのものが必要なのかと疑問を感じていた。当時、別の話題で取材していた医者が「先日、八〇歳に近い老人が『先生、わたしはステーキが好きなんですが、牛肉を食べても平気ですか』と聞いてきたのにはビックリしました。汚染牛肉を毎日腹いっぱい食べても、BSEになるまで生きてはいないだろうに」と呆れていたことを思い出す。日本人はゼロリスク信仰が強すぎるのではないか。確率という概念が苦手な国民なのかもしれない。

❖小泉直子氏〔元食品安全委員会委員長〕

日本は米国に全月齢の全頭検査を要求したが、少なくとも二〇カ月齢未満の検査を輸入再開の条件に課すことは無意味であると思う。その根拠として、我が国で発生した二一カ月齢と二三カ月齢の二頭をＢＳＥと判定する際に使用された検査結果は三種の検査の一種のみであり、この二頭の牛の病原体の量は非常に少なく、その程度の感染価のレベルで暴露されたとしてもヒトへの健康影響は無いと推定されるからであり、その点についてしっかりと検証すべきであったと思う。

内山幸男氏は「ＢＳＥに関して日本は世界一安全安心の国ではなかった」として、以下のように話している。

❖内山幸男氏〔元朝日新聞編集委員〕

日本は、国内での感染者を出さずに、二〇一三年、「無視できるリスクの国」へ移行できた。うれしいことだ。ただ、世界のＢＳＥ発生件数の推移（二〇一七年九月現在）をみると、ＢＳＥを発生させた英国など欧州を除けば、日本の発生数は三六頭（怪しい若牛二頭を含む）で一番多い。二位はカナダの二一頭。カーボーイの国・米国は五頭にすぎない。「全頭検査で世界一厳しい規制の国」を標榜してきた日本だが、感染牛の数だけを見ると、科学的に意味のない検査に大金を注いでも、「世界一安全安心の国」にすることはできなかったといわれても反論しにくいのではないだろうか。

全頭検査を実施したから三六頭ものＢＳＥが見つかったという意見が大勢であり、そのようなポジティブな見方も必要かもしれないが、その一方で、なぜ日本でこれだけ多くのＢＳＥが発生したのかを考えることはもっと重要である。それは肉骨粉の使用禁止という基本的な対策がおろそかにされていたことを明確に示すもので、日本のリスク管理の不十分さを棚に上げて「世界一安全安心の国」などと主張することの矛盾を内山幸男氏は突いている。

全頭検査は「安全のためではなく、安心のため」として政治的判断で導入されたのだが、いったん始めると全頭検査神話ができてしまい、簡単にやめるわけにはいかなくなった。そこで「食品安全委員会のお墨付き」で検査月齢を変更しようとしたのだが、この点について当時の食品安全委員会委員長の小泉直子氏は次のように話している。

❖小泉直子氏〔元食品安全委員会委員長〕

全頭検査は、国民の不安感情に対応することを目的として政治的判断で取り入れるのであれば、科学者によるリスクの健康影響評価は不要ではないだろうか。また、リスク評価にはコストや労力などの社会影響を加味しないという立場で評価するならば、国民にもそのことをしっかりと伝えるべきと考える。全頭検査のようにコストや労力を度外視した対策は決して国民の健康対策にプラスとは言えない。例えば指定難病には国の医療費補助があるが、稀有な難病には補助はない。その補助の額は全頭検査の費用からみればわずかであり、全頭検査にかかる費用を原因や治療法のない疾患の研究開発や患者救済の費用に使う方がよほど国民のために有益だと思う。税金を有効、有用に使っているかどうかを監視する能力を日本の国民はしっかり考えるべきである。

第五章　輸入再開

（二〇〇五―二〇一八）

再開と再停止

二〇〇五年一二月一二日、米国およびカナダ産牛肉の輸入を再開するにあたって、厚生労働省と農林水産省は次のような文書を発表した。

米国産牛肉等の輸入再開に当たって（要旨）

平成一七年一二月一二日　厚生労働省　農林水産省

米国産牛肉の輸入条件について米国政府と合意しました。必要な措置を講じ、国民の皆様の食の安全・安心の確保に万全を期してまいります。カナダ産牛肉についても同様の措置を講じてまいります。

記

1．米国産牛肉等の輸入条件の遵守について

（1）米国産牛肉及びカナダ産牛肉については、食品安全委員会の答申において、①全月齢からの脳、脊髄等の特定危険部位（SRM）の除去、②二〇カ月齢以下と証明される牛由来の牛肉等の輸入条件が遵守されれば、国産牛肉とのBSEリスクの差は非常に小さいとされました。輸入条件の確実な実施を担保してまいります。

（2）（3）（略）

2．国民の皆様への情報提供について

（1）輸入再開については、国民の皆様の理解と信頼を得るよう対処することが重要と考えております。

このため、国民の皆様への的確な情報提供を実施してまいります。

（２）厚生労働省と農林水産省は全国九か所で説明会を開催し、情報を提供してまいります。

（以下略）

同時に発表されたQ＆Aには次のような項目がある。

Ｑ２　新聞の調査では過半数の人が輸入再開に反対しているが、それでも輸入を再開するのですか。（要旨）

Ａ　食品安全委員会による科学的な評価を踏まえ、輸入は再開できるとの判断に至りました。輸入条件を付す等の必要な措置を講じ、国民の皆様の食の安全・安心の確保に万全を期してまいります。また、その内容については、説明会等を通じて皆様の理解が得られるよう努力してまいります。

Ｑ４　国内では全頭検査を続ける一方、米国・カナダ産牛肉等については検査を行っていないものが輸入されることになる。全頭検査を求めるべきではないでしょうか。（要旨）

Ａ　食品安全委員会のリスク評価結果に基づき、一定の条件を満たした牛肉等について輸入を再開することとしたものです。

こうして輸入停止から約二年後に、食品安全委員会の評価を「錦の御旗」にして、多くの反対を押し切る形で米国産牛肉の輸入が再開され、一二月一六日には米国産牛肉が日本に到着した。しかし、全ての企業が米国産牛肉を受け入れたわけではない。例えば次のような報道があった。

「使いたいが使えない　牛丼のすき家が見解発表」

（要旨）牛丼のすき家を経営するゼンショーは独自の米国調査を踏まえ、特定部位の完全除去が不十分、飼料規制も不十分、全頭検査をしていないなどの理由で米国産牛肉を使用しないと発表した。

共同通信　二〇〇五・一二・一二

また二〇〇六年一月、米国訪問中の民主党ＢＳＥ議員調査団の山岡賢次衆院議員らがワシントンＤＣで記者会見し、山田正彦議員は食肉加工工場で牛の脊髄が周囲の肉に飛び散り、洗浄も不十分と指摘し、輸入再開の条件である特定部位の除去が不十分と発表し、工場側はこれを否定した。このことについて、山田正彦氏に質問した。

❖山田正彦氏〔元農林水産大臣〕

米国には何度も調査に行ったが、米国産牛肉の安全性には大きな疑いがあった。まず、食肉処理場の入り口で搬入される牛の目視検査をするのだが、私が目撃した状況は、二〇頭ほどの牛を同時に歩かせて、その中に歩行困難牛（へたり牛）が混じっていたが、他の牛に押されて食肉処理場に入ってしまい、へたり牛として隔離されない状況だった。検査員の話では、以前は一頭ずつ検査していたのでへたり牛は確実に見つけられたが、最近は検査方法が変わったと言っていた。食肉処理場内では、のこぎりで脊椎を切断する背割りが行われていた。日本ではＢＳＥ病原体で汚染されている可能性がある脊髄を傷つけないように吸引して除去するのだが、米国では脊椎と一緒に脊髄を切断するので、脊髄液が周囲に飛び散っている様子を目撃した。その後、高圧洗浄をするのだから汚染はないという説明だが、本当にそれで病原体が除去されるのか疑問だった。肉骨粉の取り扱いもずさんで、牛の肉骨粉を豚や鶏に与えていた。飼料工場を見に行ったが、表示もいい加減で、牛の肉骨粉を牛が食べる可能性や、肉骨粉が何かの形で日本に入ってくることも心配だった。

二〇カ月以下の米国産牛肉を輸入することになったが、生産履歴がないので二〇カ月かどうかが分からない。歯列で月齢が分かるはずがないし、肉質で分かるという話については、米国の検査員が「肉質では分からない」とはっきり言っていた。

クリークストーン社にも行ったが、同社は日本向けの牛肉の検査を計画しているだけでなく、米国向けの牛肉の検査をすでに行っていた。

カリフォルニア大学のユーリ・セーファー助教授とも会ったが、彼は米国の検査の精度や正確性について、検査の詳細なデータを公表していないので評価できないと言っていた。また、米国のＢＳＥ感染牛の数についても、米国の検査頭数が少なすぎるために判断できず、日本のように全頭検査が必要とも言っていた。米国側から十分なデータが提供されないことは、日本の食品安全委員会の評価書にも記載されているし、そのようなデータ不足の中で食品安全委員会が米国産牛肉の安全性を評価したことには疑問がある。

その後、二〇〇六年二月七日には山田正彦氏から国会に「日本向け輸出プログラムによる米国の牛肉処理施設の査察結果に関する質問主意書」が提出され、政府は現地調査の結果、食肉処理場での安全対策には問題がないことを確認したと答えている。米国の状況について鮫島宗明氏は次のように述べている。

❖鮫島宗明氏〔元民主党「次の内閣」ネクスト農林水産大臣〕

米国のBSEの状況を調査するため、二回渡米した。米国で見つかった最初の感染牛がカナダ産であることから、米国側は「米国はクリーンだ」と主張していた。米国、カナダ、メキシコは一体で、数千万頭単位の牛が米国に集まり、米国の畜産業が成り立っている。そんな事実を無視して、カナダ産の感染牛だから米国は関係がないと主張することは、日本の一頭目の感染牛は北海道産だから、発見した場所は千葉県でも本州は関係がないというような話で、強い違和感があった。その後も、米国はBSE汚染国であることを認めようとしなかった。これに比べて日本はBSE汚染を認めて、厳しすぎるほどの対策を講じた。そのような違いが米国産牛肉の輸入再開交渉にも影響を与え、決着を長引かせることになった。

輸入再開直後の二〇〇六年一月二〇日に輸入条件の違反が見つかった。成田空港の検疫所で脊柱を含む米国産仔牛肉が発見されたのだ。そしてこの件の原因について米国政府から報告があるまでの間、全ての米国産牛肉の輸入が再度停止し、メディアには「米国は約束を守らない国」という声が広がった。四日後の一月二四日にはこの件について日米局長級会合が開催され、米国側からペン農務次官が出席して説明を行った。この件について外食企業の業界団体である日本フードサービス協会（ＪＦ）は次のような見解を出した。

米国産牛肉の輸入再停止に対するＪＦの見解　二〇〇六・一・二四（要旨）

米国産の仔牛肉の中に脊柱を含む骨付きロイン（ヴィールラック）が含まれていたため、米国産牛肉の輸入が停止した。

（1）この仔牛肉の食肉処理施設は「Atlantic Veal & Lamb, INC.」であり、日本向け輸出実績はほとんどない。同工場は輸出条件を周知しておらず、また同工場の米国農務省（ＵＳＤＡ）検査官も認知していなかったため、脊柱付きの仔牛ロインが輸出された。仔牛の脊柱には病原体は含まれていないので、この問題は牛肉の安全性に関するものではなく、あくまでも同工場及びＵＳＤＡ検査官の法令順守の問題である。

（２）米国大手及び中堅パッカーは日本への牛肉輸出実績があり、輸出条件を熟知しており、このような初歩的ミスを犯すことは有り得ない。

（３）このような事態が二度と起こらないように、能力の無い工場の指定排除、ＵＳＤＡ検査官の再研修、各パッカーの条件の周知及び順守等の体制を早急に作り上げることを求める。

当時の出来事について、次のような意見があった。

❖神田敏子氏〔元全国消費者団体連絡会事務局長〕

厚労省は二〇〇五年八月一日から「二一カ月齢以上の牛について検査を実施する」ことに変更したのだが、この変更に際し、「消費者の不安を払拭するため」と称して、二一カ月齢未満の牛について地方自治体が自主的に検査を行う場合は、経過措置として国庫補助が行われた。こうした措置をしてまで急いだのは、米国との「輸入再開」を視野に入れてのことだと思われた。八月に検査月齢の変更、一二月に輸入再開への運びとなったのだから、その準備だったとも受け取れる。米国とは「日本向け輸入プログラムの順守」を条件に、輸入が再開されたのだが、その直後の二〇〇六年一月には、成田空港の検疫所で脊柱を含む牛肉が発見され大騒ぎになり、輸入は止まった。結局、半年後の七月末に輸入が再々開されたのだが、国はこの前後の六月に「米国産牛肉輸入問題に関する意見交換会」を、八月に「説明会」を、それぞれ全国一〇カ所くらいで開催した。とにかく米国との輸入再開に向けての意見交換会や説明会は二〇〇五年五月ごろから立て続けに行われ、特に二〇〇六年一月の問題発覚からは、毎月のように、そして全国規模で行われていた。そこでの意見のやり取りや内容はよく覚えていないが、本当に慌ただしく行われたことだけは記憶に残っている。

❖川島俊郎氏〔食品安全委員会事務局長〕

輸入再開後すぐに再停止になったが、輸入再々開のために担当者として米国の食肉処理場の調査に行き、日米が合意した輸入条件を米国側が順守できる体制になっているのかについて現地で調査を行い、七月に輸入が再々開された。その後も月齢が確認できないなどいくつかの事案があり、問題を起こした米国側の食肉処理場や農場の調査を厚労省とともに行い結果を公表した。当時は米国産牛肉に対する国民の関心も高かった。

こうして米国関連施設の調査を行い、再び大きくなった反対の声を押し切って、半年後の二〇〇六年七月二七日に輸入が再々開された。二〇〇六年二月には米国監察総監室が政府機関の業務執行状況を観察した結果、食肉処理場で行われるべき牛の生前検査の不履行、特定部位の除去が不適切、歩行困難牛が適切な手続きをしないで食肉処理されたことなどが報告され、日本政府は日本向け認定施設でこのような不適切な事例がなかったか、米国に問い合わせるという事態も発生した。米国監察総監室の報告によれば二〇〇四年一月から二〇〇五年五月の間に発行された違反通知書の中で一〇三六件の手順が関連規則違反と判定されたものだが、

これについて上記のQ＆Aでは以下のように説明している。米国で一〇〇〇件以上の違反があったようだが、

Ｑ５　報道によると米国で特定危険部位（ＳＲＭ）除去に関し、一〇〇〇件以上の違反があったようだが、管理は大丈夫なのですか。（要旨）

Ａ　米国においては、と畜場に常駐する農務省の検査官がＳＲＭの除去を含むと畜場の衛生管理について検証を行っています。検査官は規則に適合していない事例を発見した場合には文書（Noncompliance Record）による指摘をし、必要に応じて廃棄等を行うとともに、違反内容の改善措置の検証を行っていると承知しています。二〇〇四年一月から二〇〇五年五月までの間に農務省が検査を行った六〇〇〇か所の食肉処理施設等において一〇三六件のＳＲＭ除去関係規制への不適合を指摘したものの、改善措置がとられ、安全性は確保されているとのことでした。

「米国では一〇〇〇件も違反があった」と大きく取り上げられ、米国を批判する本まで出版された。米国の六〇〇〇か所の食肉処理施設で一年間に処理される牛の数は約三五〇〇万頭。全ての施設はＨＡＣＣＰという安全管理システムを導入し、管理状況の詳細な記録を残している。これを検証したところ約一〇〇〇件の違反があったということは、三万頭以上を処理して一件の違反ということになる。一方、日本のと畜場でＨＡＣＣＰを導入しているのは二〇一五年の時点でも約二割しかない。ということは、八割の施設では管理状況の詳細な記録が残されていない。米国からの輸入が止まった後、見学者がないときには廃棄する特定部位の量が減ったと畜場があったという話も聞いた。特定部位の小腸下部はモツ料理の材料として高値で販売できるからだ。また大阪では一時期、特定部位の頭部の肉が廃棄されずに市場で売られていたことが報道されている。ちなみに英国では特定部位を色素で着色し、米国でも食肉処理場が自主的に着色を行って特定部位を確実に廃棄

するようにしている。徹底した調査を行い、その結果を公表し、改善につなげている米国と、性善説に立って調査を行わず、だから実態は不明な日本とどちらが安全を重視した国なのか、そんな意見もあった。日本も二〇一八年に食品衛生法を改正してやっとＨＡＣＣＰ導入を義務化した。

委員交代

輸入再開から四カ月後、食品安全委員会プリオン調査会の委員交代があった。これについて新聞各紙は次のように報道した。

「慎重派の六人辞任　米牛肉の食品安全委調査会」
（要旨）米国産牛肉の輸入再開を巡り安全性評価を担った食品安全委員会プリオン専門調査会の一二人の専門委員のうち、半数に当たる六人が辞任したことが三日明らかになった。委員の半数が一気に入れ替わるのは異例。辞任した六人は消費者団体などから、輸入再開の「慎重派」とみられている。辞任した品川森一前プリオン病研究センター長は「省庁が望む結論ありきの委員会で、やっていられない。改選で議論に異議を唱える人がいなくなった」と話している。

東京新聞　二〇〇六・四・四

「専門委員一二人中六人が抗議？の辞任…食品安全委」
（要旨）米国産牛肉の輸入再開条件などを審議してきた内閣府食品安全委員会のプリオン専門調査会の専

門委員一二人中、半数にあたる六人が三月末で辞任していたことが分かった。辞任した金子清俊・東京医大教授は「国民に『米国などからの輸入再開については、国内規制の見直し同様、厳格に評価する』と説明していたのに、米国で特定危険部位の除去などが適正に行われるという前提付きの不十分な審議しかできなかった」と話している。松田食品安全担当相は「（抗議の意思でやめたとは）私は受け止めていない」と話した。

読売新聞　二〇〇六・四・四

金子清俊氏は民主党主催の会合で次のように述べている。

❖ 金子清俊氏〔プリオン専門調査会座長代理〕

食品安全委員会は政府や管理省庁とは完全に独立しているとされてはいるが、そう言い切れないのが実態である。そうした認識に至った理由は、導き出される答申は政府や管理省庁側の諮問の出し方次第で左右されてしまう危険性があるためである。二〇カ月齢以下の牛は検査しなくてもいいとする判断は、日本国内における三六〇万頭にのぼる全頭検査結果データから引き出した結論である。つまりは、日本国内と同様の飼料管理等が行われ、日本同様の条件下で育てられた牛を前提にしたものであり、それを米国産牛肉に当てはめるのは極めて問題だ。

民主党ＢＳＥ問題対策本部・「次の内閣」農林水産部門会議合同会議での発言（要旨）二〇〇六・四・二七

「省庁が望む結論ありきの委員会」という批判の原因は、「米国で特定部位の除去などが適正に行われるという前提」でリスク評価を実施してほしいという諮問だった。これに対して「米国が特定部位の除去を厳密に行うのか分からないから、そんなリスク評価はできない」と主張する委員もいた。この点について二〇〇五年一二月一二日に厚生労働省と農林水産省は次のようなQ&Aを出している。

Q25 今回の前提条件を置いた諮問の方法に問題があったのではないのでしょうか。

A 将来新たに導入・実施しようとする施策やこれまでに実施されてきていない施策については、ある程度仮定を前提とした諮問となることも制度上やむを得ない面があると考えています。

米国・カナダ産牛肉の輸入再開について(Q&A) 厚生労働省・農林水産省(要旨)二〇〇五・一二・一二

要するに、農水・厚労両省が責任を持って米国に輸入条件を厳守させるという約束を、一部の委員は信用せず、そんな前提で評価はできないということになったのだ。そのような雰囲気の中で、プリオン調査会の専門委員だった品川森一氏は辞表を提出していたことを国会で述べている。

❖品川森一参考人〔独立行政法人農業・生物系特定産業技術研究機構動物衛生研究所プリオン病研究センター長〕

私はプリオン調査会のメンバーでありますが、昨年一二月に辞表を書きまして、寺田委員長に受け取っていただくようにお願いしたのでありますが、これは初めて明らかにすることですが、寺田委員長から、これを受け取れば食品安全委員会が非常に困ったことになるから、出席しなくてもよいからこれだけは受け取れないというようなことがありまして、そういうような了解のもとに、私はそれ以後、食品安全委員会には出席しておりません。

食品安全委員会はその中立・公正を保つために科学だけに基づいて評価を行い、民意や経済や評価委員の思想信条など、科学以外のどんな要素にも左右されてはいけないのだが、一部の委員は調査会の席でも個人的な意見や感情を述べ、メディアはこれを、米国産牛肉の輸入に慎重な委員と、輸入促進派の委員の対立として報道した。そのような対立の背景には、科学とレギュラトリーサイエンスの考え方の違いがあることはすでに述べた。

こうしてプリオン専門調査会での審議は結論が出るまでに長い時間を要した。困難な作業をまとめることができたのは同調査会の吉川泰弘座長の努力によるものだが、その努力を評価する人は少なく、例えば国会では吉川座長に対して次のような注文が付けられた。

衆議院農林水産委員会議事録（要旨）二〇〇五・七・二七

❖岡本充功委員〔民主党〕

多くの国民はアメリカ産牛肉についてまだ疑っている。だから、管理官庁がアメリカにもある程度の要求をしていくことは理不尽なことではない。食品安全委員会が国民に安心して食べてくださいと胸を張って言えるのか、管理措置も含めて十分討議をしても何らおかしくない。何か問題があったときに誰の責任か、あやふやになることのないように、慎重な上にも慎重に審議していただきたい。

衆議院決算行政監視委員会議事録（要旨）二〇〇五・一〇・二六

もちろん、米国での管理措置の順守を検証するのは行政であり、食品安全委員会はそんな権限はないのだが、議員の意見は一部の委員の意見を反映したものといえる。

食品安全委員会を外から見ている人にとってはなぜ審議に長時間を要するのか理解が困難だった。このことについて加藤一隆氏は次のように述べている。

❖加藤一隆参考人〔日本フードサービス協会専務理事〕

食品安全委員会の使命は、食品のリスクを明確にすることであります。科学、プリオンの構造やそういうことを究明する場所ではありません。学問と安全対策とは区分しなければいけません。すでに明らかになっていることでリスク評価ができるわけでありますし、それを淡々と行うのが食品安全委員会の使命ではないかと思います。しかしながら、食品安全委員会の討議は、極めて長時間を要しました。二一カ月、二三カ月の若齢感染牛の事例に拘泥したことも事実であります。リスクの有無ではなくて、リスクの量で結論を急いでいただきたいと思います。

衆議院農林水産委員会議事録（要旨）二〇〇五・七・二七

食品安全委員会プリオン専門調査会での議論を振り返って、次のような話があった。

❖小野寺　節氏〔東京大学名誉教授〕

プリオン専門調査会の活動は国際的に高い評価を受けている。米国産牛肉の健康影響評価の際には、委員の中にはかなり極端な意見があったことは事実だが、そのような委員も自然科学的に裏付けのない健康牛の全頭検査の継続を主張することは困難であり、結局、全頭検査の見直しという結論になった。今後さらなるＢＳＥ対策緩和に向けて未ださまざまな議題が残されている。

❖山本茂貴氏〔食品安全委員会委員〕

食品安全委員会のＢＳＥに関する最初のリスク評価である「日本における牛海綿状脳症（ＢＳＥ）対策について（中間とりまとめ）」は二〇〇四年九月に公表された。この時期は二〇〇三年一二月に米国でＢＳＥが見つかり、米国産牛肉の輸入再開の条件として日本政府が米国に全頭検査の実施を要求し、米国がこれを拒否して交渉が行き詰まっているところだった。そのようなときだったので、評価書には、ＢＳＥ検査については、それまでに二一カ月と二三カ月の感染牛は見つかっているが、二〇カ月以下の牛は見つかっていないという事実を述べるにとどめ、結論では検査月齢に言及しなかった。この評価を受け取った厚生労働省は、これを根拠にして検査月齢を二一カ月以上に変更することになった。

その後、二〇〇五年五月に食品安全委員会は「我が国における牛海綿状脳症（ＢＳＥ）対策に係る食品健康影響評価」において検査月齢を二一カ月以上に変更してもリスクは変わらないという結論を公表し、七月に厚生労働省は検査月齢を変更した。続いて一二月に食品安全委員会は「米国及びカナダ産牛肉等に係る食品健康影響評価」の結果を報告し、米国・カナダ産牛肉と国産牛肉のリスクの差は小さいとした。そして厚生労働省は一二月に二〇カ月以下の牛肉を検査なしで輸入することを決定した。

このような経緯だけを見て「食品安全委員会は米国産牛肉輸入再開のために動いている」などという憶測が生まれ、これがネットで拡散し、メディアも消費者団体もそのような感情的判断をする人が多く、食品安全委員会の科学的なリスク評価がなかなか理解されなかった。審議に加わった委員はこうした世間の噂に動揺するようなことはほとんどなかったが、審議の進め方についての議論はあった。それは「米国でのリスク管理が確実に行われている」という条件で米国産牛肉のリスク管理を行うことについての議論であり、そのような前提は信頼できないという意見だった。さらに、ＢＳＥ病原体が末梢神経にまで分布する可能性があるのだから、特定部位の除去だけでは不十分という意見もあった。しかし、リスク評価は「リスク管理が十分に行われている」という前提がなければ実施できず、リスク管理の実施状況は別途検証すればいい。また、病原体が末梢神経に分布するとしても、それは中枢に十分量の病原体が蓄積した後の話であり、それは検査で検出できるという科学的な議論でこの問題は解決した。

食品安全委員会の審議は公開を原則にしている。私自身は審議の公開ではなく議事録の公開などにより結論に至る過程を明確に説明すれば足りると考えている。公開であるにもかかわらずプリオン専門調査会の委員の多くは思うことを自由に発言していたが、ネットではその言葉尻をとらえて個人攻撃をするような場面もあった。ときには激しい委員間の意見の応酬もあったが、全体的に見ればプリオン専門調査会の審議は合格点をつけられると考えている。

ただし、社会が食品安全委員会の責務を十分に理解しているとはいいがたい。食品安全委員会はリスク評価機関であり、リスク管理機関ではないという点についての理解である。食品安全委員会は政府の諮問により検査月齢の変更や米国産牛肉のリスク評価を行ったが、実際に検査月齢を変更し、米国産牛肉の輸入再開を実施したのはリスク管理機関である政府であり、その決定の責任は政府が負うべきものであり、食品安全委員会はこれに関与することはない。にもかかわらず、食品安全委員会がリスク管理の責任まで問われるような風潮はメディアや社会の理解が不十分なだけでなく、食品安全委員会自身の説明やリスクコミュニケーションが不十分な点もあったのではないかと考えている。

思い出すのはＢＳＥの意見交換会に人のヤコブ病患者の会のメンバーが参加され、統計的な確率は低いという話だが、ヤコブ病になった人にとっては確率は関係がないので、慎重に対処してほしいと言われた。このような深刻な問題にどう答えるのかもリスクコミュニケーションの課題だが、私の経験から言うと、大きな会場で多くの人を相手に話をしてもなかなか納得が得られないが、小さな会場で少人数としっかり対話をすることで理解も納得も得られやすい。リスクコミュニケーションの方法もさらに工夫が必要である。

❖吉川泰弘氏〔東京大学名誉教授〕

食品安全委員会の結論は委員会の中でも紛糾し、統一的見解とは言えなかった。委員の半数近くは、これを機会にプリオン専門調査会の委員を辞任した。科学的でないという意見もあったし、専門家の中で意見が一致しない場合の対応をどうするかを考える余裕がなかった。諮問に対する回答では科学的同等性は評価困難という結論になった。科学的予測に置く前提が大きすぎる場合、現実的なリスク評価が可能かどうかという問題を提起することにもなった。評価後の問題としては、リスク管理機関の安全性検証の不足と脊柱の混入が発見されたため輸入が再停止した。米国と日本の許認可システム等には違いがある。日本の管理システムはトップダウン方式だが、米国はボトムアップ方式をとっている。日本のシステムが無謬性を基本とするのに対し、米国は検証と修正を基本においている。ＢＳＥリスクの認識の違い、人為的ミスに対する扱いの違いは、輸入を再開する際に両国の管理機関が認識を共有し、国民に説明しておく必要があると思われた。また、メディアは日米関係のパワーゲームとしてこのリスク評価の過程を報道し続けた。愛国主義論や政争の具に使うバイアスにより、科学者はリスク評価という任務に疲れ果てたという思いが強い。

全頭検査論争

二〇〇七年に入るとメディアの論調が変わり始めた。いくつかの記事を並べる。

社説「BSE検査　国際基準に合わせるときが来た」
（要旨）BSEに感染していることが判明した月齢二三カ月と二一カ月の若牛の検査で、他の動物への感染性がほぼないことが分かったので、検査月齢を二一カ月以上とする根拠はなくなった。国際基準である三〇カ月齢以上の検査に変更すべき。
読売新聞　二〇〇七・五・一一

記者の目「BSE全頭検査　過信するな」
（要旨）小島正美記者が「BSE全頭検査は税金の無駄」と主張。全頭検査が無駄であることを国民に十分に説明しない政府の態度を批判。
毎日新聞　二〇〇七・一〇・二

社説「米国産牛肉　輸入条件緩和は妥当な判断」
（要旨）日本だけがBSEの検査月齢を二一カ月以上とする根拠はない。特定部位の除去で安全を守ることができる。三〇カ月以下の米国産牛肉の輸入は妥当な判断。

読売新聞　二〇〇七・一二・一一

「ＢＳＥ検査　全頭調べても残る危険」

（要旨）田辺功編集委員が筆者の論文「全頭検査神話史」を引用して、検査でＢＳＥ感染牛を全て発見することは不可能で、コストがかかる割にメリットは少ないこと、日本以外では全頭検査はどこもやっていないこと、それより重要なことは特定部位除去であること、国際獣疫事務局はピッシングを禁止しているが、日本ではまだ行われていることなどを解説。

朝日新聞　二〇〇八・二・四

専門家の間でも全頭検査を行う理由について論争があった。まず国際獣疫事務局（ＯＩＥ）名誉顧問でＥＵにおけるＢＳＥ対策に従事してきた小澤義博氏が論文の中で次のように述べた。

❖小澤義博著「牛海綿状脳症（ＢＳＥ）：欧州と日本の現状分析と対策」

日本では二〇〇一年一〇月から健康牛の全頭検査を導入することを決めた。しかし当時日本では迅速テストの限界やＥＵのサーベイランスの目的についてよく理解していなかった。ＥＵは、科学的には三〇カ月齢以下の若い牛を検査してもＢＳＥ陽性牛が検出される可能性はほとんどないことが分かっていたので、三〇カ月齢以上の牛の検査で十分とされていたが、日本では「世界一厳しい安全対策」と称して、と畜場に入った全ての牛を検査することを決めてしまった。これが日本の「全頭検査神話」の始まりであった。さらに不幸なことに、当時日本で牛肉の偽装事件が発覚し、消費者は生産地や月齢の分からぬ牛肉の安全性に対する不信感が増幅された。その結果BSEの迅速テストで合格していない牛は安全ではないという印象を消費者に与えてしまい、未だにそれを信じている人が多い。

日本獣医学会会誌（要旨）二〇〇七・一・一

この論文に反論したのが食品安全委員会プリオン専門調査会委員の山内一也氏と品川森一氏だった。

山内一也、品川森一著『小澤義博氏の論説「牛海綿状脳症（BSE）：欧州と日本の現状分析と対策」への反論』

EU科学運営委員会は一九九九年一二月、「消費者の保護に理想的レベルは感染動物の排除であり、これが合理的に保証できない場合の第二のレベルは特定部位の排除である」と述べている。この意見に基づき、EUが迅速検査の実施を決定した際、二〇〇一年一月、EUの消費者健康保護委員長はEC議会で、「感染牛をできるだけ市場に出さないことの確保が必要であり、消費者の信頼回復のための緊急対策として三〇カ月齢以上の牛についてのBSE検査を行う」という談話を発表している。

日本獣医学会会誌（要旨）二〇〇七・三・一一

山内一也氏は国会でも次のように全頭検査を支持している。

山内参考人…当初、EUと同じ三〇カ月以上の検査が予定されましたが、政治的決断で、月齢を問わず検査を行うことになり、二一カ月齢と二三カ月齢という若い牛での感染も確認できたので、全頭検査は正しい判断であったと評価できます。一方、全頭検査を行っても、潜伏期中の牛全てを検出することはできません。検出限界以下のため陰性と判定される牛のリスクは、特定部位の除去で低減しています。一九九六年にWHOの専門家会議では、BSEの症状を示した牛は人の食物チェーンに入れてはいけないという勧告を出しました。EUの科学運営委員会は、一九九九年に、消費者の保護の理想的レベルは感染動物の排除であって、これが合理的に保証できない場合の次善の策は特定部位の除去と述べています。二〇〇一年に、EUが三〇カ月齢以上のBSE検査を決めた際、EUの消費者健康保護委員長は、感染牛をできるだけ市場に出さないためと発言しています。今年の四月にオランダで最初の変異型ヤコブ病の患者が見つかった際、担当大臣は、と畜場での検査で陽性の牛は全て市場には出していないので牛肉は安全と言明しました。英国では、三〇カ月齢以上の牛全てを殺処分しています。これらは全てスクリーニングの考え方です。スクリーニングを行っていないのはスイスだけです。一方、国際獣疫事務局（OIE）の対策は、BSE牛がほとんどいなければと畜場での対策はSRM除去だけで十分という考えです。この考え方には、集団としての家畜を相手としてきた獣医学的視点があります。しかし、変異型ヤコブ病のような悲惨な病気の場合、個人の安全を考えるべきであり、スクリーニングの考え方が必要です。日本のすぐれた安全対策が、貿易の観点から見直しを迫られているのです。

衆議院農林水産委員会議事録（要旨）二〇〇五・五・二〇（要旨）

ＥＵの消費者健康保護委員長の発言は「できるだけ」出さないということであり、ＥＵは三〇カ月以上の検査しかしていないので全頭検査の根拠として引用はできない。またオランダの大臣の発言は日本の政治家の発言と同じで、特定部位を除去しているから安全という事実を述べていない。検査を安心対策に使う以上、政治家の誤解を招く発言は止められないのかもしれない。

これに対して小澤氏は再反論し、次のように述べている。

❖小澤義博著『「BSE：欧州と日本の現状分析と対策の比較」の論説に対する反論の反論』

二〇〇一年に日本でBSEが発見されて間もなく、筆者は山内一也氏と相談し健康牛の検査は「三〇カ月齢以上」で十分であることをお互いに了承した。しかしその後まもなく日本の政治家は当時欧州で開発されたばかりのBSEの迅速検査方法を何の検証も説明もなく、と畜場の全ての健康牛の検査に採用することを決めてしまった。これは当時、輸入牛肉の偽装事件などで日本の行政に対する不信が極限に達し、それを鎮めるために全頭検査を政治決着と称して断行してしまったのであり、その時点で日本の国民はだまされたことになる。

BSEの迅速検査は脳に十分な量の病原体が蓄積していない場合は見逃す。だから検査で見つかる感染牛は、欧州では全感染牛の約半数（日本の場合は若いと畜牛が多いので約二〇%）でしかない。つまりこの検査ではBSE感染牛五頭のうち約一頭の割合でしか見つからない。それにもかかわらず「日本の全頭検査は世界一の安全対策」とあたかも全てのBSE感染牛がこの検査で見つかるかのような印象を国民に与えてしまった。

山内、品川両氏は迅速検査は感染牛の選別（スクリーニング）が主体であり、それを補うために、特定部位の除去を行うと主張されておられるが、これこそが本末転倒の話である。EUの研究では特定部位の完全な除去で約九九・七四%のBSE病原体が除去されるので、これが主な食の安全対策であり、三〇カ月齢以上の健康牛の迅速テストの目的は疫学的サーベイランスであるとEUも国際獣疫事務局（OIE）も認めている。なぜ大半の感染牛が選別できないような迅速検査法を安全対策の主体であると強調されるのであろうか。その理由が分からない。

日本獣医学会会誌（要旨）二〇〇七・九・二五

論争はここで終わっている。また、当初、検査月齢を三〇カ月超に決めたことについて道野英司氏は以下のように話している。

❖道野英司氏（厚生労働省）

ＢＳＥの発生を受け、厚労省内でＢＳＥ研究班会議を開催し、品川森一先生、山内一也先生などの専門家に出席をお願いした。テーマの一つは検査の実施で、厚労省の原案はＥＵと同様に三〇カ月以上の食用牛を全てスクリーニング検査の対象（神経症状が疑われるもの及び全身症状を示すものは全頭）とし、同検査でＢＳＥの疑いのあるものについては、研究班において確定診断を行うこととした。委員から検査月齢を三〇カ月超にすることについて異論はなかったが、実際に実施できるのかという懸念の声があった。

二〇〇一年一〇月一八日に全頭検査が実施され、その直後に出版された山内一也著「狂牛病・正しい知識」（河出書房出版）で山内氏は全頭検査を「世界で最も厳しい対策」と高く評価し、検査の見逃しについては「見逃す危険性はまずありません」と記述している。この点について山内氏に質問したところ、『迅速プリオン検査はスクリーニング（ふるいわけ）検査で、この際に大事な点は、陽性のものを誤って見逃すことがないように配慮することです。日本が採用した検査は現在利用できるもののうち、最も検出感度が高いものですので、見逃す危険性はまずありません。』という箇所の指摘だと思う。これは、陽性のものを誤って陰性として見逃すことはないという意味で、病原体の量が少ない感染牛の見逃しのことではない」という答えだった。また、「特定危険部位を取り除けば、たとえBSEに感染した牛であっても、食べても問題ありません」と書いてあり、そうであれば検査は不要ではないかと質問したところ、「特定危険部位を『確実に取り除けば』と書くべきだった。と畜時のピッシング、解体時の手順など、特定部位の混入のおそれは多々あり、現実に確実な除去は不可能なので、検査は必要だ」という答えだった。この考え方はBSE対策の中心は特定部位の除去であり、検査はその補完手段という考え方と一致するのだが、その点への言及はなかった。

「危険な部位を除去すればいい」というBSE対策はフグを安全に食べる方法と同じという考え方について、国会で次のような質疑が行われた。

山本喜代宏委員〈社民党〉…いろいろな全国紙ですけれども、七月一九日に酒井ゆきえさんと小澤義博さんの対談が載っておりまして、たとえBSEに感染していても特定危険部位以外の部位は食べても安全であるということで、アメリカ産牛肉は大丈夫なんですよというような宣伝が大きく載っておりました。フグの毒とプリオンの問題、同列に論じていいのか。

品川森一参考人…フグの毒だけではなくて一般の毒物は薄めていけば毒性がなくなっていきます。例えば、砒素は毒です。しかし、砒素が含まれていないものはほとんどないと言っていいほど砒素は一般にあります。だけれども、そのような少量のものは毒と言っていない。プリオンの場合は、水に溶けるもののごとくどんどん薄まっていくわけではないということが言われております。塊のような形になって、ある一定の感染性を持った形で、感染性がない大量のものに浮いているだけだ。ですから、それをたまたま運悪く取り込めば発症するというふうに私は理解しております。そこがフグ毒とプリオンの違いであろうというふうに思います。

衆議院農林水産委員会議事録（要旨）二〇〇五・七・二七

確かにプリオンは水溶液とは違って希釈しても均一にならないかもしれないが、論点はそこではなく、特定部位を除去すればリスクは小さくなるという点である。英国での経緯を見ると、二〇一七年一〇月現在、一七八人のｖＣＪＤ患者が報告されている。一九九五年には年間三名だったが二〇〇〇年には最多の年間二八名になり、その後減少して二〇一二年から二〇一七年は〇あるいは一名になった。一九八九年に特定部位の食用を禁止した後の出生者からは、ｖＣＪＤの患者は出ていない。特定部位の除去で感染のリスクはなくなったのだ。

吉野家騒動

二〇〇八年四月二一日、牛丼大手「吉野家」の埼玉県内の牛肉加工工場で、前年八月に輸入した冷凍の米国産牛肉七〇〇箱（約一七トン）のうちの一箱に、特定部位の脊柱が付着した肉があるのを見つけた。吉野家は七〇〇箱の牛肉を全て廃棄するとともに、翌二二日にこの事実を厚労省に報告、二三日に農林水産、厚生労働両省はこの事実を発表した。この牛肉は大手商社の伊藤忠がナショナルビーフ社カリフォルニア工場から輸入したもので、同工場は日本が輸入する牛肉の約二割を供給する。問題の原因は、同工場において米国内向けの牛肉を間違って日本向けの一箱に入れたことだった。両省は同工場からの輸入を停止し、米農務省に調査を要請するとともに、一〜二％水準である米国産牛肉の抽出検査の割合を一〇％に引き上げるように全国検疫所に指示した。

二四日の新聞各紙は「吉野家向けの米国産牛肉」という題字でこれを大きく報道し、輸入を禁止すべきという論調もあった。またＮＨＫをはじめテレビ各局は吉野家の店頭で通行人にインタビューを行い、「それは怖いですね」などのコメントを引き出して放映した。その結果、何の落ち度もない吉野家は、株価が大きく下落するという損害を受けた。同日、町村信孝官房長官は記者らの質問に、「脊柱が誤って積載されたもので輸入禁止などの措置は必要ない」と述べた。この出来事に関連して、産経新聞は日米の双方に対して以下のような意見を掲載している。

「主張・背骨混入牛肉・遺憾だが冷静な対処必要」

（要旨）背骨付き牛肉の混入は二年半前にも起きているが、前回は日本向けの輸出基準が工場や検査官に徹底していなかったという構造的な問題が背景にあった。今回はいわば単純ミスが原因だが、米国側に原因の解明と再発防止策を求めるのは当然だ。それでも、感情的反発だけでは何の解決にもならない。常に科学的で冷静な議論で臨むことを忘れないようにしたい。米国側も度重なる約束違反については真剣な反省が必要だ。単純ミスだからと高をくくっているようなら、今度こそ日本市場から完全にそっぽを向かれかねない。

産経新聞　二〇〇八・四・三〇

その後、この問題を取り上げたメディアとの意見交換会に筆者も出席したのだが、このときの報道に関する議論の中で、ＮＨＫの記者から「問題の番組は自分とは関係がない部門で作ったものだが、代わって自分からお詫びする」という発言があったことをよく覚えている。

この出来事の影響とは言えないが、輸入できる牛肉の月齢を二〇カ月以下から三〇カ月以下に変更するための輸入条件の緩和にはその後長い時間がかかり、これが実施されたのは五年後の二〇一三年だった。

二〇〇八年に起こったもう一つの大きな問題は韓国のＢＳＥ問題だった。四月に大統領に当選した李明博氏が訪米前に米国産牛肉の無条件輸入再開を米国と合意し、これに野党とメディアが猛反発した。そして翌五月には輸入再開反対のデモが起こり、ソウル市内では連日大規模なキャンドル集会が行われ、七月まで続いた。そのころ筆者は韓国大使館からＢＳＥのリスクコミュニケーションについての相談を受けたが、韓国政府はこの問題に困惑している様子だった。結局、李明博大統領は国民に謝罪し、無条件輸入の合意は取り下げないが、米国側の事業者が自主的に三〇カ月齢以下の骨なし牛肉のみを輸出することで問題は決着した。韓国内ではＢＳＥは一例も発生していないにもかかわらず、米国産牛肉の輸入再開でこれだけ大きな騒動になったのだ。

韓国での出来事は日本でも大きく報道され、ほんの数年前に日本で同様の過激な輸入反対運動が起こったことの意味を考え直す機会だったのだが、そのような視点での議論はほとんど起こらず、ＢＳＥ問題は忘れられていった。

その後、二〇カ月齢以下に限定されていた米国産牛肉の輸入制限を緩和しようとする米国との折衝が続いた。二〇〇八年一一月、米国側はＢＳＥ検査の撤廃を日本側に要求したが、日本側は韓国の例を挙げて、そのような政治決断は足腰が弱い麻生太郎政権の存続を危うくするとして、その代わりに食品安全委員会に検査月齢を三〇カ月以上に変更することの評価を諮問する案を主張し、この方針にそって動くことになったのだが、その実現には時間がかかった。

二〇〇九年五月に、日本は国際獣疫事務局（OIE）から「BSEリスクが管理されている国」に認定された。これは国内にBSEが存在するが、これを撲滅するための対策が十分であることが認められたものだった。これについて北海道新聞は次のような社説を掲載した。

社説「BSE検査　基準の緩和を急がずに」
（要旨）国際獣疫事務局（OIE）が、日本を「BSEのリスクを管理している国」に認定した。日本のBSE対策は信頼できるというお墨付きを得たということだろう。これを受け、政府は国内の検査基準を緩和する方向で検討を始める。日本のBSE検査は、生後二一カ月以上の牛を対象としている。厚生労働省は、これを三一カ月以上とする案を念頭に置いている。検査基準を見直すのは、国内で若い牛がBSEに感染する危険性は低いとの判断があるためだ。しかし、〇三年には生後二一カ月の牛の感染例が報告されている。肉骨粉飼料の禁止などの対策が進んでいるとはいえ、若い牛が感染するリスクはゼロとはいえない。人間の脳を海綿状にするヤコブ病との関連や、BSEの発症・感染の仕組みも解明されていない。それなのに、なぜいま、基準の緩和が必要なのか。納得できる政府の説明が聞きたい。
北海道新聞　二〇〇九・六・三

この社説にはいくつもの間違いがある。まず、「若い牛がBSEに感染する危険性は低いとの判断がある」という記述だが、牛は生後六カ月までにBSEに感染することが分かっている。次は「ヤコブ病との関連」という記述だが、ヤコブ病がクロイツフェルト・ヤコブ病（CJD）を指すのか変異型ヤコブ病（vCJD）を指すのかよく分からない。前者であればBSEとは無関係であり、後者であればBSEが原因であることが分かっている。また「ＢＳＥの発症・感染の仕組みも解明されていない」という記述だが、それはほとんど解明されている。詳細な機序について分からない点があるとしても、肉骨粉の禁止により牛から牛へのＢＳＥの感染は防止でき、特定部位の食用禁止によりＢＳＥが人に感染することが防止できるので、検査の必要はない。この社説の執筆者は科学的な知識を持たずに全頭検査神話を信じ込んでいることが分かるのだが、それは多くの人も同じだった。二〇〇九年三月に筆者が会長を務めていた任意団体が全都道府県に全頭検査を継続する理由を尋ねたのだが、その結果を毎日新聞は次のよう伝えている。

「ＢＳＥ　全頭検査、消費者対策八割　自治体アンケート」

（要旨）全都道府県が全頭検査を実施しているが、約八割の自治体が検査継続の理由を「安全確保ではなく、消費者が求めているから」と答えていることが分かった。「食の信頼向上をめざす会」（会長＝唐木英明・東大名誉教授）が一三日、食肉処理施設を持つ四四都道府県へのアンケート調査結果として明らかにした。厚労省は「二〇カ月以下の牛の検査は税金の無駄遣い」と補助金支出を昨年七月末で打ち切ったが、自治体は独自に全頭検査を続けている。三自治体は「安全確保のため」と答えたが、三五自治体（約八〇％）は「消費者が求めているから」と答えた。唐木会長は「国民は『感染牛が一〇〇％見つかる』と誤解している。自治体は誤解の解消に力を入れるべきだ」と話している。【小島正美】

毎日新聞　二〇〇九・三・一四

二〇〇九年に始まった検査月齢の見直しの努力は日米双方のさまざまな事情で順調には進まず、食品安全委員会への検査見直しの諮問は二〇一一年まで行われなかった。この間の事情を福田久雄氏は次のように述べている。

❖福田久雄氏〔元米国大使館〕

米国畜産業界は共和党を支持し、共和党政権では畜産業界から人材が政府に参加する。二〇〇九年一月に共和党ブッシュ政権から民主党オバマ政権に交代すると、政権内部から畜産業界の人材がいなくなり、日米交渉の主流は農務省（USDA）から通商代表部（USTR）に変わった。USTRは牛肉問題より米韓自由貿易協定を重視した。米国は韓国との間で自由貿易協定（FTA）を二〇〇七年四月に締結し、米国での合意法案は二〇一一年一〇月に可決、韓国では翌一一月に可決された。この間、二〇一〇年四月八日に来日したビルサック米農務長官と赤松広隆農水大臣の会談で、二〇カ月以下という米国産牛肉の輸入条件を三〇カ月に緩和すること、特定部位についても現在の全月齢の牛からの除去を三〇カ月齢以上の牛から除去するように変更することについて話し合われ、科学的知見に基づいて条件緩和に向けた交渉を再開することを合意した。しかし、二〇一一年三月一一日に発生した東日本大震災の影響などのため、日本側が条件緩和に乗り出したのは一年半後の二〇一一年九月だった。

自民党政権下では米国産牛肉輸入再開問題は農水大臣が扱っていた。しかし二〇一〇年九月に就任した民主党政権の鹿野道彦農水大臣はこれを「厚労省の仕事」と考えているという情報が流れてきたため、ルース米国大使は最初に小宮山洋子厚労大臣を訪問し、次に鹿野農水大臣にその旨を報告した。このときから米国農務省と農水省という組み合わせで行われていた日米交渉が、米国通商代表部と厚労省という組み合わせに変わり、事態が進展した。

国会同意人事

二〇〇九年六月にはプリオン専門調査会座長の吉川泰弘氏を食品安全委員会委員に就任させる国会同意人事が提出され、野党がこれを否決するという事態が発生した。食品安全委員会の専門委員が国会において個人攻撃を受けるのは、筆者自身の例に続いて二回目だったが、筆者の場合は食品安全委員会の外での活動が問題にされたのに比べて、吉川氏の場合は食品安全委員会において職務を誠実に遂行したことが非難されるという深刻な事態だった。このことについて食品安全委員会委員長と日本学術会議会長から次のような談話が出された。

• 食品安全委員会第二八九回会合冒頭の見上委員長の発言　二〇〇九・六・一

（要旨）食品安全委員会委員の吉川氏の人事案が否決されました。米国産牛肉のＢＳＥに係る食品健康影響評価が米国産牛肉の輸入再開に事実上のお墨付きを与えることになったものであり、吉川氏がその評価結果をプリオン専門調査会座長として取りまとめたことを反対理由として挙げているように思われます。これを突き詰めれば、食品安全委員会が当該評価を科学的知見に基づき中立公正に行わなかったと言っているのと同じなのではないかと思います。このような理由で否決されたのであるとすれば、食品健康影響評価を科学的に中立公正に実施することを使命とする食品安全委員会自体が否定されたことを意味し、断腸の思いです。

• 「食品安全のための科学」に関する日本学術会議金澤一郎会長談話（要旨）二〇〇九・六・三〇

参議院本会議において、内閣府食品安全委員会プリオン専門調査会の座長であった科学者を、食品安全委員会委員に推す人事が否決されました。この出来事の根底には「安全のための科学」に対する重大な誤解があると考えられますので、談話を発表することにしました。

今回の第一の問題は、食品安全委員会が、データ不足のために科学的評価は困難であることを承知しつつも、食用牛肉のリスクを評価したとして非難された点です。一般に科学の結論は、データが多いほど不確実性は減ります。科学者は時間をかけてデータを集め、確実な結論を得る努力を続けます。一方、社会的な問題に対して緊急に対策を実施する場合には、その時点で得られる十分とは言えないデータだけを基にして、「確率論的」に早急に結論を出さなくてはならないことがあります。これは国際的にも広く認められたリスク評価の手法です。もしも「データ不足」を理由にしてリスク評価を先送りするならば、リスク管理者の主観的な判断だけに基づく政策・措置を策定するという、好ましくない結果を生むことになります。

第二の問題は、米国産牛肉の輸入再開を決定したのはリスク管理者であるにもかかわらず、リスク評価を行った研究者個人の責任が問われたことです。これはリスク評価とリスク管理の違いを十分に理解していないために起こった誤りと考えられますが、その影響は重大です。このような非難を避けようとして、リスク評価に際して社会的影響を予測しながら評価を行うというような非科学的要素が入り込みやすくなり、リスク評価の独立性と中立性も損なわれ、食品の安全を守る上でも大きな障害となることを危惧します。

食品の安全確保の仕組みを守るためには、全ての人たちがリスク評価の性格を理解し、その独立性と中立性を守る努力を続けていかなければならないと考えます。

この件について次のような話があった。

❖栗本まさ子氏〔元食品安全委員会事務局長〕

二〇〇三年に食品安全委員会が設置され、リスク評価に基づいてリスク管理を行う新たな体制が整い、科学に基づく中立公正なリスク評価が行われた。ところが、この結果を受けたリスク管理措置の変更は、米国からの牛肉の輸入再開のみであり、国内のと畜場での全頭検査は変わらなかった。そのため食品安全委員会リスク評価は、米国産牛肉の輸入再開にお墨付きを与えるために行われた、との誤解を生んでしまった。このことにより（あるいはこのことが利用され）、二〇〇九年六月には食品安全委員会の三期目の委員人事で候補者の一人でありＢＳＥのリスク評価に最も貢献された吉川泰弘先生の国会同意が得られなかった。当時の科学技術政策・食品安全担当野田聖子大臣、日本学術会議金澤一郎会長はじめ多くの専門家が問題を指摘する声明を速やかに出されたが、食品安全基本法、食品安全委員会の役割が正しく理解されていないこと等による痛恨のできごとだった。

❖匿名氏〔業界団体〕

国会同意人事の否決は、日本学術会議会長や食品安全委員会委員長が言うような立派な理念に基づく行動ではなく、輸入反対運動をつぶされた腹いせに、民主党が政府の顔に泥を塗ったもので、その口実に使われた吉川泰弘氏は不運だったとしか言いようがない。国会の場において低次元の意趣返しが堂々と行われたことは、政治家の質の劣化を物語っていると思う。

この問題の当事者である吉川泰弘氏は次のように述べている。

❖吉川泰弘氏〔東京大学名誉教授〕

国会同意人事に反対した民主党の主張は、米国・カナダ産のリスク評価が科学的でなかったというものである。日本学術会議はこの件で政府に反論を出したが、国会の決定が変わるはずはなかった。各国にリスク評価の結果を通知しているプリオン専門調査会の座長が、その正当性を立法府で否定された以上、座長を続けることは相手国に対する侮辱であるとして、辞任を申し出たが、慰留された。科学と政治の関係の難しさを身にしみて知った出来事である。

食品安全委員会での審議について伊藤哲朗氏は次のように話している。

❖伊藤哲朗氏〔日本食糧新聞社行政取材局長〕

吉川泰弘座長の国会同意人事が否決された問題については見上彪委員長のコメントが出ているが、当時の小泉直子委員長代理はかなり感情的になっていた記憶がある。公害と闘ってきた経験から「科学に政治が介入」したことを嫌ったと推測している。食品安全委員会の結論は吉川座長が一人で決めたわけでもなく、さまざまな意見を調整しながらまとめている。プリオン専門調査会で声を荒げたのは寺田委員長で、なかなか進まない議論に対し「専門調査会は科学的真実を追究する学会ではない」「米国のリスク管理手法は正しく行われることを前提に評価すべき」と発言した。吉川座長は淡々と議論を整理しただけだろう。検査を二〇カ月齢以上と結論づけたことについてもプリオン専門調査会の委員の批判を浴びたが、親委員会でも「なぜ三〇カ月齢で報告しなかったのか」と厳しい見方をされていた。吉川座長がきわめて中立的に調査会を運営していた証左だろう。

忘れられるＢＳＥ

その後の主な出来事を時系列で示す。

「米産牛肉輸入問題　米農務長官に聞く　日米で専門家協議提案へ」
（要旨）ビルザック米農務長官が米国産牛肉の二〇カ月齢以下という輸入制限を撤廃することを赤松広隆農相に要求、鳩山政権の積極的な関与を求めた。

日本経済新聞　二〇一〇・四・八

「米国産牛肉　外相、輸入緩和を検討」
（要旨）渡米中の前原誠司外相はクリントン米国務長官との会談で、輸入牛肉の月齢の見直しを一つの方向性として検討して議論したいと表明。

日本経済新聞　二〇一〇・九・二四

「外相『緩和』発言　農相は不快感　米国産牛肉輸入問題」
（要旨）鹿野道彦農相は前原誠司外相が月齢条件の緩和を検討する方向を示したことについて「政府内で

そういうことは議論されておらず、方向性は定まっていない」と不快感を示した。

日本経済新聞　二〇一〇・九・二四

「USTR代表　牛肉の輸入制限『不満』アジア各国に市場開放を要求」

（要旨）米通商代表部（USTR）カーク代表は上院財政委員会で日本などの米国産牛肉の輸入制限に「非常に不満だ」との見解を示し、「日本の環太平洋経済連携協定（TPP）参加まで待てない」として、これまで通り市場開放を求めていく考えを改めて表明。

日本経済新聞　二〇一一・三・一〇

「牛肉輸入制限　米が撤廃要求」

（要旨）オバマ大統領は日米首脳会談で米国産牛肉の輸入制限について「進展させてほしい」と撤廃を要求。野田佳彦首相は「日米双方が受け入れ可能な解決に向けて継続していく」と述べるにとどめた。

日本経済新聞　二〇一一・九・二二

社説「牛肉輸入緩和へ説明尽くせ」

（要旨）政府がBSE検査月齢を二〇カ月超から三〇カ月以上に緩和する方向だ。世界的にBSEの発生がほとんどなくなった客観情勢からみて、緩和は順当だ。

日本経済新聞　二〇一一・一〇・二七

「牛肉輸入規制　来年緩和へ　厚労省検討　米国産『三〇カ月以下』に」

（要旨）国内の検査対象を三一カ月以上に引き上げ、米国・カナダ産牛肉の輸入対象も三〇カ月以下とする。年内にも内閣府の食品安全委員会に諮問する方針。

日本経済新聞　二〇一一・一一・一

「米国産牛肉、幻の七月輸入緩和説　業界の期待空振り」

日本経済新聞　二〇一二・七・一

その後、二〇一二年一〇月に食品安全委員会は「牛海綿状脳症（ＢＳＥ）対策の見直しに係る食品健康影響評価」を公表し、二〇カ月齢と三〇カ月齢の米国産牛肉のリスクの差は小さいと報告した。翌二〇一三年二月、米国産牛肉の輸入制限を三〇カ月齢以下に緩和した。緩和に約七年かかった。

二〇一三年五月には、食品安全委員会が「ＢＳＥ検査対象を四八カ月齢超に引き上げたとしても人への健康影響は無視できる」と報告し、七月にＢＳＥ検査月齢を四八カ月以上に変更、地方自治体の全月齢全頭検査は終了した。検査月齢変更の審議について次のような話があった。

❖酒井健夫氏〔元日本大学総長〕

ＢＳＥとの関わりは、二〇一〇年から二〇一三年まで食品安全委員会プリオン専門調査会座長としてＢＳＥ対策の審議に携わったことだった。二〇〇一年に始まった全月齢の全頭検査は前任の吉川泰弘座長時代の二〇〇五年に二一カ月以上の検査に変更になり、二〇カ月以下の米国産牛肉が検査なしで輸入されていた。それから六年間は検査月齢の変更が行われなかったが、二〇一一年になって厚生労働省は食品安全委員会に対して検査月齢を三〇カ月以上に変更したときのリスク評価を諮問し、専門調査会で審議が始まった。

しかし、審議は紆余曲折し、解決しなければならない論点が多かった。検査月齢の見直しに前向きの意見と慎重な意見があり、厚生労働省と農林水産省の意見の隔たり、そして世論の多くが見直しに慎重という事情があった。約一〇カ月に及ぶ審議の結果、検査月齢変更のリスクは非常に小さいという結論を得ることができたのは、小泉直子委員長と栗本まさ子事務局長の支援も大きく、BSE対策が進んで二〇〇九年以後は新たなBSE感染牛の発見がなくなったこと、そして国民の理解を深めるためのリスクコミュニケーションを繰り返し行った事務局の努力がある。

その後、二〇一三年には検査月齢をさらに四八カ月以上に引き上げた場合のリスク評価を行い、その影響は小さいという結論を得た。同時に、全自治体において継続していた全月齢の全頭検査が終了した。実は検査月齢を四八カ月以上に引き上げる審議の中で、この際、原則として検査を終了すべきとの意見もあった。しかし、リスク管理の状況を確認しつつ段階的に引き上げるべきということになり、検査の終了が実現したのは四年後の二〇一七年、全頭検査開始から一六年後のことだった。

全頭検査はBSEに対する国民の不安を小さくするために必要だったと考えるが、これを止めるために極めて長い時間が必要だった。その一つの原因はたいへんな努力をしたにもかかわらずリスクコミュニケーションの成果がなかなか出なかったことだ。

BSE問題をきっかけにして、食品の安全に対する概念が「食品衛生」から「食品安全」に大きく変わった。食品衛生とは衛生的で安全な食品を供給する管理技術だ。一方、食品安全とは衛生的で安全な食品の供給に加えて、リスク評価に基づくリスク管理の実施と情報の提供、すなわちリスクコミュニケーションを行うという総合的な仕事だ。そのような食品安全の科学の進歩は望ましいことだが、問題も残っていると思う。リスクコミュニケーションは自然科学だけではなく社会科学の分野なのだが、それを行う人材は少ないことだ。そのような人材不足がリスクコミュニケーションの成果が出ない一つの原因であり、食品安全委員会と関連の行政機関に社会科学系の人材を配置することが必要であろう。また、このような総合的なリスクの考え方が国民にはまだ十分に理解されていない。リスクに対する理解が進むことでリスクコミュニケーションの成果も上がることが期待される。

ＢＳＥ問題のもう一つの影響は、リスク評価とリスク管理を分離したことだ。これはリスク評価と管理の両方を担当していた農水省のＢＳＥ対策が事業者寄りだったという批判から生まれた結果であり、そのような分離は必要なことではあるが、それがあまり行き過ぎるとＰＤＣＡサイクルが回らなくなってしまう。評価機関と管理機関の協力と情報の共有が欠かせない。

ＢＳＥ問題はまた食品安全の考え方を農場段階にまで持ち込む必要性を示し、その結果、農場ＨＡＣＣＰや農業生産工程管理（ＧＡＰ）の制度が実施されつつある。

最後に、プリオン専門調査会座長の任期中の主な評価作業については、二〇一一年一二月に厚生労働省より要請された検査対象月齢を二〇カ月齢から三〇カ月齢にした場合のリスク評価に取り組んだ結果、リスクの差はあったとしても非常に小さく、人への健康影響は無視できると結論した。次いで今回、さらに月齢を引き上げた場合のリスクを検討した。その結果、検査対象月齢を四八カ月齢超に引き上げたとしても人への健康影響は無視できると判断し、二〇一三年五月一三日の食品安全委員会に報告した。これらのリスク評価は、いずれも中立公正な立場から、科学的かつ論理的な根拠に基づくものである。これらの科学的なリスク評価結果を、消費者により一層理解してもらうためには、我々の説明や提供した情報がいかに信頼されるかにかかっている。そのためには、消費者との間の信頼関係を向上させる努力が求められ、双方向の対話であるリスクコミュニケーションの充実が重要であると認識している。

❖熊谷　進氏〔元食品安全委員会委員長〕

食品安全委員会での最初の仕事は、二〇一一年に検査月齢を二一カ月以上から三一カ月以上に変更した時のリスク評価だった。そのときには以前よりずっと多くのデータが蓄積されていたため、これに基づいて全ての委員が納得できる科学的な評価を行うことができた。その後、四九カ月以上の検査に変更するためのリスク評価は、順調に進めることができた。とはいえ、リスク評価は受験数学の試験とは違って、明確な答えが一つだけ出てくるわけではない点と、BSEに関しては化学物質などと比べて圧倒的にデータが少ないことで、苦労は変わらなかった。その一方で、専門調査会が行った科学的評価が社会の批判を受けたという以前の記憶が残っていて、社会の目が気になり、科学的事実をストレートに言いにくい雰囲気がプリオン専門調査会には残っていたようだ。しかし、食品安全委員会としては、科学だけに基づいて、毅然とした評価を行ってきた。

肉骨粉の肥料としての利用については、特定部位は焼却処分になるので、それ以外の部位から作った肉骨粉にはプリオンの汚染はあったとしても微量なのだが、これを間違って牛やヤギが食べる可能性があるので、慎重にそのリスクの検討を行った。その結果、我が国では、肥料としての利用は牛やヤギにBSEを引き起こすリスクは小さいと評価した。

❖姫田　尚氏〔元食品安全委員会事務局長〕

食品安全委員会においてBSE検査月齢を三〇カ月から四八カ月へ、さらに四八カ月から検査の廃止へ、プリオン専門調査会でなんとか答申案がまとまりＢＳＥ問題に一定の結論を出せたのは私の食品安全委員会事務局長退職前日であり、事務局長として最後の日であった。この間、非定型のＢＳＥについてさまざまな議論をしたが、欧州食品安全機関（ＥＦＳＡ）で「非定型ＢＳＥは定型ＢＳＥとは異なる新たな疾病として考えられる。その場合、牛から牛への伝達は否定できない。ヒトへの感染はエビデンスがない（単にヒト型マウスに伝達した事例はあるが人ではない）。さらに、人の有害事象はいまだ確認されていない。以上から、予防原則に照らしても人獣共通疾病として対策を打つ必要はない。」との考え方を聴き大いに勇気づけられた。最終的にはプリオン専門調査会で、リスクが極めて低いと、ゼロリスクではなく、ヒトのプリオン病の発症の可能性がゼロではなく極めて低いことを評価結果とし、食品安全委員会が、サイエンスベースに評価したことを誇りたい。

二〇一三年に国際獣疫事務局（ＯＩＥ）は日本を「無視できるＢＳＥリスク」の国に認定した。このときの事情について川島俊郎氏は次のように話している。

❖川島俊郎氏〔食品安全委員会事務局長〕

国際獣疫事務局（ＯＩＥ）は動物の衛生問題に関する基準を作成したりする国際機関であるが、二〇〇六年から日本代表としてその仕事を行うようになった。当時、ＯＩＥは各国のＢＳＥの状況を調査していたので、代表として日本の状況を説明することも重要な仕事だった。またＯＩＥ参加欧米各国は調査結果や実験データに基づいてＢＳＥの状況が改善の方向にあると判断し、対策を緩和する方向で議論をしていた。しかし、日本国内ではＢＳＥを巡る混乱が収まっていない状況もあり、科学的な知見もまだ十分ではないとして、対策の緩和は時期尚早という立場で交渉した。その後、国内での新たなBSE発見がなくなり、約一年がかりで書類を準備してOIEに国際的なBSEの安全性格付け（BSEステータス）の変更を申請し、二〇一三年五月に開催された総会において、最上位である「無視できるBSEリスク」の国に認定された。

二〇〇四年に全頭検査を二〇カ月以下の検査に変更するときには国民的大議論が起こったのに比べて、二〇一三年に地方自治体で行われていた全頭検査を廃止して四八カ月以上の検査に変更したときにも、二〇一七年に原則として全ての検査を廃止したときにも、これに反対する意見はごくわずかだった。あれだけ大きな問題だったBSEは一〇年の間に多くの人の脳裏から消えていたのだ。

まとめ

米国産牛肉輸入再開以後の出来事について質問した。

❖阿南　久氏〔元全国消費者団体連絡会事務局長〕

この時期にBSE問題についての消費者学習会を開き、正しい情報に基づいて考えようとしたところが、学習会への参加者は少なく、がっかりすることが何度もあった。

❖戸部依子氏〔NACS消費生活研究所〕

検査月齢を二〇カ月から三〇カ月に変更するのが遅すぎると思った。もっと早くても良かったと思った。あれほど全頭検査を求めていた消費者団体がBSEに対してほとんど関心を示さなくなっている態度にも苛立ちを覚えた。

❖山浦康明氏〔元日本消費者連盟共同代表〕

現在の日本のBSE対策については、二〇一六年七月に食品安全委員会が「BSE国内対策の見直しに係る食品健康影響評価」を報告した。そこではBSE問題を飼料規制を中心に論じている。食品安全委員会の二〇一三年五月八日付の評価書では、それまでの三〇カ月齢超のBSE検査を四八カ月齢以上に見直す根拠について、二〇一〇年から一五年までBSEの発見がないこと、飼料規制によりBSEが発生する可能性が極めて低くなると推定されると述べている。その後、二〇一五年一二月に厚労省が諮問したときには、二〇一三年から一五年までに四八カ月齢超の牛の検査でもBSE感染牛が発見されていない原因として、飼料規制が守られているためと言っている。

世界的に見ると、二〇一五年に英国で二頭、その他欧州で五四頭、カナダで一頭のBSE感染牛が確認されているし、二〇一六年にもフランスで一頭確認されている。また、非定形BSEも確認されている。飼料規制は世界各地で行われているにもかかわらずBSEが発見されるのだから、BSEの発生原因、汚染経路、体内での異常プリオンの動態については未解明の要素があり、検査による原因の究明はまだ必要だと思う。我々としては、日本においても、と畜場での全頭検査を今後とも続けていただきたいと思う。ところが、これが縮小されてしまい、今回は健康牛については全て検査不要とする方向性が出された。日本のBSE対策は、世界的に素晴らしいものであったけれども、それがだんだんと規制緩和されている。

非定形BSEについては、飼料規制をやっているからといって今後もBSEが発生しないということにはならない。H型は人に感染する可能性があるので、vCJDが発生するリスクはゼロではない。これに関してもと畜場でのBSE検査は必要ではないかと思う。

❖多賀谷保治氏〔元吉野家〕

三〇カ月齢以下の米国産牛肉の輸入再開に約一〇年という長い期間が費やされたが、それは「全頭検査」の強烈なキーワードと日本人の根底に流れる「アンチアメリカ」の二つが大きな要因であったと思われる。「全頭検査」は安心対策であって安全対策ではないことを誤解し、メディアもまた国会議員も世界に誇れる安全対策であると信じていた。また、消費者団体等も「全頭検査」を支持し続けた。二〇〇五年に検査月齢を二一カ月齢以上に変更した後も、地方自治体は税金で全頭検査を継続し続けた。一方、左派系は根本的にアンチアメリカであり、メディアも米国でBSEが発見された場合は大きく取り上げたが、カナダ等でBSEが発見されても小さな記事での取扱いであった。農水省の役人も、米国の圧力によりオレンジ及び牛肉の輸入自由化を余儀なくされ、私見ではあるが、二〇カ月齢での線引きもトレーサビリティのない米国を困らせるためのものであったと考えられる。日本は米国に経済、防衛等大きく依存しているものの、日本人の根底に流れる「アンチアメリカ」が、米国産牛肉の輸入再開に大きな足かせになったと思われる。

❖川島俊郎氏〔食品安全委員会事務局長〕

BSE問題について世の中が落ち着いてきた原因は、BSEの発生頭数が目に見えて減ってきたことが大きく、それはＢＳＥ対策が正しかったという多くの人の認識と、行政担当者にとっては自信につながった。だからこそ検査条件の緩和が徐々に受け入れられるようになった。多くの人がＢＳＥ対策について理解したうえで気にしなくなり、忘れていった、そのような経過だと思う。

❖匿名氏〔行政関係〕

全頭検査には科学的な根拠がなく、国は二〇カ月以下の検査を終了したのだが、全ての自治体はトップの判断で全頭検査を続けた。検査しても食肉の安全には関係がないことが分かるとともにＢＳＥ感染牛がなくなり検査をしてもマイナスばかりになると現場の緊張感が薄れてしまった。そしてＢＳＥ検査部門の重要性が低くなり、いろいろな事情で他の部門に配置できない人材を送り込むという、人事の「うばすて山」に使われたところもあったと聞く。

米国でのＢＳＥ問題のまとめとして、米国では汚染肉骨粉によりＢＳＥに感染した牛はいなかったことについて述べておく。これまでに発見されたＢＳＥ感染牛は次のとおりである。

一例目　二〇〇三・一二・二四発見　ワシントン州　六歳半　カナダ産乳牛　ＢＳＥ
二例目　二〇〇五・六・二四発見　テキサス州　一二歳　米国産肉牛　非定型ＢＳＥ
三例目　二〇〇六・三・一五発見　アラバマ州　一〇歳以上　米国産肉牛　非定型ＢＳＥ
四例目　二〇一二・四・二四発見　カリフォルニア州　一〇歳七カ月　米国産乳牛　非定型ＢＳＥ
五例目　二〇一七・七・一八発見　アラバマ州　一一歳　米国産牛　非定型ＢＳＥ
六例目　二〇一八・八・二九発見　フロリダ州　六歳　米国産牛　非定型ＢＳＥ

これまでに六例のＢＳＥ感染牛が発見されているが、一例はカナダ産のＢＳＥ、残り五例は米国生まれの非定型ＢＳＥだった。非定型ＢＳＥは人間のクロイツフェルト・ヤコブ病（ＣＪＤ）と同じように牛一〇〇万頭に一頭程度の割合で自然に発症すると考えられ、国際獣疫事務局（ＯＩＥ）は非定型ＢＳＥが発見された国を「ＢＳＥが存在する国」とみなしてはいない。実際に二〇一二年一二月にブラジルで南米初のＢＳＥ感染牛が発見され、これは非定型であることが確認されたが、ＯＩＥは「ＢＳＥのリスクが無視できる」という評価を変更しなかった。非定型ＢＳＥの原因は肉骨粉ではないためであり、だから米国内で汚染肉骨粉等によりＢＳＥに感染した牛は見つかっていない。米国でのＢＳＥのリスクは非常に小さいという米国政府によるリスク評価、そしてその基礎となったハーバード大学によるＢＳＥのリスク評価が正しかったことが証明されたといえよう。しかし、カナダ生まれの一頭の感染牛がもたらした社会的混乱と経済的被害は極めて大きかった。

非定型ＢＳＥは通常のＢＳＥ病原体と形が少し違う病原体で、Ｈ型とＬ型の二種類がある。非定型ＢＳＥはほとんどが八歳以上という高齢で発見され、その数は二〇一四年までに世界中で九二頭だけであり、そのうち二頭は日本で発見された。これについて食品安全委員会は概略次のように述べている。

「ＥＵにおけるＨ型ＢＳＥの発生頻度は二歳齢以上の牛一〇〇万頭につき、年当たり〇・〇七頭と極めて低い。実験動物への感染実験の結果からＨ型ＢＳＥが人に感染する可能性は確認できない。日本またはＥＵにおけるＬ型ＢＳＥの発生頻度は、二歳齢以上の牛一〇〇万頭につき、それぞれ年当たり、〇・〇七頭または〇・〇九頭と極めて低い。Ｌ型ＢＳＥ感染牛の脳組織については人への感染の可能性が否定できないが、現行のＳＲＭ以外の組織の感染性は極めて低いと考えられる。また非定型ＢＳＥが人のｖＣＪＤを引き起こすという報告はない。」

非定型ＢＳＥの原因はよく分かっていないが、人間のクロイツフェルト・ヤコブ病（ＣＪＤ）と同様に、高齢になると自然に発病する「孤発型」であり、恐らく昔から存在していたのではないかと考えられる。その理由は、通常のＢＳＥの原因である肉骨粉を全く使用していないブラジルで非定型ＢＳＥが見つかったことなどである。この考え方に基づけば、肉骨粉の禁止により定型ＢＳＥが地球上から姿を消しても非定型ＢＳＥは残ることになる。問題は、非定型ＢＳＥが牛や人に感染するのかだが、その可能性はないとは言えない。この点について専門家は以下のように述べている。

❖熊谷　進氏〔元食品安全委員会委員長〕

非定型ＢＳＥの感染性については、人への感染性を判断するためのデータのさらなる蓄積が望まれる。体内分布については、概ね定型ＢＳＥと類似だろうと考えられるが、これももう少しデータがあった方がよいと思う。まだこの先一〇年はかかると思うが、定型ＢＳＥが世界から消えて、非定型ＢＳＥがまれに出現するという定型ＢＳＥ発生以前の時代に戻ったときに、反芻動物の肉骨粉を反芻動物に与えないという規制は当分続ける必要があるとは思うが、特定部位の除去をどうするのかなど、非定型ＢＳＥ対策はこれからの課題である。

❖小野寺節氏〔東京大学名誉教授〕

各国の非定型ＢＳＥの研究は、人間への感染を研究するための動物モデルであるヒト型プリオン遺伝子トランスジェニックマウス・モデルを用いて行われている。いまのところ、非定型ＢＳＥプリオンと、ヒト孤発型ＣＪＤプリオンは全く異なるとの結論が出されている。従って非定型ＢＳＥプリオンがヒト孤発型ＣＪＤプリオンのように人間に伝達性を示すことは全くない。非定型ＢＳＥが最初に報告されてから一五年が過ぎようとしている。その間ＢＳＥの元のプリオンにさまざまな亜型が混在していることが明らかにされつつある。非定型ＢＳＥの出生年を調べると古典型ＢＳＥとそれほど大きな差は見られない。従って、最初の英国ＢＳＥが発生した時期に非定型ＢＳＥプリオンもまた牛群に感染し、病原体の増幅も行われたと考えられる。全世界で非定型ＢＳＥは一〇〇例を超えるが、発生数は減少しており、その大部分は肉骨粉飼料に由来する増幅された病原体によると考えられる。今後とも重層的なＢＳＥ対策を継続して、疫学的なデータを得る必要がある。

第六章　被害と教訓

被害

ＢＳＥ問題の被害について国会において次のような発言があった。

❖鮫島宗明君〔民主党〕

狂牛病が発生してから今日までに、牛肉の売買トラブルによる殺人事件、畜産不振による自殺、酪農家の廃業、肉流通業者、焼き肉屋の倒産、そして牛肉偽装による詐欺事件など、狂牛病発生の二次的被害が拡大し続けています。畜産業、食肉産業界の被害総額は、少なく見積もっても昨年三カ月だけで二〇〇〇億円を超えると推定されており、この先、被害がどこまで拡大するのか、予測すらできない状況になっています。消費者の牛肉離れを引き起こした最大の原因が、農林水産省に対する不信にあることは疑いの余地がありません。

衆議院農林水産委員会議事録（要旨）二〇〇五・七・二七

❖加藤一隆参考人〔日本フードサービス協会専務理事〕

仙台の牛タン店は六割廃業もしくは業態変更、四割の店が辛うじて頑張っている。さらに、現在の仕入れ価格は原価イコール売価となっていることから、売れば売るほど赤字といった状況が続いている。四割の店は、やむを得ずうな丼やラーメン等のサイドメニューを導入して、何とかその経営を維持している。四割早期輸入ではなくて、明日にでも再開してほしいという気持ちでいっぱいだ。また、焼き肉業界は、二万店ほどあったけれども、この約一年有余の間で約一〇％、二〇〇〇店が転廃業や倒産に追い込まれた。

衆議院本会議議事録（要旨）二〇〇二・二・五

ＢＳＥ発生から二年間の対策費は約五〇〇〇億円、食肉関連産業が受けた損失は約六〇〇〇億円。多くの焼肉店が廃業・転業に追い込まれた。また、特定部位を除去した肉骨粉は牛肉と同様の安全性が確保されているのだが、これを利用するのではなく、毎年一〇〇億円以上をかけて焼却した。

ＢＳＥ問題の被害とは何だったのかについて質問した。

❖川島俊郎氏〔食品安全委員会事務局長〕

消費者が受けた被害は、食品の安全性に対する信頼感を失ったことだと思う。毎日食べる食品を安全と思うから安心して食べている。これが当たり前の状況なのだが、その安心の根幹が大きく揺らいだのがＢＳＥ問題だった。それ以来、消費者は食品の安全性に疑いを持ちながら暮らすことになった。これは消費者にとってたいへんに不幸なことだ。アンケート調査では多くの消費者が食品添加物や残留農薬にも不安感を示しているが、ＢＳＥの場合にはｖＣＪＤに感染した英国の若者の映像が流されたことの影響で、不安感が現実的になった。実際に大きな問題が発生すれば不安はより大きくなる。中国産冷凍餃子事件があれほど大きな問題になったのも、実際に食中毒患者が出たからだ。大事なことは、日ごろから世界の状況を十分に把握する努力を重ねて、食品安全に関する事件が起こった後での対応ではなく、何も事件が起こらないように事前に対応することが基本であり、これが食品安全委員会事務局として心がけなくてはいけないことと考えている。

❖栗本まさ子氏〔元食品安全委員会事務局長〕

「大好きな牛肉を食べられなくなってしまった」、「夫にも子どもにも食べさせてあげられない」、「これまでに食べてしまった牛肉のせいで子どもたちが病気になったらどうするのか、ならないことを保証してほしい」、「たとえ一〇〇〇万人に一人と言われても、それがうちの子かもしれないから心配でたまらない」…。当時、消費者の方々がおっしゃっていたことが、次々と思い出される。心から不安に感じておられた方も大勢いらしたと思う。

❖日和佐信子氏〔元全国消費者団体連絡会事務局長〕

ＢＳＥ問題で消費者が受けた被害は、安全について科学的、合理的に考えることが難しくなったこと。行政の初期対応の混乱が消費者に必要以上の危険性を抱かせることになった。

❖阿南　久氏〔元全国消費者団体連絡会事務局長〕

「消費者」が誰をさしているのか明確でなく、ＢＳＥ問題は「消費者被害」には当たらないように思うが、長年の検査に公金が使われ続けたことは問題だと思う。

❖神田敏子氏〔元全国消費者団体連絡会事務局長〕

安全面で消費者に何か具体的な被害があったとは思わないが、「安全性」について、非常にあるいは不必要に「不安な思い」にさせられたことは「被害の一つ」だと思う。テレビの映像や報道の内容、国などからの情報提供の在り方、業者による不正問題（国内産牛を米国産と偽装など）等が、「不安」に拍車をかけた。二〇〇一年に国内でBSEが発生した後は国内産牛肉への不安だったが、二〇〇三年に米国でBSEが発見された後は、米国産牛肉への不安と同時に、今度は国内産への信頼?!と…風向きが一八〇度変わった。同じころ中国産ホウレンソウの残留農薬問題等もあり、「国内産は安全」という単純な思いが広がっていた。牛肉についても米国でBSEが発生したのを機に、一気に「国内産は安全」という風潮になったきらいがある。「被害」というには少し違うかもしれないが、食に対する漠然とした不安が広がったのは確かである。

❖戸部依子氏〔NACS消費生活研究所〕

消費者は選択の自由を与えられていたので、「怖い」と言っていても、オーストラリア産などの別の食材で食事を賄うことができていたから、現実的な被害はなかったのではないだろうか。ただし、経済的な被害ではなく、正しい情報を伝えられなかったという精神的被害が大きかった。全頭検査は消費者のためではなく、国内の畜産事業者の保護のためではなかったのか?とすら思える。もっと他の形で、国内の畜産事業者の保護をすべきではなかったかと思う。

❖引野　肇氏〔東京新聞編集委員〕

消費者は、ちょっと値段が高い牛肉を食べさせられただけで、たいした被害は受けていないと思う。世界の食糧事情を考えると、人間は牛肉を食べ過ぎていると思う。そういう意味では、牛肉の消費が減って、かえってよかったのかもしれない。

❖畝山智香子氏〔国立医薬品食品衛生研究所〕

ＢＳＥに限らず食品関連の問題はいつでもそうだが、消費者は必要のない不安を与えられ、負担する必要のないお金を払わされ、食品安全で最も大事な「バランスのとれた多様な食生活」を達成するハードルを上げられることによって安全性も損なわれている。それなのにそれに気が付かない、知らされていない。これが消費者の被害だと考える。

❖赤塚保正氏〔柿安本店代表取締役社長〕

日本でＢＳＥが見つかったときには、そんなに大きな問題に発展するとは思わなかった。ＢＳＥの原因である肉骨粉を乳牛に食べさせるが、柿安が扱っている黒毛和牛には食べさせない。だからＢＳＥは乳牛の問題であり、自分には無関係だとも考えていた。ところがテレビではＢＳＥに感染した牛がよろめいて倒れる映像が連日のように流され、ＢＳＥに対する恐怖感、乳牛も肉牛も全て一緒にして牛肉に対する恐怖感が広がっていった。当時の柿安は牛肉の販売、すき焼きレストランの経営、そして牛肉しぐれ煮販売が三本柱だった。すき焼きは忘年会の需要が多かったのだが、ＢＳＥ発生後、忘年会の予約がなくなり、レストランを訪れる客も激減した。しぐれ煮はお歳暮商品として人気があったのだが、デパートからは販売を止められ、固定客からは「自分は食べるけれど、お歳暮として贈るのは・・」と言われて、これもまた売り上げが前年の七〇％減まで激減し、返品が続いた。精肉の売り上げも半分に減った。ここに来て初めて事態の深刻さに気が付いた。ＢＳＥ発生は私の父である赤塚保が社長に就任した数カ月後のことだったが、柿安存亡の危機を迎えて次々に手を打った。それは牛肉一本の商売を多様化することだった。具体的には総菜事業の拡大と、一五店あったレストランを一店に縮小し、その人員を総菜事業に回すことだった。惣菜店は客の目の前で調理して出来立てを提供する方式で人気を呼び、全国のデパートに二〇店を出店して収益を確保するとともに、従業員のリストラを避けることができた。さらに、バブルの崩壊とBSEのダブルパンチでデパートから精肉店の撤退が続いたのだが、BSE問題はそれほど長引かないという見通しを立ててデパートに進出した。このときに重視したのが従業員教育だった。従業員が牛肉の安全性を確信できなければ客に商品を提供などできない。そこで、柿安が使う牛には肉骨粉は一切与えていないからBSEにはならないという事実を繰り返し従業員に伝えた。さらに、精肉店の店頭には実際に柿安の牛が食べている飼料を展示して、「安全な餌を食べているから牛肉は安全」というメッセージを伝える努力も続けた。こうして、BSE発生の翌年には業績が落ち込んだが、その翌年にはV字回復を達成することができた。また黒毛和牛を使った商売だったため、その後の米国でのBSE発見と米国産牛肉の輸入停止の影響をほとんど受けずに済んだ。こうしてみると、BSEにより確かに大きな被害を受けたが、存続の危機があったからこそ柿安は大きく脱皮することができたともいえる。もしBSEがなければ、いまも精肉販売と、すき焼きレストランと、しぐれ煮の販売だけを続けていたかもしれない。まさにピンチはチャンスという言葉通りであった。

❖一瀬邦夫氏〔ペッパーフードサービス代表取締役〕

BSEが発見されたとき、店で提供していたのは国産牛ではなく米国産牛肉だったので、九月の売り上げはそれほど落ちなかった。ところが一〇月になると各店舗の売り上げは日に日に落ち込んでいった。毎日のようにテレビで流されるBSEに感染した牛の映像が風評被害を呼んでいた。何とかしなくてはならないと思い、パソコンの前に座って一枚の張り紙を作った。そこには「助けてください。このままでは本当に困ります。美味しく安全な米国産のお肉です。食べに来てください」というお願いを書いた。そして、この紙を各店舗に張り出した。するとこれを見た朝日新聞の記者が取材に現れて、翌日、東京版に記事が出た。それは、ＢＳＥ問題が起こってから初めて飲食店の立場でその窮状を訴えるものだった。すると次にテレビ局が取材に来たので、同じ話をした。この張り紙がメディアの論調を変えるのに役に立ったのではないかと思っている。その直後の一〇月一八日に全頭検査が始まり、厚労、農水両大臣の安全宣言があった。そこで「安全宣言フェアー」を行い、主なメニューを二〇〇円引きにした。その効果もあって、売り上げが一二月には元に戻った。実は、売り上げが大きく下がったころ、不安を持たれた牛肉に頼るのではなく、チキンとポークで挽回しようと考えてメニューを用意した。そんなときにラジオ番組の出演の依頼が来た。生放送の番組で、会社の取り組みをぶち壊す発言をしてしまった。「いま、多くのお客様が牛肉禁断症状になっている。我慢ができず、牛肉を食べに来たとき、チキンやポークを売っていたら、何の店か分からない。だからうちはチキンやポークは売らない。」そんな発言だった。もちろん、準備を進めていた社員は仰天したが、結果として牛肉一本で行くという会社の方針が確立した。

❖髙岡慎一郎氏〔人形町今半代表取締役社長〕

ＢＳＥが見つかった九月の売り上げは数％の落ち込みで、大きな影響はなかった。ところが、一〇月に入ってから毎週一〇％ずつ売上が落ちて、最終的には一〇月の売り上げが半分になってしまった。不安な気持ちが日本中のお客さまにゆっくり伝わっていったようで、本当に困った状況になった。それから約一年半、管理職の給料カットが続き、その年の賞与はうちの食事券だった。その後も売り上げが戻らない。帰宅してテレビをつけるとＢＳＥでよたよたした牛の映像が毎回毎回出てくる。そして、新型クロイツフェルト・ヤコブ病にかかった女性が苦しんでいる写真が出てくる。そのビデオが繰り返し出てくる。店に行くと、お客さんは半分のまま。売れないから肉の売り場にはお肉が並んでいない。そこでふと思った。待てよ、テレビで連日あんな映像を流しているのに、なぜ半分もお客さんがいるのかな。このお客さんはお肉が大好きで、人形町今半が大好きなのかな。それだったら戦略を変えよう。それまでやっていたのは、値引き販売と、かに鍋や豚の鉄板焼き。牛肉から逃げることばかりだった。そうではなくて徹底的に牛肉をやろう。そこで、とにかくお肉をたっぷり並べた。せっかく来てくれたお客さんはお肉が大好きで、今半でお肉を買いたいのだから、その人たちが喜ぶように店を変えた。もちろん売れない。非常に厳しかったが、とにかくお肉だけは絶対に裏切るなよ、変な肉を出したらダメだよということで、徹底的に肉にこだわった。そんなことをやっていたら、年末過ぎぐらいから急に売り上げが戻ってきて、二〇〇二年の二月三月は一気に売上が上がり、五月には精肉の販売が前年を超えた。飲食店は回復まで一年かかったが、九月には前年を超え、それから約六年間、全ての既存店で前年を超えることができてきた。今半って何かと考えたときに、肉の商売だな、牛鍋屋の商売だったな、そんな原点に帰ったことが良かったのかなと思っている。

❖根岸榮治氏〔ねぎしフードサービス代表取締役〕

牛たんを料理として提供を始めたのは仙台だった。一九八一年に新宿に牛たん専門店を出店したときには、牛たんはサラリーマンの酒のつまみだった。しかし、牛たんととろろと麦飯を組み合わせることで女性にも人気があるヘルシーフードになり、九〇年代後半から牛たんが人気になってきた。原料の牛たんは国産では量も足りず価格も高いことから、米国産を使用していた。

日本でBSEが見つかった後も、牛たんは十分な在庫があった。しかし、BSE発生後二、三日で急激な牛肉離れが起こり、売り上げは半分まで落ちた。二〇〇〇年には焼肉ブームが起こり、焼き肉業界は絶好調で、牛たんの仕入れ値が高騰し、牛カルビのメニューを追加するなどの努力も行い、売り上げも伸びて、店舗数も増やしたところだったが、BSEの発見でブームは一気に冷めた。政府が行った全頭検査の効果も目に見えるようなものではなく、店頭で客に対して行った牛たんが特定部位ではないことの説明も一部のサラリーマン客には効果があったが、ほとんどの人が訳も分からない状態で牛肉に対する恐怖感を持っていたため、女性、特に子供がいる主婦にはほとんど効果が見られなかった。「牛たんは危険」といったうわさ話もあり、新たにBSEが発見されると話題になり、ワイドショーで放送されると主婦は影響を受けた。テレビ局から取材があったときには牛たんが危険ではないことを説明したが、番組全体が牛肉は怖いという流れだった。アルバイト店員を解雇するわけにはいかず、牛たんから鳥、豚、羊などのメニューに変更したり、とろろの店を出したり改善策を講じたがその効果は直ちには現れず、たいへんな苦労をした。それまでの信用で銀行の支援が続いたことも大きかった。メニュー変更などのが、効果が出て営業が改善したのは二〇〇三年になってからだった。

ところが、二〇〇三年一二月に米国でBSEが発見されて米国産牛肉の輸入が止まり、一気に牛たんがなくなり、わずかな商品の価格は上昇した。日本のBSEのときとは違ってそれほど大きな客離れはなかったが、米国産牛たんがないためオーストラリア産牛たんしかなく、牛たんの供給量は約半分になった。その影響でオーストラリア産牛たんの仕入相場も高騰し、二〇〇五年四月には輸入停止以前の五倍の値が付いた。牛たん商品のメニューの値上げに踏み切らざるを得ず、その結果、客数、売り上げは前年比八割以下まで落ちた。原価高騰のため利益も下がって商売が難しい状況になった。米国産しか使っていなかった牛たんの仕入れ先を米国以外のメキシコ、チリ、ニュージーランドなどに変えようとしたが、国により味も匂いも違うのですぐには商品にならず、結局オーストラリア産に絞った。しかしオーストラリア産牛たんの供給はそれほど急速には増えず、最大で五倍まで高騰した価格では商売は成り立たない。しかし牛たん専門店としては牛たんを外すわけにはいかない。その対策として、鳥や豚のメニューを強化したが、そうなると牛たん専門店ではなくなる。結局売り上げは大きく落ちた。二〇〇五年一二月に米国産牛肉の輸入が再開されたがすぐに再度停止になった。二〇〇六年六月にメニューの価格を元に戻し、七月に米国産牛肉の輸入が再々開した。牛たんはそのままオーストラリア産を使用したが、米国産カルビのメニューが復活し、牛たん以外のブタや鶏のメニューも定番の商品になり、やっと売り上げが上向きになった。二〇〇六年七月に米国産牛肉の輸入が再再開した。牛たんはそのままオーストラリア産を使用したが、米国産カルビのメニューが復活し、牛たん以外のブタや鳥のメニューも定番の商品になり、やっと売り上げが上向きになった。オーストラリア産牛たんの価格はやっと安定してきたが、その後はオーストラリアの干ばつと、バイオエタノールにするためにトウモロコシの需要が高まり、穀物価格の高騰の影響で価格は再度、高騰し、通常の価格では赤字になり、商売にならない。それでも買わなければ店を開けられず、商売を続けられない。今後、牛たんの価格は多少は下がるかもしれないが、高値安定になることが予想される。一方、米国産牛肉がなくなりオーストラリア産牛肉が増えた影響で多くの人が赤身肉に慣れて、それが現在の赤身肉ブームにつながっているのではないか。

ＢＳＥが人の健康に及ぼす被害については国内でｖＣＪＤに感染した人はなく、ＢＳＥが日本人の健康に直接被害を及ぼすことはなかった。しかし、ＢＳＥ問題の中で命を落とした人は何人もいる。その一人が食用牛の目視検査を担当していた釧路保健所食肉検査係の女性獣医師だった。食用牛がと畜場に運び込まれると獣医師が目視検査を行い、牛の外観や歩行の様子を観察し、もしBSEが疑われたらその牛は食肉処理から外して脳の検査を行うことになっていた。この検査を担当していた女性獣医師が二〇〇二年五月に自殺するという出来事があった。この獣医師が目視でBSE感染牛ではないと判断した牛が、その後の検査で四頭目のBSE感染牛であることが分かり、BSEを見抜くことができなかったことに責任を感じて自殺したと報道された。しかし、目視でBSEが判断できるのは歩行困難など明確な症状が出ている場合に限られ、日本でそのような牛は見つかっていない。だから、この獣医師には何の落ち度もなかった。にもかかわらず、自殺に追い込まれた背景について、次のような話があった。産地ではBSE感染牛が見つかることをひどく恐れていたが、そのような雰囲気の中で獣医師には「BSEを出してはいけない」というプレッシャーがかかっていた。もしBSEを疑うような牛がいたらいち早く見つけて、内密に処分すれば産地は助かる。そんな雰囲気があったということだが、そもそも目視でBSE感染牛を見つけることができないのだからこれは無理難題であり、女性獣医師はこの犠牲になったという見方もある。

事業者が受けた経済的被害は深刻だった。特に焼肉や牛タン関連の業界は深刻な被害を受けた。そんな中で、BSE問題をきっかけにして事業を立て直した事業者の話も聞いた。一方、消費者にとって牛肉は絶対に必要な食材ではない。だから消費者の食生活に対する被害はそれほど大きくはなかった。

客観的に見て日本のBSEのリスクは極めて小さかった。にもかかわらず、多くの人が不安を感じ、大きなパニックが起こった要因として指摘されているのがBSE発生直後に放映されたNHKスペシャルの番組であり、その後連日のように各局で放映された歩行困難なBSE感染牛の異様な姿だった。こうして広がった恐怖感に、行政の不手際が輪をかけてしまった。農水省の間違った発表が情報隠しなどと大きく報道され、消費者は正しい情報を伝えられていないという不信感を持ち、安全について科学的、合理的に判断するのではなく感情的な判断が先行し、必要がない不安が生まれた。インターネットによる多くの情報も、その多くが科学的な事実を無視して不安感をあおるものだった。その結果、過剰な安全対策が実施され、消費者は本来であれば必要がない費用を負担することになった。

安心は安全が科学的に保障されていることが大前提だが、それだけでは不十分であり、「安全」という情報を信じられるのかが判断の決め手になる。この関係を『安心＝安全＋信頼』と書き表すことができる。ＢＳＥ問題が発生した後、特定部位の除去により牛肉の安全は保障されていた。しかし、その情報を発信する政府と行政の信頼は失われていた。だから、その情報は信ぴょう性を疑われ、何かを隠していると疑われ、不安が増大した。こうして牛肉だけでなく、全ての食の安全に対する消費者の信頼が失われ、過剰な安全対策に歯止めが効かなくなったのだ。

教　訓

ＢＳＥ問題を通じて思うことや教訓について質問した。

❖江田五月氏〔元参議院議長〕

ＢＳＥ問題を通じて感じたことは三つある。その一つは、世界の畜産現場において、牛の廃棄物から作った肉骨粉を牛に食べさせていたことだ。ＢＳＥの病原体で汚染した肉骨粉をほかの牛に食べさせたためＢＳＥが広がったのだが、そのような危険性を無視していたことに驚くとともに、牛に「共食い」を強制していたことは素朴な感情としておかしいと思った。

二番目は、消費者の国際的な連帯の必要性である。ＢＳＥは英国で始まり、またたく間にヨーロッパ各国、そして北米、日本にも広がり、消費者を大きなリスクにさらすことになった。牛肉などの食品だけでなくあらゆる品物が国境を越えて世界を自由に流通する時代になった現在、消費者が自分自身を守るためには、消費者運動もまた国境を越えた連帯が必要であることを痛感した。一九六〇年代には米国のラルフ・ネーダー氏が提唱した自動車の安全を監視する運動が全米に広がり、その影響は世界にも広がったが、日本の消費者運動にも同様の活躍を期待する。市場の質を高めるのは消費者なのだ。

三番目は、食品を介する大規模なリスクはＢＳＥだけで終わるのか、という危機感である。ＢＳＥは肉骨粉という新しい技術開発と、これを牛に食べさせたことが原因だった。肉骨粉自体は、大量の廃棄物を単に焼却廃棄するのではなく、肥料や飼料として有効利用するという点で高く評価されていたのだが、その使い方を間違えて「共食い」をさせたことから、ＢＳＥが世界に広がった。同じように、新しい技術を間違って使うことにより、これまではなかった新たなリスクが発生する可能性は常に存在する。新たな技術については、技術開発を行う研究者やこれを利用する産業界だけでなく、その被害を受ける可能性がある消費者も交えた慎重な検討が必要ではないか。

❖鮫島宗明氏〔元民主党「次の内閣」ネクスト農林水産大臣〕

ＢＳＥ問題から自分自身が教えられたことは、食卓の肉がどのような仕組みで供給されるのかをほとんど知らなかったということだ。例えば、ＢＳＥが起こるまでは屠場でピッシングを行っていることや、それがＢＳＥ病原体で食肉を汚染させることも知らなかった。また、骨や内臓などの食用にならない部分を処理したり、死亡牛の処理を行う化製場やレンダリング工場などという施設があることも知らなかった。と畜場や化製場でのきつい仕事をどんな人たちが行っているのか、食肉関係の仕事には行政の監督・指導の目が必ずしも行き届いていない部分があることなどもBSEの調査の中で知った。BSE問題で何か良いことがあったのかを考えると、ピッシングを止めたことと、牛の生産履歴を記録するトレーサビリティができたこと、そして食肉の世界の透明性が増したことかもしれない。

❖島村宜伸氏〔元農林水産大臣〕

米国産牛肉の輸入再開問題で大きな障害になったのが、世界中で日本だけが「安心対策」として採用していた全頭検査だった。現在は食品が国境を越えて世界に流通する時代である。そして、食の安全についてもおのずから国際社会の常識があるのだから、私たちも世界の人たちの考え方も参考にして考える必要がある。特に政治家とマスコミは、世界の常識を念頭に置いて、かくあるべしという見識を持つことが必要である。このような考え方から言うと、全頭検査のように日本だけが世界とは違った安心対策を採用することを一概に否定はしないが、そのときには、その必要性や根拠について、国内だけでなく世界に向けても十分に説明することが必要と考える。

❖山田正彦氏〔元農林水産大臣〕

世界各地では現在まだBSEが出ているのだから、まだ油断はできない。だから、安心のためではなく安全のために全頭検査は続けるべきであり、検査を止めてしまったことには問題がある。米国産牛肉の輸入も二〇カ月以下で十分であり、三〇カ月にすることには安全面の懸念から反対である。

❖梅津準士氏〔元食品安全委員会事務局長〕

ＢＳＥを契機に、「リスクを科学的、客観的に評価して」必要な対策を決定するというルールができたことは意味のあることといえる。ただ、一度スタートしたリスク管理措置を見直すことは容易でない。例えば、全頭検査を開始したとき、検査をしていない肉が市場に残っていた。この未検査牛肉は、当初は「調整保管」とし、事態が正常化した時点で市場に戻す想定だったが、結局、政府が買い上げ焼却処分になった。全頭検査は、その後、検査月齢の引上げが段階的に行われ、近く全面的に終了することとなった。他方、特定部位の範囲や輸入牛肉の月齢見直しの問題など、なお課題が残っている。ＥＵでは、二〇〇五年と二〇一〇年にＢＳＥ対策見直しの「ロードマップ」を公表し、検査月齢の変更や特定部位の見直しを計画的に実施しているが、我が国でもこうした、規制措置の見直しを段階的、計画的に再評価して行うことが大切ではないか。

一般的に、食品の安全に関しては規制を厳しくすることには多くの人が賛成するが、規制の解除には反対が多く、議論の俎上に乗りにくい。ある分野での過剰な規制が別のリスクや無用の社会的コストを生じていることをきちんと説明しないといけない。そのためには、リスク評価と併せて、「規制影響評価」の考え方を重視する必要がある。

ＢＳＥ問題の教訓は、リスクを定量的に考えることの重要性だ。ＢＳＥが九月一一日に発見された後の一〇月初め、放送大学の近藤喜代太郎教授が英国でのＢＳＥ発生頭数とｖＣＪＤ患者数から計算して、日本ではｖＣＪＤのリスクが極めて小さいという推論を話されているのを聞き、確率論を使ってリスクを定量的に考えることの重要性を知った。そこで近藤教授に監修をお願いして、農水省からＢＳＥ問題のパンフレットを出したが、残念ながらあまり反応はなかった。多くの人がリスクを危険と安全の二つに分けて判断し、ＢＳＥは危険に分類しているときに、確率論でリスクの大きさを判断する話をしても耳に入らなかったのだろう。しかし、ＢＳＥのように客観的に見ればそれほど大きくはないリスクに対して大きなパニックが起こり、その結果、国際的な考え方とはかけ離れたオーバースペックの対策を取らざるを得なくなるという状況を繰り返さないために、このような状況を何とか変えたいと考えている。

❖尾嵜新平氏〔元厚生労働省〕

ＢＳＥ問題を契機として、食品の安全管理のため、リスク分析手法の普及・徹底とそのための組織の在り方についての議論が集中的に進められた。「リスク評価」、「リスク管理」、「リスクコミュニケーション」といった言葉が一般にも広く知られるようになり、その徹底に取り組む必要性が認識され、そのための行政組織の在り方や見直しが進められることになった。その結果が二〇〇三年の食品安全基本法や食品安全委員会の設置につながることになり、ＢＳＥ問題の課題への対応の大いなる一歩につながったと思う。ＢＳＥ問題に関わった当時の担当者としては、この問題の教訓が生かされ、同じような問題が起こらないことを願っている。

❖川島俊郎氏〔食品安全委員会事務局長〕

ＢＳＥ問題を振り返って思うことは、科学的知見を基本にすることの重要性だ。日本ではＢＳＥ発生で大きな混乱が起こったが、国際獣疫事務局（ＯＩＥ）はその時点で得られている科学的知見に基づいて対策を立案し、ＢＳＥ検査をスクリーニングではなくサーベイランスと位置付けていた。そして飼料規制、特定部位の除去とサーベイランスによりＢＳＥ対策を進めることによりＢＳＥの発生を抑え、牛肉の安全が確保されると考えていた。これらは科学に基づく判断であり、その結果ＢＳＥがなくなりつつあることを考えると、やはり科学を基本にした対策が重要と考える。日本でＢＳＥが見つかった当時は政策決定に専門家の意見を取り入れる仕組みが適切に機能していなかったことなどが指摘されたが、専門家の科学的見解を取り入れることは大事なことだと思う。

❖栗本まさ子氏〔元食品安全委員会事務局長〕

英国では、日本の何千倍ものＢＳＥ感染牛が確認され、人への感染も少なくなかったのに、牛肉の消費は日本よりもずっと早く回復した。この理由を、英国の獣医官は、英国人の多くは親戚や知人に牛飼いがいるからだ、と説明した。これだけが理由ではないとは思うが、とても強く印象に残っている。日本では、牛と消費者の距離が遠く離れているので、この距離を近づける努力をみんなで続ける必要があると思っている。

「安心安全」が四字熟語として使われることはなくなり、安心と安全の違いは広く理解されるようになったと思うが、リスクやハザード、リスク分析の意味、食品安全委員会の存在や役割が正しく広く知られているとは、まだ言えない。食品安全委員会が進める小学生、中学生向けのリスクコミュニケーションの取組みや制作した家庭科用教材等を活用し、義務教育に盛り込み、全ての子どもたちに知ってもらう努力を継続することが、必要だと考えている。

❖境　政人氏〔元食品安全委員会〕

ＢＳＥは社会に大きな混乱を起こし、また行政に対する国民の信頼を大きく失墜させた出来事であった。

このため、ＢＳＥのリスク管理措置については英国の関係者が「やり過ぎるくらいでちょうど良い。」と述べられていたことを思い起こし、日本における厳しいリスク管理措置もやむを得なかったのではないかと考えている。

中村啓一氏〔元農林水産省〕

消費者の食の安全・安心への関心は高く、事業者も最大限の努力を尽くしているが、その原点はＢＳＥ問題にあったといえる。消費者の国への信頼、事業者への信頼が裏切られたことによる怒りと不安は根強く、食の信頼回復には長い時間がかかった。ＢＳＥ問題を契機に、規制や指導等のリスク管理を行う関係行政機関から独立して、科学的知見に基づき客観的かつ中立公正にリスク評価を行う機関として食品安全委員会を設置、消費者行政が消費者庁に一元化され、食品表示はＪＡＳ法から食品表示法に引き継がれている。ＢＳＥ問題は、行政・事業者の大きな教訓として、歴史の中に忘却させてはならない出来事と考えている。

姫田　尚氏〔元食品安全委員会事務局長〕

ＢＳＥによる最大の罪は、全頭検査やコメの全袋検査でリスクがゼロになり安全性が確保されるという幻想を国民やマスコミ、流通業者に植え付けたことではないだろうか。検査には当然フォールスネガティブ（偽陰性）やフォールスポジティブ（擬陽性）があり、リスクをゼロにはできないこと等、特定部位を除去するなどの生産段階での対策を打ってリスクを逓減できても、ゼロにはできないことをしっかりと説明すべきではなかったか。検査しているから安全、特定部位さえ取り除けば安全といういずれのゼロリスク論も誤っていることを知る必要があった。一方、ＢＳＥを契機に食品安全も動物衛生も制度の根本的な見直しがされ、リスク分析の考え方に基づくリスク管理とリスク評価、リスクコミュニケーションが法的にも組織的（食品安全委員会、消費安全局、医薬生活衛生局）にも担保され、動物衛生については飼養衛生管理基準が整備され、いまでは農場ＨＡＣＣＰに取り組む生産者も増えるなど生産段階での安全性の確保に向けた意識が強まっている。これは、欧米から一〇年〜二〇年遅れた取り組みではあったがＢＳＥが残した大きな財産といえるのではないか。事前に国費で数百億円の対策を出すことができなかったために、事後処理に数千億円の国費を費やすことになり、生産者や流通、外食産業に大きな経済的損失を生み、国民を不安にした。このことを教訓とし「後始末より未然防止」が最も重要であることを伝えていくことが重要である。

❖道野英司氏〔厚生労働省〕

ＢＳＥ対策は厚生労働省と農林水産省が協力して行った。厚労省の役割は食品の安全と国民の健康を守ることであり、と畜場における特定部位の除去とＢＳＥ感染牛を摘発して食用からはずすためのスクリーニング検査は厚労省の所管だった。一方、農水省の役割は家畜の健康を守ることなので、飼料規制とＢＳＥの広がりを調査するためのサーベイランス検査は農水省の所管だった。と畜場でのスクリーニング検査結果はサーベイランスのデータとしても活用可能なものだ。国内や米国のＢＳＥ問題の初期は農水省がマスコミに取り上げられることが多かったが、これはＢＳＥは本来家畜の病気であり、農水省が予防対策である飼料規制やサーベイランスを所管し、また、国内でのＢＳＥ発生に際して、多くの課題を指摘されていたことや食料供給を所管していることも関係していたのではないかと思う。農業振興を所管する農水省と食品安全と国民の健康保護を所管する厚労省は目的も立場も異なるが、両省の相互理解とともに協力関係の維持が社会の利益になると考えている。

❖赤塚保正氏〔柿安本店代表取締役社長〕

ＢＳＥ問題を切り抜けた経験が生きたのが二〇一一年の福島第一原発事故の影響だった。事故から四カ月後の七月に放射性セシウムで汚染された稲わらを食べたことが原因で汚染した牛肉が全国に流通し、その肉を柿安が販売したという報道が行われた。そこで急遽放射線測定機器を購入して牛肉を測定し、放射能汚染がないことを数値で示すことで消費者に安心していただいた。ＢＳＥ問題のときには実際の飼料を店頭に展示して牛に肉骨粉を食べさせていないことを消費者に理解していただいたのだが、その教訓を生かすことができた。ＢＳＥ問題について改めて感じることは、消費行動は消費者心理で大きく動き、その心理に大きな影響を与えるのがメディアだということだ。もちろんメディアは真実を伝える重要な任務があるのだが、ときにその報道が過剰になることがある。また、対策により牛肉の安全性が高まった時点でもその事実の報道が少なく、消費者の不安はなかなか収まらなかった。こうして、ＢＳＥの恐怖や牛肉に対する恐怖が必要以上に大きくなり、長引いたと感じる。そのことで非常に大きな損害を受け、ときには存続の危機に陥る企業がたくさんあったことをメディア関係者にはもう一度考えていただきたいと思う。

❖安部修仁氏〔吉野家ホールディングス会長〕

ＢＳＥ問題は社会問題としての大きさが政局の課題になり、反対派の市民運動やマスコミの偏見・誤報が世間を扇動し、社会の誤解・偏見はうねりとなって問題の解決を決定的に遅らせてしまった。いまでも、一体この騒動はなんだったのだろうと苦々しく思う。しかし、この問題で日本が学習し反省し次への糧となればまだ救われるのだが、その後発生する諸問題への反応、対応を見る限り、過去の過ちの教訓は一向に生かされていない。そんな絶望的現実の前にリスクコミュニケーションの難しさを痛感するが、少しでも、わずかでも悪循環を止めるために、状況を回復させるためにはリスクコミュニケーションの機能はかけがえの無いものであろう。未来に期待したい。

❖髙岡慎一郎氏〔人形町今半代表取締役社長〕

ＢＳＥ騒動の被害は大きかったが、教訓や収穫もあった。その一つは、危機に対する適応力がついたことである。鳥インフルエンザが起こったときだが、お客様がすき焼きに付きものの生卵を食べたくないと言われる可能性がある。そこで卵の代わりになる「クズだれ」を開発したところ、これが卵アレルギーのお客様や生卵を食べない外国人のお客様に好評だった。もう一つの収穫は、牛肉業界全体の問題が解決したことだ。牛肉の世界では昔から「産地表示」は産地を知らせるためではなく、品質の目安だった。例えば高級牛肉はどれも「松坂牛」、普通の肉は「十勝牛」などと称していた。オーストラリア産牛肉まで「十勝牛」として販売していた例もある。またＢＳＥ問題が発生した後に行われた牛肉買い取り制度を悪用して、輸入牛肉を国産と称する悪質な産地偽装が横行した。ＢＳＥ対策として制定された牛トレーサビリティ法の実施後は牛肉の履歴が全て分かるようになったため、産地表示が厳格に行われるようになり、古くからの悪しき伝統が一掃されたこともＢＳＥ問題の収穫といえるだろう。

❖多賀谷保治氏〔元吉野家〕

ＢＳＥ問題を通じて強く感じたことはリスクコミュニケーションの重要性だった。そこで、リスクコミュニケーション関係の二つの組織の設立に協力し、組織の一員としてその運営に協力することができた。その一つは「食品安全情報ネットワーク（ＦＳＩＮ）」である。この組織は科学的な視点から問題がある食品関係のマスコミ報道に対応するために有志が集まって二〇〇七年三月に設立を構想し、二〇〇八年九月に発足した。その後、メディアの食の安全に関する間違った報道に対して意見を申し入れる活動を継続的に行い、現在も二カ月毎に会合を開催している。もう一つの組織は「食の信頼向上をめざす会」である。メディアの記者は二〜三年で移動があり、記者の認識不足が原因での誤報道が散見された。その対策としてメディア記者を啓蒙するための活動を行うことを目的として二〇〇八年九月に有志でこの組織を設立し、メディア記者とのリスクコミュニケーションを行った。二〇〇九年二月には全都道府県知事に対してＢＳＥ全頭検査のアンケートを実施し、その結果を二〇〇九年三月の「第三回メディアとの情報交換会」で報告し、話題になった。その後、重大な食の安全問題が発生するたびにその問題を取り上げる「メディアとの情報交換会」を開催した。同会は二〇一三年まで活動を続けたが、「食に関する全ての関係者が、食の安全を守るという目的を共有し、食の信頼向上をめざす」という会の設立趣旨は、公益財団法人食の安全・安心財団の活動に引き継がれて現在に至っている。リスクコミュニケーションにおいて最も重要な役割を果たすのがメディアの論調であり、その意味で上記の組織の重要性は今後もさらに増してゆくものと思っている。

❖阿南　久氏〔元全国消費者団体連絡会事務局長〕

ＢＳＥ問題については行政の説明責任は十分に果たされなかったと思うとともに、不作為の責任も問われるべきだと思う。

❖神田敏子氏〔元全国消費者団体連絡会事務局長〕

情報提供や意見交換は重要で、特に問題発生時の初期対応が大事だと思う。国内ＢＳＥ発生時の初期対応はひどいものだった。二〇〇一年九月一一日の夕刻、農水省七階の講堂で緊急の説明会が行われ、会場には入りきれないほどの人が集まった。そこでの質疑応答で、「牛肉を食べても安全という説明があったがなぜ安全なのか」といった単純な質問に対し、「安全だから安全なんです」と結論のみを押し付けるような答えが返ってきて非常に驚いた。何も知識のない者に対して上から目線の回答だった。これまでの行政の姿勢を端的に表している場面だったと思う。仮に結論が正しいとしても、「なぜ」が分からなければ納得感はない。そして初期対応を間違えると不信感が広がり、その修復には相当な時間がかかるという教訓でもあった。その後、意見交換会が行われるようになったが、そこで一番よかったことは、結論のみの情報ではなく、経過が分かるものやリアルタイムの情報まで出されるようになったことである。そして説明も分かりやすく工夫されるようになった。また、さまざまな立場の者が一堂に会するところにいい点があると思う。それぞれが独りよがりにならず、いろいろな立場の人間の意見を聞くことはとても重要である。

リスク分析の考え方が取り入れられたことは、食品安全等を考える上で大きな前進だった。「食品の安全性は、白か黒かというように単純に考えることはできない。全ての食品にはリスクがあり、実際に使用する頻度や摂取量等によってリスクの程度は変わる。そうした考えを前提に健康への悪影響を防止、あるいは許容できる程度にする・・」こうした考え方は、安全性を「科学的に考える芽」を育ててくれたと思う。「絶対安全」を求めがちな消費者だけではなく、生産者・事業者にも必要なことだったと思う。

消費者はどうしてもマスコミ等に誘導されがちである。そうした時代において、自分自身で考え、判断する力を身に付けることが非常に大事だと思っている。そして、考える根拠や基本知識を同時に身に付けなければ、正しい選択はできない。これらを総合した消費者の力をアップさせること・・これが求められていると思う。ＢＳＥ問題は、「食品の安全性とは何か」について考える大きな機会でもあった。リスク分析という考え方について学習し、消費者団体の間でも科学的にものを見る習慣が多少なりともついたと思う。これをもっと消費者全体に広げていきたいものである。

食品安全行政の改革ができたのは大きな前進だった。ＢＳＥ問題を直接的なきっかけとして、食品安全基本法や食品安全委員会、そして農水省には消費・安全局もできた。これ以前には考えられなかったことだ。「国民の健康の保護が最も重要であるという基本的認識の下に、食品の安全性の確保のために必要な措置が講じられる」ということが食品安全基本法の基本理念に据えられたことは、大きな変化・前進だった。こうした行政改革や法律制定に際して、全国消団連ではそれぞれ具体案を示すなど精力的に取り組み、一定の成果を上げることができた。こうした取り組みに関わってきたことを誇りに思っている。

❖近藤康子氏〔消費生活アドバイザー〕

ＢＳＥ発生当時から、家庭やレストランで食べる肉部分について安全に不安を持ったことはない。このあたりは日本の品質管理を信用している。感情的な安心感が第一の日本の食卓では、牛肉は避けられるもので、食べなくても代わりがあるものはあえて口にしない。現在肉屋でもレストランでも、ＢＳＥを話題にすることは一般人は皆無では？それだけ忘れている。忘れていることは感情の安心感に影響していないからで、安全性を納得したから食べているわけではないと思う。一般消費者にとって米国産牛肉が途切れていたのは関税問題や外交上のことがネックだと思っていたのでは？BSE問題によって、国や専門家と称する学者の情報が必ずしも正しいとは限らない、ということを学んだ。安全と安心にギャップがあることを学んだ。安心だと言われても、疑ってかかることを学んだと思う。だからといって何か誰かが被害を受けたかというと、疑問がある。あえて言えば畜産業か？でもほとんど復活しているのでは？BSE発生があってもなくても、経営が厳しくなったことへの影響は薄いのでは？別の観点から見ると、米国産牛肉の輸入が止まっている間に、美味しくて安い豪州産牛肉が店頭にならんだ。輸入肉に対する抵抗感が薄れた。

❖戸部依子氏〔NACS消費生活研究所〕

「検査」で安全性を確保するのではないことを学ぶべきだと思う。ターゲットとなるハザードを明確にして、プロセスで対応することを知る必要がある。行政もそのような枠組みで消費者に情報提供をしてほしい。

❖日和佐信子氏〔元全国消費者団体連絡会事務局長〕

BSE問題についての感想は、行政の初期対応の稚拙さと一方的な迎合した方針転換が全ての原因だと思う。農水、厚労の連携不足と権限意識、情報の不十分な公開と説明能力の欠如、など食品安全行政の問題点が露呈した事件だった。BSEを契機に食品安全行政の抜本的改革が実行されたのは悲願成就の感があるが、BSEが発生しなかったならどうなっていたかを思うと、感慨深い。

❖森田満樹氏〔消費生活コンサルタント〕

振り返れば、日本において食の安全が消費者の大きな関心事となったのは、いまから約二〇年前。一九九〇年代後半のＯ―１５７事件、二〇〇〇年の雪印食中毒事件、そして二〇〇一年のＢＳＥ問題と、さまざまな事件が立て続けに起きたあの時代である。食の安全を守る立場の国の行政機関、事業者、科学者への信頼は損なわれ、法改正など規制強化を求める声が相次いだ。当時、消費者団体八〇〇団体から一四〇〇万筆の署名が寄せられた。

そこで信頼回復の切り札となったのが、リスク分析の導入である。二〇〇三年に食品安全基本法が成立し、リスクコミュニケーションの重要性が示された。翌年、食品安全委員会が発足し、ＢＳＥについてプリオン専門調査会で科学者がリスク評価を行う様子を誰でも傍聴できるようになった。リスクコミュニケーションも活発に行われるようになり、当時は新鮮な思いで参加したことを思い出す。ところが、調査会が進むにつれて科学が必ずしも回答を持っていないことに気付く。報告書にも記されているように、全頭検査が必要か否か二人の科学者が正反対の主張をされ、消費者は混乱した。それぞれの立場を支持する事業者団体、消費者団体の意見も分かれ、リスクコミュニケーションの場は意見表明の場となり対立は深まるばかりだった。科学的根拠の乏しい全頭検査を廃止するまでには、長い時間を要することになった。

このときの論争は、その後の教訓となっただろうか。二〇一一年の福島第一原発事故では放射性物質のリスク評価でも一〇〇ｍＳｖを巡り科学論争が起こった。その後、リスク管理機関で放射線に関するさまざまな基準値が定められたが、科学的根拠について納得できる説明を聞くことはできず、リスクのトレードオフや経済影響評価といった情報も少なかった。現在に至るまで繰り返しリスクコミュニケーションが行われているが、一部の消費者は未だに福島県産農畜水産物を避けている。放射性物質がほぼ検出されなくなってもコメの全袋検査がなかなかやめられない。ＢＳＥ問題と重なり、歴史は繰り返されていると感じる。

ＢＳＥ問題を思い起こす中でリスク分析におけるそれぞれの立場の責務、役割を改めて考えさせられた。消費者の役割は、食の安全を専門家に任せきりにするのではなく、科学的根拠に基づく説明を求め、対策にかかる費用や、他のリスクのトレードオフなどの課題も含めて一緒に考えることにある。しかし、実際にリスクコミュニケーションに参加してもさまざまな専門用語が飛び交い、内容を理解するためには困難も伴う。消費者の参加は一部にとどまり、行き詰まっているようにも見える。

ますます複雑で不確実性が増す現代社会において、私たちはさまざまな立場の意見があることを理解しながら、社会全体で考えていくことができるだろうか。同じ轍を踏まないためにどうすればいいのか。ＢＳＥ問題はそのことを問いかけているように思う。

❖山浦康明氏〔元日本消費者連盟共同代表〕

ＢＳＥ問題は、食の安全の象徴として、日本政府は非常に良い対策を取ってきたと感じている。これは国民が食の安全・安心について厳しい見方を持ち、業界のいろいろな動きに対しても厳しい視点を持っていたので、政府としても、しっかりと対策を取ってきたという経過がある。残念ながらこうしたしっかりとしたＢＳＥ対策が政治的な影響によって後退してしまった。今後、安全対策が政治に影響されないように政策を推し進めていただきたい。具体的にはＴＰＰ交渉とともに日米二国間の並行協議が行われて、ＢＳＥ問題に関してはゼラチン、コラーゲンの輸入解禁が議論となった。特定部位に関わるゼラチン、コラーゲンについて、安全性の確保がおろそかになってきたのは、政治的な貿易協議の中で、米国の要求に日本政府が譲歩したという部分があると思う。このように政治的な影響力が、食の安全問題に大きな影響を与えているということは、消費者として不安に感じる。子や孫の世代の安全を確保するためには、現在のBSE対策を考え直して、もっと厳しい対策を取るべきではないか。そのときには、政治的な影響力を排して、あくまで科学的に考え、問題があれば厳しい措置をとるという、食品安全委員会の当初の理念を、もう一度思い起こしていただきたい。

❖小島正美氏〔元毎日新聞編集委員〕

食品安全委員会の評価を見ていて、科学的な評価といえども、世論や政治を見ながら、また世論を気にしながら、評価している姿勢が感じられた。なぜ、科学者は科学者らしく、もっと自分の意見を言えないのか、という点が一番の教訓だ。

❖中野栄子氏〔日経BP社〕

吉野家の「牛丼サヨナラキャンペーン」が印象に残っている。日本の一大外食チェーンが業態開発やメニュー開発を新たに迫られるほどの大きな影響に、日本人は翻弄された。しかし、それほどの影響があったものの、科学的真実が一般国民レベルに届く情報提供がなされなかったことで、問題解決は「忘却」に頼るしかなかったと言わざるを得ない。

科学的合理性のない全頭検査によって、国民の税金が無駄に使われ、女性獣医師が自殺するなど、社会的損失は甚大だと思う。しかも、高い授業料で、消費者がBSE問題をしっかり理解できたのならまだいいのだが、そうとは言えないだろう。BSEへの不安は解消しないまま、ほかの食品への不安とも渾然一体となって、ますます国民を悩ませるものとなっている。

ＢＳＥ問題をきっかけにして食品安全基本法が制定され、食品安全委員会が設置され、食品安全行政は、しっかりと成果を上げているとは思うが、一般消費者が置き去りにされている感がぬぐえない。リスクコミュニケーションの部分がまだ欠けている。そもそも、一般消費者の関心が低いことが理由なので、「風邪予防には手洗い」「歯周病予防に歯磨き」のように、当たり前な公衆衛生知識の一端として、消費者の認知を高める努力を、国民皆がすべきだと思う。消費者は勉強すべきだし、その消費者に確実に情報を届かせる工夫も必要だ。その点で、我々メディアももっと努力しなくてはと思っている。

❖引野　肇氏〔東京新聞編集委員〕

人は、特に日本人は、食の問題に関して非科学的な行動をとるということが、ＢＳＥ事件でより鮮明になったと思う。また、食の問題は、文化的な習慣的な影響がとても強いので、あれだけ大騒ぎになったにもかかわらず、みな牛肉が大好きだ。結局、時間が経てばすっかり忘れてしまう。そういう点で、文化や習慣は、確率的な恐怖感よりも強いということが証明された。絶滅危惧種になったウナギを、相変わらず、みんなばくばく食べているし、政府もなんの保護手段もとらない。食は文化であり、習慣であり、そして非科学なんだと思う。

❖日比野守男氏〔元東京新聞・中日新聞論説委員〕

全頭検査の開始に伴い、消費者の牛肉への不安が急速に収まっていったのは確かだ。その意味では特効薬のような効果があった。だがいまから振り返れば、農水・厚労両省は全頭検査に関する説明の仕方がまずかった。「全頭検査をしているから安全」ではなく、それ以前に特定部位の除去、飼料規制の徹底で安全を確保していることを強調し、「全頭検査で確認している」というべきだった。そのボタンの掛け違いが後日、全頭検査がなかなか縮小・撤廃できないことにつながっていった。パニックがおおよそ収まったときを見計らって少しずつ国民に説明すべきだった。当時でも農水、厚労両省には優秀な技官が多数いたはずだ。いずれ「全頭検査」を廃止することを見越してトップに直言するだけの勇気は持てなかったのだろうか。それが残念である。

ＢＳＥ問題は社会・消費者に被害を与えたというよりも、一度通過しなければならないプロセスではなかったのか。日本の食品安全行政にとってよかったと前向きにとらえたい。この問題の発生を機会に、従来リスク評価とリスク管理が渾然一体で不明確だった従来の食品安全行政が、内閣府に食品安全委員会が置かれることにより明確に区分された。

❖平沢裕子氏〔産経新聞記者〕

全頭検査を巡る話は厚生労働省の担当記者から聞いていたが、その記者もリスクについてよく分かっておらず、全頭検査を支持していたように記憶している。二〇〇五年に京都大大学院医学研究科に研究生として在籍していたとき、『プリオン説は本当か』（福岡伸一著）や『プリオン病の謎に迫る』（山内一也著）を読んで議論するという授業があったが、このときも実際の食のリスクをどう考えるのかという視点はなく、結局、よく分からないままだった。ＢＳＥの全頭検査に意味がないことを理解したのは二〇〇八年で、七月に二〇カ月以下の検査に対する国の補助が打ち切られたことを巡る話を記事にした。すでに社会的にはほとんど話題になっていなかったＢＳＥ問題に興味を抱いたのは、二〇〇七年に食品表示偽装問題で唐木英明・東大名誉教授に取材し、「食の安全はリスクの大きさで考えるべき」という話を聞いたことがきっかけだったと思う。その後、二〇一二年三月と二〇一三年二月にも自治体が全頭検査をやめられない事情を記事にした。BSEの取材を経て、「安全は実際のリスクの大きさで考えるべき」ということを私自身は学ぶことができたが、日本社会全体にこの考えが広まっているわけではない。特に、新聞社内でリスクの考えが理解されていないことは大きな問題と考える。行政の担当者にはこのことを理解していただき、健康へのリスクに関係する問題が発生した際には、まず実際のリスクの大きさを説明し、科学的に安全かどうかということをしっかり説明するようにしてほしいと思っている。

全頭検査で広がった「検査をすれば安全」という神話は、放射性セシウム検査にも引き継がれている。福島の海産物の問題では、政治家（復興大臣）、生産者（漁協）も、検査すればするほど安全が高まり、だから安心と、声高に主張していた。安全を保つために必要なことはモニタリング検査であり、それは抜き取り検査で十分なことを全く理解していない。放射性セシウムの話をいくら記事にしても、私個人の理解は深まっても、世の中の人にどれだけ波及させることができているのか、忸怩たる思いがある。

❖伊藤哲朗氏〈日本食糧新聞社行政取材局長〉

食品安全委員会の寺田雅昭・初代委員長とのインタビューでは「メディアは批判すべき点もあるが、ファシリテーター的な機能には期待する」と言われた。BSE問題以後に起きた中国産冷凍餃子中毒事件、福島第一原発事故による放射性物質の汚染だけでなく、トランス脂肪酸、カンピロバクターなどの食品リスクをメディアがうまく説明できたかというと、まだまだだと思っている。科学をベースにした組織はあるが、これをもとにして行政手法、業界のありようまで言及し切れていない。メディアは寺田氏からだめ出しをされ続けていると考え、まだ努力を続けなければならないと思う。

❖畝山智香子氏〔国立医薬品食品衛生研究所〕

米国産牛肉の輸入再開が問題になっていたころは、メディアがアメリカの圧力だとか陰謀めいたことを好んで報道したことが印象に残っている。食品の国際取引の促進は消費者にとってメリットが大きいにもかかわらず、消費者は輸入再開を全く望んでいないかのように扱われた。これは消費者に与えられる情報の偏りと、反対している消費者のみがメディアで取り上げられるためだと思う。世論は作られていると感じた。

ＢＳＥといえば全頭検査といってもいいほど強固な結びつきをイメージする。検査については、検出限界以下のものでも検査をすれば安心だという考え方は科学ではなく呪術（おまじない）であり、ＢＳＥの全頭検査のある意味での「成功」は日本の科学分析にとって非常に大きな障害となったと思う。その後の放射性物質を巡るコメの「全袋検査」や、「輸入食品の検査が全体のうちの何パーセントしかなく、全部ではない」といった類の主張をのさばらせることになってしまったのがＢＳＥの全頭検査だと思う。本来の検査の意味をきちんと説明し、関係者が納得するという困難な作業を行うことなく、おまじないのような「検査」で誤魔化し続けているのが現状である。ＢＳＥの全頭検査はようやく終わりを告げることになったようだが、放射性物質の検査はもっと早く解決すべきだろうと思う。トレーサビリティについても、その情報を誰が何のために使うのかという基本条件の確認が疎かにされたまま膨大なリソースを費やして国産牛のシステムを作ったが、現在どれほど利用されているのだろうか。全頭検査に限らず、何らかの特殊な政策をやると決めるときには、どうなったら止めるのかという条件も一緒に盛り込む、あるいは何年後に見直す、といった条件をつけることが必要だろうと思う。

ＢＳＥ問題で見られた多くの不適切な対応が、食品の放射能に関する扱いでも見られる。リスクをできる限り正確に評価し、リスクに見合った対応、ある対応が他のリスクを高くしてしまうようなことにならないような対策をみんなで考えていこうという方向にはなかなかならない。間違いから学ぶのではなく、同じ間違いを繰り返していることはあまりにも残念である。ただ、平時にできないことが緊急時にできるはずもなく、日ごろからまっとうなリスク管理について何度も繰り返して説明していくしかないのだろうとは思う。

現在の私の関心は東日本大震災後の日本だけに導入された食品中の放射能の基準値と、リスクに見合わない食品の検査を、どうあるべき本来の姿にしていくのか、ということだ。放射能についてもどういうわけか牛肉の検査数だけが飛び抜けて多いのだが、これはBSEの呪いなのだろうか？将来、BSEの全頭検査廃止にかかった時間と、食品の放射能検査の適正化までの時間を比べることになると思う。

❖小澤義博氏〔国際獣疫事務局（OIE）名誉顧問〕

リスク管理体制がほとんど機能していないこの国において、一旦事が起こった場合に生ずる混乱は政治家には納める術はなく、実情を知らない、または知ろうとしない消費者はメディア間の競争に翻弄され、必要以上の不安を抱き、結果として多大な税金の無駄使いと不要な年月を要したのだと思う。熱しやすく冷めやすい国民性を持ったこの国の人々は、当事者以外はもはやBSEという言葉すら覚えていない人が多いのではないかと感じている。インターネットという便利な機能はときには不幸な結果をもたらすこともあるが、真実を知らせる手段としてもっと活用されるようになることを切に望む。また不測の事態に備えてリスク管理態勢を常に整えておくように、行政に強く求めたい。

❖小野寺節氏〔東京大学名誉教授〕

プリオンの科学については未だに不明の点が多い。その状況が、食の安全に対する不安要因となっている。プリオン研究者が参加する審議会で答申を出す際も、その過程でバランスの取れた意見を担保するためにも、日本の中のプリオン研究者の層を厚くすることが必要であり、特に食の安全に関する若手の専門家の育成が必要と考えている。

ＢＳＥ問題の初期において、農林水産省、厚生労働省とも危険情報を出すことが多く、食の安心情報を出すことが少なかった。その教訓を生かして、食品安全委員会からリスク評価の情報を発信すると同時に、科学的評価に基づいた安心情報の発信を行うことと、リスクコミュニケーションをさらに盛んに行うことが必要である。

❖熊谷　進氏〔元食品安全委員会委員長〕

全月齢の全頭検査を二一カ月以上の検査に変更したときにはデータが少なく、プリオン専門調査会はたいへんに苦労したと聞いている。また、リスク評価とリスク管理を分離したことに対する社会の理解が不十分だった。具体的には、米国産牛肉の輸入再開を決めたのはリスク管理機関の責任なのだが、これを、検査月齢の変更を容認するリスク評価を行った食品安全委員会に負わせて、その責任を追及されるという、間違った対応になってしまったように思う。このような事態を避けるためにはリスク評価機関とリスク管理機関の連携も必要である。それが「なれ合い」と見られないような節度が必要ではあるが、評価の目標や評価の範囲、評価に必要なデータや情報の確認など、管理者と評価者との間で意思疎通を図ることが必要であることは、国際的なコンセンサスにもなっている。食品安全委員会発足当初は、この点がまだ十分理解されていなかったこともあるかもしれない。それから一〇年余りの食品安全委員会の実績の中で、そうしたリスク評価を実行する上での連携も踏まえたリスク評価とリスク管理の分離の原則と責任範囲の明確化については、メディアにも社会にもかなりの程度、理解されてきたと思っている。

もう一つ大事なことは、重大な問題が発生したときの司令塔の役割である。福島第一原発事故の後には、内閣総理大臣を長とする原子力災害対策本部が設置され、命令指揮系統が明確にされたが、BSE問題のときには司令塔の存在が明確でなく、食品安全委員会が行う評価が全体の流れの中のどの位置にあるのか、多くの人にも、食品安全委員会の委員にも分からなかった。それが評価結果を発表するタイミングや、評価を行うこと自体に対する批判を生むことにもなった。司令塔の存在と責任者を明確にすることは、次に大きな問題が起こったとき、特に食品のリスクとそれ以外のリスク、例えば環境リスクや経済リスク、国際的問題などが重なるような複合的なリスクが発生したときには絶対に必要なことであろう。

❖小泉直子氏〔元食品安全委員会委員長〕

一九九六年に英国で牛のBSEが人のvCJDを引き起こすことが報告されたとき、日本では肉骨粉を輸入していることを承知しながら、なぜすぐにその使用を法律で禁止しなかったのか不思議に思う。また、その責任に関する検証もなされないままである。また、英国が発表しているBSEの数は発症している牛の数であり、WHOの言うように、日本と同等レベルの検査を行えば約一〇〇万頭のBSEが存在したであろうと推測される。しかし、その後の英国の対応が正しかったことはBSE発生状況やvCJDの発生状況によって検証され、ただ安心のためだけに対策を講じる日本の姿勢とは明らかに異なっており、国民の不安も急速に減退していった。しかし、日本では安全安心の四字熟語が全国の自治体等で多用され、行政の姿勢は、無意識に対応していたとしても、一方からみれば、国民、市民に対して不安を助長しているかのように見えた。国民の不安感情に対応するリスクコミュニケーションも食品安全委員会等の行政機関がなすべき課題であり、ＢＳＥ問題については全国行脚で説明を繰り返したが、声の大きい者、宗教に近いような信念を持つ者の考えを変えることはできず、リスクコミュニケーションの難しさを痛感した。

「全頭検査」が消費者の不安感情を抑えることに役立ったことは事実だと思う。しかし、それは消費者が安全だと理解した上で不安が無くなったわけでは全くない。全頭検査をしたから安全という説明は、行政や政府の態度として、科学的根拠を偽り、「消費者は事実を説明しても理解できないだろう」という馬鹿にした手法である。多くの消費者は馬鹿にされているとも知らず、行政の全頭検査を絶賛し、これで牛肉を食べることができるとほっとしたことだろう。

このようなやり方は、検査月齢の引き上げや米国、カナダの牛肉輸入再開のリスク評価をさらに困難にするだけであり、欧米のＢＳＥリスク評価者や政府から見れば、日本は科学が通じない国というだけでなく、国民をだまして自分たちを保身する国と映っただろう。政府は、とにかく自分たちの過ちを消費者に誤魔化しで対応したら上手く行ったというところだろう。

そもそも検査をするとはどういうことか、検査の陽性、陰性とは何を意味するのか、陽性、陰性は本当に安全と安心を保障しているのか等についてしっかりと国民に示し理解してもらうことが、後々の食の安全とは何かを理解してもらう良いきっかけとなると思う。その努力と忍耐をもって国民に対応しない限り、将来さらに信頼を失うことだろう。

食の安全に関わる行政機関は正しいリスク評価について、国民に理解してもらえる方法でリスクコミュニケーションを行い、日本人の食の安全に対する理解度を欧米の先進諸国並みに引き上げる努力をすべきである。この点から考えると、食品安全委員会にもＢＳＥに限らず反省すべき点が多々ある。

❖中嶋康博氏〔東京大学教授〕

ＢＳＥ問題は「食の信頼」のあり方を考えさせられる事案だった。国民・消費者にとって、安全であると確信を持てることが「信頼」のある状態だと私は授業で教えているが、その確信を危うくする要因の一つが、関与する人間の行為の不完全性である。最も懸念されるのは事業者の行為の怪しさだが、ＢＳＥ問題の発生時には、国民・消費者が行政や科学者の行為にも揺らぎがあると感じたため、食品全般への信頼に影響を与える懸念があったのではないだろうか。緊急の対策（全頭検査）や「みそぎ」〈食品安全行政体制の刷新〉を行わなければ信頼の回復はなかったと感じていた。一消費財ではあるが（一日に何度か、毎日、そして一生食べ続けるという）特殊なポジションにある食において、食の信頼は重大である。「信頼している」とあえて口に出すことも考えることもない、それこそが食の信頼のある状態と言えるのではないだろうか。食の信頼回復のために払ったコストは大きかったように思う。

❖山内一也氏〔東京大学名誉教授〕

（本報告書のために「日本のＢＳＥ対策を振り返る」と題する以下の文章を寄稿された。）

〈プリオン研究の最先端を行っていた日本〉　日本でのプリオン病研究が本格化したのは、一九七九年に厚生省の遅発性ウイルス感染研究班が発足したときからである。まだプリオン病の名前は生まれていなかった。九大の立石潤教授がクロイツフェルト・ヤコブ病（ＣＪＤ）のマウス・モデルを確立したことで、当時すでに日本でのＣＪＤ研究は世界の最先端になっていた。

一九八六年に英国でウシでのＢＳＥが初めて確認された。ＢＳＥがｖＣＪＤを起こす可能性は、当初からプリオン病専門家の間で心配されていた。成長ホルモン製剤によるＣＪＤの伝播が欧米で起きており、プリオンの強力な感染力と数年という長い潜伏期間、そして、悲惨な病気という結末が認識されていたのである。プリオンが種の壁を越えることも衆知の事実だった。研究班では、ＣＪＤとともにスクレイピー病も研究課題になっていた。

一九九六年三月に変異型クロイツフェルト・ヤコブ病（ｖＣＪＤ）が発見され、ＢＳＥが人に移ることが明らかになり、世界的ＢＳＥパニックが起きた。厚生省はＣＪＤに関する緊急調査班を結成し、ｖＣＪＤの調査を行ったところ、該当例はなかった。ところが、思いがけず、この調査で硬膜移植によるＣＪＤが見つかり、薬害ヤコブ病事件に進展した。これ以来、厚生省はＢＳＥを薬害ヤコブ病の二の舞にしてはいけないという姿勢を打ち出していた。五月には、私と帯広畜産大学の品川森一教授は、厚生省から、英国へ調査に派遣され、研究者間の個人的ネットワークに支えられて、対策の実態を把握することができた。

農水省では、一九九七年家畜衛生試験場（現・動物衛生研究所）にプリオン病研究班が結成され、私が主査、スクレイピー病専門家の品川教授が研究指導を行って、ＢＳＥ研究体制の整備が始められ、二〇〇一年春にはほぼ完了していた。

〈リスクコミュニケーションの欠如が引き起こした社会的混乱〉　日本のＢＳＥリスクについて、農水省は非常に気を遣っていた。私は、二〇〇一年二月に農水省傘下の生研機構の「動物プリオン病の最前線」というシンポジウムを主宰したが、総論だけにしぼるように指示され、ＢＳＥの発生リスクについての各論は取り上げることができなかった。

二〇〇一年九月一〇日に最初のＢＳＥ牛が見つかり大騒ぎになった。私を含めてプリオン病関係者にとっては、予想していたことだったが、日本は安全と、農水省からの情報を信頼していた国民にとっては、予想しない事態で、大きな社会混乱が起きた。

〈短期間に確立された安全対策〉　一〇月一八日には、全頭検査、特定部位の除去、肉骨粉の全面的使用禁止などの安全対策が全て出そろった。わずか一カ月で、これらの対策がスタートした背景は、上述の研究蓄積があったためである。国際的な確認試験である免疫組織化学検査法は、東北大学北本哲之教授が開発したものであり、ウエスタンブロット法も品川森一教授が改良したものができていた。

政府のBSE問題に関する調査検討委員会は、これまでの諮問委員会とは異なり、完全公開で、報告書の下書きは、官僚ではなく委員が担当した。私は、委員長代理として、これまでの行政の対応の検証を担当した。この委員会の提案で食品安全委員会が設置された。

〈医学的立場と国際貿易の立場でのBSEリスク認識の違い〉　当初の混乱が収まってから、全頭検査は非科学的で、三〇カ月齢以上で良いという批判が強くなっていった。

全月齢の牛を対象とした全頭検査は、月齢確認システムのない時期に導入されたものであり、これが社会混乱を抑えるのに役だったことは間違いない。

CJDが悲惨な病気ということを認識しているプリオン病専門家は一人でも患者を出してはいけないという立場であった。簡易検査キットにより、輸血用血液の検査と同様に、容易に検査ができる体制が整っていた。それにもかかわらず、自動車事故や航空機事故などの確率と比較する姿勢は理解できなかった。全頭検査は、いつの間にか、人の健康の問題ではなく、国際貿易の問題にすり替わってしまった。

❖山本茂貴氏〔食品安全委員会委員〕

BSE問題を通じて言えることは、BSEは極めて不幸な出来事ではあったが、日本の食品安全行政を国際的なレベルに引き上げたというプラスの部分も生まれたことだ。リスク評価機関として食品安全委員会を設置したことは評価できるが、これをリスク管理機関である厚生労働省や農林水産省と分離して内閣府に置いたことがよかったのかは議論がある。省庁の高い壁があることを考えると、機能を分離するだけでよかったのではないかとも考えている。

浜本哲郎氏〔米国大使館〕

印象に残っていることは、日本でのBSE発見後には、どこでも「安全な輸入牛肉」を使っていると言っていたことだ。近所のステーキ店で、「当店では安全なアメリカ産牛肉を使用しています」というポスターを見て驚いたことは忘れられない。しかし、BSEを通じて、日本人の間で、リスクの捉え方についての意識が高まった（リスクの理解に貢献したとは言わないですが）とは思う。食品安全の問題は身近な存在なため、一部の「消費者運動」を生業とする人たちの「感情論」に捉えられやすい。BSE問題で私たちは、本来のリスク論を離れそのような人たちの感情に訴える「反対のための反対」に、右往左往させられたと思う。しかし、私も含め人間（消費者）は忘れっぽい。このような騒動を何度も繰り返さないためには、「忘れない」ことが大事だ。

福田久雄氏〔元米国大使館〕

全頭検査の実施については疑問点があったが、これは日本の国内問題であり、意見は言わなかった。この時点では、全頭検査がその後の日米関係にこれほど大きな影響を及ぼすとは考えもしなかった。大使館としては米国でのBSE発生を恐れて本国政府に問い合わせたが、すでに英国からの生体牛の輸入禁止措置や肉骨粉の禁止を講じていることと、そのような措置をとれば、BSEの発生という最悪の事態はあったとしても米国内でのBSEの蔓延はしないというハーバード大学のリスク評価の結果が伝えられ、納得していた。BSE問題をきっかけにして、日本政府が「安心・安全」を言い出したが、政府が行うことは安全の確保であり、国民の安心は国民自身が政府の政策を信頼することで生まれる。そのような意味で政府が「安心」を言うことには米国側は違和感を持っていた。

❖匿名氏〔大学関係〕

BSE問題をきっかけにして科学的根拠に基づくリスク管理体制が構築されたはずなのだが、日本ではまだ各分野で「科学」が十分に浸透していない。まず、メディアについては、科学的根拠より国民感情を優先し、安全対策としては意味がないことが分かっていながら、全頭検査を擁護する論調が長く続いた。国民感情を重視することはもちろん重要だが、社会をよくするために科学的に正しい意見を広めるというジャーナリズムの責任を全うしてほしい。消費者団体もまた消費者の不安に寄り添うだけで、科学を無視した感情的な意見を述べることが多いのは残念なことだ。BSE問題以後、ヨーロッパでは国が消費者団体を支援して科学的な議論を行うことができる人材の育成に力を入れてきたが、日本でもそのような消費者団体が出てきつつあることは喜ばしい。最後に、リスク評価機関である食品安全委員会は専門家の集団のはずなのだが、BSE問題の審議が行われていた当時は多くのプリオン病の専門家がこれに参加し、リスク評価の専門家は少なかった。そして、そのことが審議に混乱をもたらした。「科学」といっても「プリオン病の科学」を論ずることと「リスク評価」を考えることは全くといっていいほど違っている。リスク評価の科学を浸透させることが重要だと考える。

❖匿名氏〔業界団体〕

たった一頭のＢＳＥ感染牛が見つかった直後に経済的にも社会的にもたいへんに大きな被害が出た。その一つの原因は、全頭検査や検査前の牛肉の隔離など、政府が過剰な反応を示して過剰な対策をとり、そのことが不安を大きくしたこともあるのではないか。もちろん消費者とメディアの反応も大きく、野党の攻撃も激しかったが、政府が毅然とした態度で適切な対応を行い、通常の対策を実施すればよかったのではないか。過剰な安心対策はかえって不安を大きくするのではないか。

❖匿名氏〔メディア関係〕

日本は欧米と比べて政府と納税者の距離感がとても大きく、「よらしむべし、知らしむべからず」という政府の隠蔽体質は少しも変わっていない。このような政府の体質がある限り、生半可なリスクコミュニケーションで消費者が納得することはあり得ず、パニックを増幅しやすい状況は続くだろう。リスクコミュニケーションの難しさの根底には情報公開の在り方があり、少し飛躍するかも知れないが、特定秘密保護法を強行採決するような政治体質にあると思う。

❖匿名氏〔メディア関係〕

肉骨粉と特定部位の禁止という二つの対策でＢＳＥとｖＣＪＤの発生はなくなりつつある。ＢＳＥ検査は感染牛の概数を知る以上の役割はなかった。事実がこのことを物語っているにもかかわらず、いまだに牛肉の安全のために検査が必要という意見があることは信じられない。検査にはパニック対策の意味があったという意見があるが、それは「検査をしてBSEではない牛だけを市場に出す」という嘘で固めた安心であり、これを認めるのは「国民を安心させるためなら嘘をついてもいい」というお墨付きを出すことだ。国民がだまされていることに気が付いていないのはメディアが報道しないからであり、それはメディアも知らないからだろう。誰かがこのことを告発する必要があるのだが、この問題を一番よく知っている食品安全委員会、厚労省、農水省は政治家を批判するようなことはできない。結局は「権力のお目付け役」であるべきメディアの勉強不足と事なかれ主義がこのような事態を許しているのだと思う。

❖ 匿名氏〔大学関係〕

安心対策にすぎない全頭検査を政府は安全対策と偽り、国民はそれを疑わなかった。BSE問題の教訓は、パニックを抑えるために国民をだましてもいいことが証明されたことだ。

❖ 参考人（中村靖彦君　元NHK解説委員・元食品安全委員会委員）

ＢＳＥに関しての情報公開は決して十分ではなかった。それは、行政においても危機感が薄かったということと、情報を伝えるべきメディアにおいても、危機感がなかった、というか基本的な知識もなかった。ですから、一九九六年にＷＨＯが肉骨粉の牛への使用をやめなさいという勧告をしたときに、行政の対応は甘かったんですけれども、その甘さをつくだけのメディアに力量もなかった。私自身、当時は現役の解説委員でございましたので自戒を込めて申し上げれば、それが現実でございまして、それはしかも解説委員という仕事をやっていた人間でさえそうだったということは、第一線の記者とかライターにおいてはなおさらその知識もない、勉強が不足していた。それで、結局そういうことが全部合わさって情報の提供が不足したというふうに言ってもよろしいのではないかと思います。

ＢＳＥ発生以来六カ月たちますが、メディアのＢＳＥについての取組は、農林水産省に対する批判一色でありました。批判されるべき部分が多々ありましたからそれは当然やるべきなんですが、そこから一歩も出ていかない。いま、本当はやらなければいけないのは、これからの日本の畜産、特にえさの問題、これを一体どうするのかだと思います。これは、将来的に日本で本当に安全な食肉、安全な牛乳を供給するために、生産者だけではなくて消費者も巻き込んだ議論をしなければいけない。ところが、そういう視点がない。それは恐らくメディアの側にそういった勉強の蓄積がないところにとんでもないことが起きて、その対応に追われて、行政の批判はやりやすいからやります。ところが、本質的な畜産のことは蓄積がないから分からない、だから発言ができない、これが真相だと思います。私自身、危機感といいますか、心配をしております。

参議員予算委員会議事録（要旨）二〇〇二年三月二六日

多くの人がＢＳＥ問題の教訓と感じているのが二〇〇三年に制定された食品安全基本法であり、これによって食品安全の仕組みにリスク分析法、すなわちリスク管理、リスク評価、リスクコミュニケーションの三つの作業を取り入れたことである。またリスク管理とリスク評価を実施する機関の分離も行なわれた。畜産業を推進する立場の農水省がこの二つの作業を同時に担当していた結果、ＢＳＥのリスク評価が甘くなったのではないかという反省の上に立ったものであり、独立したリスク評価機関として内閣府食品安全委員会が設置された。さらに、この法律にはリスクコミュニケーションを実施することにより、リスク管理策の策定に消費者の意見を取り入れることも規定されている。こうして食品安全の世界に初めてリスクコミュニケーションという考え方が正式に導入され、ＢＳＥ問題の解決のために使われた。そこで次にＢＳＥのリスクコミュニケーションについて検証する。

リスクコミュニケーション

世界でＢＳＥが発生した国は英国はじめヨーロッパ各国、イスラエル、米国、カナダ、そして日本だが、日本だけが採用した「安心対策」が全頭検査だった。それでは日本以外の国ではどうなっていたのだろうか。

ＢＳＥは牛の病気で人間には感染しないと安心していた英国の消費者が恐怖を感じたのは、一九九六年にＢＳＥが人に感染してｖＣＪＤを引き起こす可能性を英国政府が認めたからだった。英国政府はパニックを抑えて畜産業を救うために強力な「安心対策」を実施せざるを得なくなった。それが三〇カ月齢以上の牛を全て焼却処分にする「三〇カ月ルール（ＯＴＭ）」だった。ＢＳＥの症状が出るのは平均五歳以上なので、三〇カ月（二歳半）以上の牛を処分すればＢＳＥの症状を表す牛はほとんどいなくなる。すると一見ＢＳＥがなくなったように見えるので、国民の心配が小さくなることも期待された。ＥＵもまたヨーロッパの畜産業への打撃を受けることを避けるため、英国に早期にＯＴＭを実施してパニックを収めることを要請し、その膨大な費用の一部を負担した。三〇カ月を境界にした理由は、牛の第二臼歯が生えていれば三〇カ月以上という目安があったためだった。こうして英国は四四〇万頭の牛を殺処分にした。これは日本で飼育されるすべての牛の数より多い。

英国がＯＴＭルールを実施した三年後の一九九九年にＢＳＥ検査法が開発されたのだが、若齢牛など病原体の蓄積が少ない場合はＢＳＥ感染牛を見逃すという欠点があった。ＥＵはこれを安心対策として採用し、二〇〇一年から三〇カ月以上の食用牛の検査を開始した。その理由は英国と同じで、「特定部位を除去したのだから、感染牛でも肉は安全」と説明されても気持ちが悪いと思う人のために、検査でBSEと分かった牛は食用から外すことだった。そして検査月齢を三〇カ月以上にした理由や牛肉の安全対策は特定部位の除去であることを十分に説明したので、検査で全てのBSE感染牛が見つかると誤解していた人たちも、三〇カ月以上の検査で納得したのだ。三〇カ月以上の食用牛を全て検査しているのはドイツくらいで、オランダでは七〇％程度しか検査しなかったが、安心対策としてはこれで十分という欧州食品安全機関（EFSA）科学局長の話もあった。

BSE検査が開発された後も、英国はOTMルールを止められなかった。三〇カ月以上の牛を食用にすることに多くの国民が恐怖感を持っていたからだ。英国政府は慎重なリスク評価と国民への説明を繰り返し行い、二〇〇四年になってやっと三〇カ月以上の殺処分を三〇カ月以上の検査に変更した。一度始めてしまった安心対策を止めることが極めて難しいことを体験したのだ。

他方、スイスは特定部位の除去だけでBSEのリスクは十分に削減されるとして検査は義務化せず、そのかわり徹底したリスクコミュニケーションを行った。スイス政府のキーム博士によれば、一部の食肉処理場が自主的にEUと同様の検査を実施したが、国民の多くが政府の説明を冷静に受け止めていたという。博士は「リスクコミュニケーションこそが最も重要な安心対策という考え方が成功した」と述べていた。

この考え方は米国とカナダに受け継がれ、両政府はリスクコミュニケーション以外の安心対策を実施しなかった。カナダでは米国向けの牛肉や子牛の輸出が全て止まったことが畜産業に壊滅的な打撃を与えかねないという懸念が広がり、消費者が牛肉の消費を増やした。これも政府のリスクコミュニケーションの結果だった。

安全と安心の問題について次のような意見があった。

❖城島光力氏（元財務大臣）

ＢＳＥ問題の教訓は、何といっても「安全と安心の乖離」だ。一八万頭のＢＳＥ感染牛が発生して多数の若者がｖＣＪＤで亡くなった英国でさえ、検査は三〇カ月以上だ。それに比べて、三六頭のＢＳＥしか見つかっていない日本では牛肉の安全は守られていたにもかかわらず、なぜあれだけ大きなパニックが起こったのか。全頭検査がパニック対策として一定の効果があったことは認めるが、それでも全頭検査には問題があったと思う。それは、全頭検査には見逃しがあることを国民に十分に説明しなかったことだ。説明をして、それでも国民が希望するのであれば、全頭検査を実施すべきだった。二〇〇四年二月の厚労委員会で坂口厚労大臣に全頭検査には見逃しがあることを質問したのだが、このとき、大臣がその事実を認めたら、国民も科学的事実を知ることになり、全頭検査の議論が進んだはずだが、残念ながら、厚労大臣はこの質問に明確な回答をしなかった。安全の科学から見て不要であっても、安心の心理学からは必要なこともあるだろうが、その場合にはていねいな説明による国民の納得が絶対に必要だと考える。当時、全頭検査支持派は消費者寄りで、全頭検査否定派は事業者寄りというレッテル張りが行われ、両者の真摯な話し合いが成立しなかったことは残念だった。

安全と安心の乖離は、リスクの大きさと対策の関係もゆがめてしまう。日本でＢＳＥに感染して死亡するリスクはインフルエンザで死亡するリスクよりはるかに小さいのだが、ＢＳＥの対策費は膨大なものだった。そのアンバランスを生んだ大きな原因は、ＮＨＫスペシャル「狂牛病　なぜ感染は拡大したか」という番組で、英国でのＢＳＥに感染した牛とｖＣＪＤに感染した若者のショッキングな映像を流したことで不安が大きくなったことだった。

最近、豊洲問題で久しぶりに安全と安心が論議になったが、この問題はこれまでも、これからも、日本の課題になるのではないか。

❖武部俊一氏〔元朝日新聞科学部長〕

「安全」で信頼を得ていない者ほど「安心」を強調する嫌いがある。だが、科学的な「安全」データに基づかない政治的「安心」対策は社会を惑わす。BSEを巡る日本でのリスクコミュニケーションのつまずきも、「安全」と「安心」のはざまで起きた。英国でBSE問題が発覚した一九九〇年代後半は、農水省は日本に飛び火するリスクを否定して、輸入肉骨粉の規制を怠った。二〇〇一年に国内でBSEが発生するや、当初はEU並みの生後三〇カ月以上の牛の検査を検討していた政府は「消費者の不安を解消するため」と唱えて、一転して世界に類のない全頭検査に踏み切った。

牛肉の安全を保証するには特定部位の除去が最優先であり、全頭検査は意味がない。政府は検査対象を生後二一カ月以上の牛に変更したが、多くの地方自治体は全頭検査を継続した。国際獣疫事務局（OIE）は二〇〇九年五月、日本のBSEステータスをやっと「管理されたリスクの国」と認定した。肉骨粉の汚染がクリアされ、特定部位の除去が適切に行われているとみなされたからで、全頭検査が評価されたわけではない。以前、パリのOIE事務局を訪れた自民党調査団が事務局長に「三〇カ月未満の牛を検査するのは評価できない。消費者への配慮は政治的な問題だ」とたしなめられていた。

獣医学者の唐木英明・東大名誉教授は「全頭検査神話」という論文の中で次のように述べている。「『人間の健康に被害があるリスクについて優先的に対策を行い、健康に被害が出ない小さなリスクには費用をかけない』ことを原則とする現実論に比べて、『どんなに小さいリスクでも、消費者が望むのであれば、可能な対策は全て実施すべき』というゼロリスクの理想論は常に人気が高い。報道関係者も現実論に対しては否定的に報道することが多い。対策を必要とするリスクは多い。科学的な正当性に基づいて費用対効果の計算を行い、リスクの相対的な大きさに応じたリスク管理を行うことが社会的公平につながる。」（日本獣医師会雑誌、二〇〇七年六月号）

人間の新型ヤコブ病は最小現に抑えなければならないとしても、リスクゼロにする社会的コストをほかにかければ、どれだけの健康リスクを下げられるか。このような視点は、リスク報道全般で配慮しなければならない。福島原発事故の後始末を巡っても、膨大なコストを除染作業と生活復帰支援の兼ね合いでどのように配分するか、住民が適切な判断を下せるような情報をさらけ出すことが肝心だ。

（科学技術ジャーナリスト会議発行『科学を伝える　失敗に学ぶ科学ジャーナリズム』「安全と安心のはざまで」から要約）

スイスの経験では、リスクコミュニケーションこそが安心対策の切り札ということなのだが、日本がこれを正式に導入した当時の様子について木下冨雄氏は次のように話している。

❖木下冨雄氏（元甲子園大学学長）

一九九〇年代の終わりごろから二〇〇〇年代の始めにかけて、食品業界には忘れられない大きな出来事が続いた。それは一九九六年に堺で発生したO―157事件、二〇〇一年に千葉で最初に確認されたBSE事件、二〇〇二年に発覚した中国産冷凍野菜の残留農薬事件、それに毎年繰り返し取り上げられ、このときも話題となった産地・賞味期限偽装事件である。

相次ぐ不祥事に危機感を抱いた政府は関係閣僚会議を開催し、その検討をもとに「食品安全基本法」を

第一五六回国会に提出、二〇〇三年五月一六日に可決・成立させた。詳細は省略するが、この法案の中には「関係者相互の情報及び意見交換を図ること」という文言が含まれており、これが後にリスクコミュニケーションの必要性が説かれる原点となった。

この発想を具体化するために、各省庁で組織の再編成が行われることになる。すなわちこれまで食品安全行政は主として農水省と厚労省が担当してきたが、両者とも産業振興とリスク管理という機能を同じ省内で行っていた。しかしその体制ではとかく生産者優先の政策に傾きがちで、消費者の安全性は軽視されることになりやすい。そこで対立する二つの機能を切り離すことになった。

具体的には食品リスクを扱う部門、すなわち測定、評価、管理という三部門のうち、リスク測定と管理を担当する部門を農水省と厚労省という現業官庁が担い、間に挟まる評価の部門を内閣府の食品安全委員会が独立して担当することになった。安全評価の機能を現業省庁と切り離すことにより、食品安全委員会はより公正な立場から安全性を評価できるという発想である。

この役割分担を受けて、農水省も内部組織の再編に取り組むことになった。そこで新しく設けられたのが、消費者行政とリスク管理部門を担当する「消費・安全局」である。この局には「食品安全危機管理官」や「消費者情報官」という職種が新しく設けられたが、これは私たちのことばで言えば「リスクマネジャー」とか「リスクコミュニケーター」に該当する。このような職名が設けられたのは、恐らく日本では農水省が初めてではないか。

ただ名前は作ったものの中身について十分な知識を持たなかった農水省は、大臣官房を通じて私たちに相談を持ちかけた。当時私はリスクコミュニケーションを実施するチームを持ち、あちこちで訓練を行っていたのでそれが官房の目に留まったのであろう。

農水省から申し出られた要望は、対象者は課長補佐・主任調査官・企画官・室長クラスの一二名、研修期間は数日以内、扱うリスクは当然ながら食品リスクということであった。私たちはこの申し出をもとに早速プログラムを設計し、法律制定の一年前になる二〇〇二年八月にトレーニングを実施した。扱うリスクにはカビ毒のオクラトキシンから土壌汚染のメチルターシャリブチルエーテル（ＭＴＢＥ）に至るまで、さまざまなものが扱われた。ＢＳＥも当然その中に含まれる。

農水省の研修は順調に終わったが、最後の日に興味を持たれた事務次官が参観に来られた。研修の修了証書を次官にお願いして受講者に手渡したら、その噂が一夜にして省内に流れ、私たちのささやかな研修が突然権威づけされてしまったのには驚いた。

私たちの研修とは別に政治家の方たちも同じ危機感を持たれ、有志の方が集まって牛肉の安全をアピールする試食会を開かれた。ところが日経ビジネスの報道によると、それが逆効果になって全国の焼き肉店の客足は激減したという。政治家の善意だけでは国民は動かないという教訓を私も学んだ。

なお農水省では数年間研修を継続したが、その後、他省庁からも依頼が来るようになって仕事が忙しくなった。私たちで全ての仕事を引き受けることが困難となり、後継者養成の仕事も始まった。私どもが養成したリスクコミュニケーターは農水省だけでなく、食品安全委員会にも出向されることになる。

さらに二〇一一年に発生した福島第一原発事故後は、低レベル放射線影響についてのリスコミの需要が爆発的に拡大し、全国の原子力や放射線を扱う組織や機関、それに消費者団体に対してもリスコミ訓練を実施せざるを得ないことになった。

その忙しさは現在もなお継続しているのだが、そのもとになった農水省でのトレーニングはいまでも感慨深い。ＢＳＥという言葉を聞くと、まず懐かしく思い出すのがこのリスコミ研修である。

こうして始まったリスクコミュニケーションの成果について次のような話があった。

❖小泉直子氏〔元食品安全委員会委員長〕

ＢＳＥに関するリスクコミュニケーションについては、もちろん行政の対応の拙さもあるが、安全だから安心しても良いという考え方より、一〇〇％安全でないと安心できないと考える日本人の個性を理解した上で行うべきであったと思う。英語には「安心」という一語がなく、通訳の人が講演で「peace of mind」と訳していたのを思い出す。食品であれ、医療であれ、ゼロリスクは無いということを知ってもらうためのリスクコミュニケーションが重要だが、実際は本当に一番苦労したところだ。

❖西郷正道氏〔元食品安全委員会〕

二〇〇三年七月に食品安全委員会が発足し、思いがけず初代のリスクコミュニケーション官に就任することになった。「リスクコミュニケーション」という言葉の内容もよく知らず、勉強の毎日だった。就任当初の仕事で覚えているのはキンメダイなどの魚介類等に含まれるメチル水銀のリスク評価に関するリスクコミュニケーションだった。その後、二〇〇三年一二月に米国でＢＳＥが発見され、米国産牛肉の輸入が止まると、ＢＳＥ問題がリスクコミュニケーションの中心的な課題になっていった。

当時のことを思い出すと疲労感が戻ってくる。教科書的には、リスク評価を行い、その結果を参考にしてリスク管理を行い、これについて利害関係者のリスクコミュニケーションを実施し、相互理解に達することになっている。しかし、実際にリスクコミュニケーションを行うと、決して相互理解には達しないし、問題は解決しない。具体的に言うと、米国産牛肉の輸入を何とか再開したい人たちと、それを何とか阻止したい人たち。お互いに深刻な利害が絡む。そんな人たちは科学者の科学的な話を聞いたところで、納得はしない。多くの人たちは関係団体を代表して出席しているので、個人的には科学者の話を理解できても主張を変えるわけにはいかない。だから、どんな話を聞いても「分かりました」とは言えない。

科学者にとっても、どんなに科学的に正しい話をしてもほとんど聞いてもらえない。利害関係者の多くは、自分にとって都合がいい科学だけをつまみ食いする。そんなことの繰り返しで、科学者もだんだん嫌気がさしてくる。

こうして、リスクコミュニケーションを何度行っても双方の利害関係者が同じ主張を繰り返す。時間の経過とともに双方とも疲れてしまい、相互理解ではなくあきらめることで議論は落ち着いていく。BSEのリスクコミュニケーションはそのような「あきらめのプロセス」ともいうべき経過だったように感じている。

専門家については、必ずしも食品やBSE問題の専門家ではない人がメディアに登場して素人のような意見を述べる。メディア関係者やコメンテーターにも専門的な知識がある人が少なく、彼らもまた科学とは違った意見を述べる。そんなことも消費者の正しい理解を妨げ、誤解を広げていた。これもまたリスクコミュニケーションを困難なものにした。

食品安全委員会の審議は全て公開を原則にしていた。このことについては、欧州食品安全機関（EFSA）の委員から驚きの意見があった。EFSAでは委員の背景や利害関係などは全て公開するが、審議の過程は公開しない。その理由は、公開の場だから発言できないことや、聴衆の反応を気にする発言が行われることで審議にバイアスがかかる可能性があるからということだった。日本は「行政の隠し事を許さない」という当時の雰囲気などからEFSAとは違った方式をとったのだが、プリオン調査会の吉川泰弘座長は「全てを公開することでむしろさっぱりした」と述べていたので、それでよかったのかもしれない。

ＢＳＥ問題を振り返って言えることは、いい意味でも悪い意味でも、これが日本のリスク分析のモデルになったということだろう。リスクコミュニケーションについていえば、説得型のリスクコミュニケーションはうまくいかない。「自分の利益のために説得するんだろう」と勘繰られることが多いからだ。他のリスクとの比較やリスクとベネフィットの計算は反発を呼ぶこともあるが、なるべく多くの情報を提供することで自分で考えて、自分で判断してもらうしかない。ＢＳＥ問題の教訓を今後のリスク管理に生かしていきたいと考えている。

匿名氏〔行政関係〕

ＢＳＥのリスクコミュニケーションは主に食品安全委員会が実施したが、他省庁との共催もあり、その他に地方自治体や各種団体の主催など、日本でも諸外国でもこれまでに例がない膨大な回数のリスクコミュニケーションが行われた。その内容はＢＳＥの科学やリスク対策、食品安全委員会のリスク評価などの説明の説明が行われ、これに対しての出席者からの質問や意見と回答という形が多かった。ところが特定の主張を持つ組織のメンバーが多くの会場に繰り返し参加し、自己の主張を繰り返したため、共通の理解に収斂することはほとんどなく、リスクの大きさや全頭検査の限界などについての理解が深まることはほとんどなかった。こうした結果になった理由は司会者の力量不足や説明内容の複雑さもあったが、総じていえば論拠を示さない感情的な反対や批判に対して主催者側が説明を求めなかったため単なる意見の表明に終わってしまい、「議論の停止」状態に陥っていたことではないか。

当時のリスクコミュニケーションには技術的な問題もあった。二〇〇五年一二月に米国産牛肉の輸入が再開された直後に子牛の骨が混入した肉が見つかり、輸入が半年止まった。この問題を協議するため来日したペン米農務次官は記者会見で、「ＢＳＥのリスクは自動車事故よりはるかに低い」と述べ、これに対して読売新聞は次のように論評した。

「『ＢＳＥのリスク、自動車事故より低い』米農務次官」（要旨）米国産牛の輸入再禁止問題を巡る日米局長級会合で来日したＪ・Ｂ・ペン米農務次官は二四日、米大使館で記者会見し、米国産牛肉の安全性に関して、「ＢＳＥのリスクは自動車事故よりはるかに低い。日本の消費者が適切な判断をすると信じている」と述べた。特定部位の脊柱（背骨）が付いた牛肉を輸出するというずさんな対応が発覚したばかりの時期に、食品安全と関係ない自動車事故の危険性を引き合いに出したペン次官の説明には、「食の安全」に対する意識が高まっている日本の消費者の神経を逆なでし、反発も出そうだ。

読売新聞　二〇〇六・一・二四

この出来事がしばしば引き合いに出されるのは、リスクコミュニケーションのむずかしさを象徴しているからだ。ＢＳＥのリスクは自動車事故よりはるかに低いことは事実だが、読売新聞の記者はこの二つを比較すること自体を批判した。これは多くの人が持つ感情である。自動車のリスクは承知の上で運転をしているが、ＢＳＥのリスクは知らないうちに押し付けられているという不信感や拒否感がある。だからこの二つを比較するのはＢＳＥのリスクを小さく見せようとする誤魔化しと感じるのだ。山内一也氏も悲惨なｖＣＪＤと自動車事故の比較を理解できないと述べている（三一四ページ）。福島第一原発事故の後で、低線量放射線と喫煙のリスクを比較した国立がん研究センターに対しても同じような非難が行われた。レギュラトリーサイエンスの立場からは、原因は何であれ生命・健康の被害という結果は同じであり、限られた額の対策費を最も有効に使うためにリスクを比較するのは当たり前という考え方なのだが、一般の人は被害の原因が何かによってリスクの大きさに違いを感じる。このような両者の考え方の大きなギャップが原因で、レギュラトリーサイエンスの考え方を率直に説明すると反発を招くのだ。しかし、全ての消費者がそう感じたわけではない。市川まりこ氏は次のように述べている。

❖市川まりこ氏〔食のコミュニケーション円卓会議代表〕

ＢＳＥ問題で印象に残っていることは、二〇〇六年に米国の高官がＢＳＥのリスクと交通事故のリスクの比較をした発言と、それについての日本社会の反応だ。「ＢＳＥのリスクは自動車事故よりはるかに低い。日本の消費者が適切な判断をすると信じている」と述べたことについて、大手の消費者団体とメディアが一斉に反発した。食品安全と関係ない自動車事故の危険性を比べるとは何事だ！非常識だ！というような論調だった。食の安全は何よりも大事にされるべきで、食の安全のためには、どんな些細なリスクも減らすべきだ、食の安全のために使う税金のことをとやかく言うのもはばかられるような社会の雰囲気になっていった。多くの消費者団体はマスメディアと一緒になって全頭検査継続を強く求め続け、行政は、消費者の理解が得られるまでは全頭検査を継続すると言い続けた。当時、食のリスクについて学び始めていた私は、同じ消費者として多くの消費者団体のゼロリスク志向が残念でならなかった。消費者自ら科学的根拠に基づく学びを心がければ、ＢＳＥのリスクについて早い段階で理解することができたはずだし、無駄な税金をたくさん使わずに済んだかもしれない。ＢＳＥ問題はリスクの大きさで物事を判断できるようになる絶好の機会だったが、社会はその好機を逃してしまった。消費者もまたリスクの程度で考える絶好の機会を逃してしまった。消費者は、リスクの程度で判断しない社会故に、恣意的な判断が入りやすい不条理感、不合理感、不公平感を甘受しなければならなかった。そのような意味で、ＢＳＥ問題をきちんと検証することが必要だと思う。責任追及ではなく失敗事例として今後に生かすために、いま何をすべきなのかを社会に繋いでほしい。

全頭検査を巡る情報発信の中心に、全頭検査支持と全頭検査反対の対立する考え方を持つ二人の科学者がいた。一人は基礎科学者である山内一也氏、もう一人はレギュラトリーサイエンスの小澤義博氏、東大獣医学科の同級生で筆者の先輩であり、二人の名前は本報告書にも繰り返し現れる。ＢＳＥ発生直後、厚労省はこの二人を含む専門家の意見により三〇カ月以上の食用牛の検査を計画し、その内容について厚労、農水両大臣が「科学的には三〇カ月以上の検査でいいのだが、安心のために全てを調べる」と繰り返し説明した。ところが政治的判断で全頭検査が実施されると両大臣は「安心のため」と言わなくなり、山内氏は全頭検査を評価するようになった。一方、小澤氏は全頭検査が米国産牛肉輸入再開の障害になり、議論が始まったころから全頭検査批判を展開した。ところがこの時期の全頭検査批判は輸入再開のためというレッテルを張られ、小澤氏の発言は色眼鏡で見られることになった。他方、山内氏の「悲惨なｖＣＪＤを予防するために、できることは全てやる」という全頭検査擁護論はメディアを含めて多くの人の感情に訴え、「日本は世界一厳重な安全対策をしている」という論説につながり、共感を広げた。両氏の意見の発表の場は学術雑誌を除けば食肉関係業界側と消費者団体側に分かれてしまい、これもまた両者に対する人々の感情的な評価を決めていった。

結局、政府は全頭検査の見直しを政治決断し、食品安全委員会の評価を求めた。山内氏は食品安全委員会内部で全頭検査継続と輸入再開反対を主張し、小澤氏は外部で全頭検査反対を訴えたのだが、食品安全委員会の結論は全頭検査の見直しだった。専門家の多くはこの結論を当然のものと考えていたのだが、多くの消費者はそうは考えず山内氏を支持した。二〇〇六年の日本生活協同組合連合会のアンケート調査では、ＢＳＥ対策として六二％が「特定部位の除去と全頭検査の両方が必要」、二九％が「全頭検査が必要」、四％が「特定部位の除去が必要」と答えたことは述べたが、これは山内氏の「まず全頭検査を行い、残ったリスクを特定部位の除去で除去する」という主張が広まっていた結果と考えられる。

二人の科学者が正反対の主張をすることについて消費者は混乱し、科学者の統一見解を求める意見や科学への不信感が筆者にも寄せられた。科学の世界では仮説の対立は当たり前のことなのだが、そのような科学の世界のしきたりを社会の問題に持ち込んだ結果がこのような事態になった。加えて小澤氏の主張はあくまで論理的、科学的であり、無味乾燥な解説だった。一方、山内氏の主張は科学だけでなく、消費者の不安に応え輸入反対を唱える野党の意向にも沿ったものでもあった。だからその一部が科学を逸脱したものとして小澤氏から批判されたが、一般の人からは歓迎されたのだ。このような経緯からも吉川泰弘氏と筆者自身への一部団体や野党の攻撃の経験からも、科学者が社会の問題について発言をすることの責任とともにその難しさを痛感する。だからといって科学者が象牙の塔に引きこもって社会の問題に関与しようとしない風潮が望ましくないことは言うまでもない。

全頭検査について判断するのは社会、すなわち国民だが、二つの違った見解を聞いたときにどのような判断をするのかは、国民の科学の知識が大きく影響する。この点について星元紀氏は次のように述べている。

❖星　元紀氏〔東京工業大学名誉教授〕

何らかの危機が発生するたびに露呈される、我が国が抱える深刻な弱点・問題点の一つは、市民の科学に対する信頼と関心が科学・技術立国を謳う先進国とは到底思えないほどに希薄であり、その結果として科学的な知識が欠如していることではないだろうか。食品の生産・流通・消費に関わる人々、すなわち国民が一定の科学知識を共有しない限り、食品の安全は保障されず、たとえ安全が保障されたとしても安心は得られまい。もとより科学は万能ではなく、十分な科学知識があっても、ときに予想もできない事態が起こることは内分泌攪乱物質の例を挙げるまでもないであろう。しかし、BSE問題などに関しては、国民が一定の科学知識を共有していれば、少なくともパニックに陥ることはなかったのではないか。

先進工業国における日本の際立った特徴の一つは、小学生などの理科に関する「知識」は世界でもトップクラスであるのにもかかわらず、その成績と科学や科学者に対する興味や関心が相関していないことである。また、恐らくその延長として、平均的な大人の現代科学に関する知識や関心が先進工業国とは思えない低さとなっている。このことは、一般向け科学雑誌の販売数からも明瞭で、「サイエンティフィック・アメリカン」は約七〇万部発行されているが、その日本版の姉妹誌「日経サイエンス」は二万五〇〇〇部に過ぎず、両誌の人口あたりの部数はほぼ一桁違う。

いかに膨大な研究投資をしても、科学に対する国民の信頼と関心が得られない限り、科学立国は覚束ないのではないだろうか。広い意味での科学教育の充実こそは、迂遠に見えても、人類が直面しているさまざまな困難な問題を解決するための道ではないか。食の安全と安心の確保もその例外ではあるまい。

日本学術会議「牛海綿状脳症（ＢＳＥ）と食品の安全特別委員会報告」（要旨）二〇〇三・六

これは二〇〇三年の発言だが、それから一五年後の現在の状況について星元紀氏は次のように話している。

❖星　元紀氏〔東京工業大学名誉教授〕

この十数年にわたるいろいろな努力にもかかわらず、問題が残っているというよりは、問題がさらに広がっている。特に福島第一原発事故以降、多くの市民が曲がりなりにも持っていた科学者や技術者に対する信頼が失なわれてしまった。大企業、一流企業において続発するさまざまな不正（不正自体には、すでに習慣化しているというものすらある）や、有力大学における研究不正、さらにはごく最近の新幹線のトラブル等々は、信頼の回復どころか、かすかに残っていた信頼すら失わせるものになっていると危惧している。

このような体質を変えるには、初中等教育から始めて、きちんとした議論ができる市民を増やすしかないのではないか。同時に、「入ったものは出す」という安直な教育のように、本来資格のないものにも資格を与えるという、いろいろな場所で横行している悪弊をなくすことも必要ではないだろうか。科学が本来持っている、どんな権威も批判の対象になりうること、情報は公開し社会の共有財産とすること、物事を批判的にみて考えることなどは、民主主義の根幹でもあると私は思う。この意味でも、科学教育の充実が必要ではないか。

消費者の考え方について犬伏由利子氏は次のように話している。

❖犬伏由利子氏〔消費科学センター副会長〕

私たち消費者にとってこのＢＳＥ騒動はたいへん貴重な体験をさせてもらったものと思っている。その理由として次のような点を列挙したい。

第一に、行政間の壁に穴を開けたことと考える。それは、これまで各省庁はそれぞれ背負わされている設置法をはじめとする所管法（?）に縛られ、例え思いはあったとしても手も足も出せなかった事象に対して、ことBSEに関しては国民の不安除去という一点に集中して、食品安全委員会というリスク分析機関を中心に農水、厚労、地方機関等が功名争いに終始することなく、一つになって動いたと感じたこと。

第二に、国をはじめ業界からの「消費者」に対する目が違ってきたこと。過去「消費者は神様」などという言葉がはやったが、それは薄っぺらなもので何の重みも感じられるものではなかった。それが、BSE以来、消費者侮るべからず的雰囲気が出てきていること。

第三に、「科学」という言葉が私たち消費者にとても身近になったこと。

第四に、「政治」というものが、あるいは「利益」というものが、どんなに事実を変えてしまうものかをよくよく知らされたこと。つまり何事も表面だけを、あるいは偉い人の説明だけを鵜呑みにするととんでもないことが起こるということを身に沁みて知らされた。

第五、第六ときり無く続いてしまいそうだが、何よりも、あれだけ錯綜した広報や報道にさらされても、私たちは常に冷静に人の話を聞かなければならないこと、さらにその話の真偽を見分ける素養を積まねばならないことを痛感した。教育という観点からみると、コツコツと研鑽を重ねるよりもこうした実体験がこんなにも大きな効果を上げ得るということも痛感した。

食は生命である。生命を脅かすものに母親は敏感に反応する。科学はデータであり、過去の実績にすぎない。科学の元は人にあるはずだ。確率がどんなに低くても、母親は我が子の生命に関わるとなれば拒否をする。これも人としての大いなる叡智といえると思うのだが、そうした親を納得させるための説明が全

く お粗末だったと思う。ましてや学者間の食いちがい、そして政治家の一票のための発言が余りに消費者をバカにしたものであったため、本来、簡単に理解できることを理解させなかったのだと思う。

専門家からはもう少し丁寧な、専門用語にこだわらない（正確を期すためとは言われていますが）説明を期待する。行政には初めからこれだけの経費が掛かるということを端的にお話ししていただきたい（一票にかかわらずに済むのですから）。後になって費用対効果などと言われても「何よ」という思いを募らせただけだった。

最後に、科学がいかに素晴らしいものであったとしても所詮は人のためのもの。そして人とは「感情の動物」でもあることを忘れてほしくない。何かことある度に、数値化されたデータを元に、その数値の大きさあるいは小ささだけでことの真実を説明することは人間の感情を逆撫ですることが多いということにも気付かされた。データ化されない人の感情に訴え、それなりに得心させる説明のあり方というものを科学者といわれる方々には是非学んでいただきたいと考える。

犬伏氏の多岐にわたる問題提起の中にはリスクコミュニケーションに関するものもあるが、その成功のためにはリスクコミュニケーションを担当する人材の養成が必要であると吉川泰弘氏は話している。

❖吉川泰弘氏〔東京大学名誉教授〕

コミュニケーションの重要な要素は相互伝達性である。リスク評価およびリスク管理に対する再評価（有効性の検証）は必須であり、メディアを含め、消費者の側に立ってこの役割を行う集団がリスクコミュニケーターである。我が国では評価と管理の組織はできたが、まだ評価者としてコミュニケーションを担う母体ができていないようである。

安心は安全対策を実施するリスク管理者、すなわち政治と行政と企業に対する国民の信頼が大前提であり、この関係を『安心＝安全＋信頼』と書き表すことができることは述べた。「信頼を得る」ことはむずかしいが「信頼を失う」ことは簡単であり、責任を認めずに逃げようとすること、真実を語らずに隠そうとすること、そして嘘をつくことで失われる。「逃げず、隠さず、嘘つかず」は道徳の原則であり、リスクコミュニケーションの原則である。

中でも重要なことは情報公開であり、英国政府ＢＳＥ調査報告書では、英国政府の失敗の経験から、「信頼は情報公開によってのみ築くことができる」と述べている。そして公開される情報に国民が理性的に反応するものと信頼すること、そしてリスクについての科学的説明は分かりやすくなければならないこと、不確実性があるときにはこれも伝えなくてはならないことなどを教訓として述べている。

リスクコミュニケーションの観点から全頭検査問題を見直すと、最初の間違いは検査の見逃しについて政府が十分な説明を行わなかったこと、そして二番目の間違いは、この誤解を解く努力をしなかった、というより誤解を利用してパニック対策を推し進めたことである。このことは国民の真実を知る権利を侵害しただけでなく、政府が国民を誤解させることで安心させたという重大な問題を引き起こした。

その後、米国産牛肉輸入再開交渉の中で全頭検査の見直しが必要になったのだが、このときこそ、政府が全頭検査導入時の誤りを認めて国民に謝罪することから始めるべきだった。しかし、全頭検査神話が国民の間に広がってしまった時点でそのような努力をすることは簡単ではなかった。そこで使われたのが食品安全委員会で、政府はその評価を口実にして全頭検査を解除した。その結果、全頭検査解除の責任と国民の非難は食品安全委員会に向けられることになった。

この経緯を見ると、政府は「逃げず、隠さず、嘘つかず」の原則の全てに違反している。そんな政府のリスクコミュニケーションについて和田正江氏は次のように述べている。

❖和田正江参考人〔主婦連合会参与〕
つい最近まで、市場に出回っている牛肉は全頭検査を受けたものですから安全ですということを、行政も業界も言い続けてきているんです。それが急に、全頭検査は科学的でない、あるいは全頭検査に使うお金がむだだというようなことを言い始めるのはいかがなものでしょうか。
衆議院農林水産委員会議事録（要旨）二〇〇五・七・二七

政府は自らの責任を認める代わりに「科学が安全を証明しているのに消費者は誤解している」、「費用対効果の面からこの対策は無駄であることを消費者は理解していない」などの説明を繰り返してしまった。これは「誤解したのは国民が悪い」、「科学と経済を教えて上げるから考え直しなさい」と言っているのと同じであり、このような責任転嫁、かつ「上から目線」の言い方をされて怒るのは和田氏だけではないだろう。もちろん科学的事実の説明は必要だが、その前に政府は国民を誤解させたことに対して謝罪することから始めるべきだった。

しかしインタビューの中で政府の責任を追及する声はほとんどなかった。ということは、多くの人が政府にだまされたとは思っていないのだ。その原因がメディアにあることを示唆するのが、二〇〇七年六月二四日付朝日新聞に掲載された『本誌世論調査に見る「世論」って』と題する調査結果だ。これによれば平均して六〇％の人が世論調査に対して「直感で答える」と回答し、「じっくり考える」人は三一％しかいなかった。

また六二％は「世論が誘導されている」と感じ、誘導しているのは一位がマスメディア、二位がキャスター・コメンテーター、三位が政治家だった。世論調査で難しいことを聞かれても答えに困る。直近で見聞きしたテレビ、新聞の論調をそのまま答えている。そんな姿が見えてくる。影響力を持つマスメディア、キャスター・コメンテーター、政治家がそろって全頭検査を擁護すれば、世論は当然その方向に動くだろう。しかし、それでいいのだろうか。

ＢＳＥ問題のアドバイスのために何度も来日したスイス政府のウルリッヒ・キーム氏は、二〇〇八年一一月四日の東京新聞および中日新聞「微聞積聞（びぶんせきぶん）ＢＳＥ　議論オープンに　食品に絶対の安全ない」の中で引野肇氏のインタビューに対して次のように語っている。「三〇カ月の月齢までは、異常プリオンが検出できないので意味がない。三〇カ月以上については議論の余地がある。検査より、全月齢の牛から特定部位を完全に除去することの方が重要。日本はオープンな議論をしないし、リスクコミュニケーションもしない印象がある。」

オープンな議論をしない、リスクコミュニケーションもしない（あるいは、できない）、間違いを認めて謝罪することもしない、そんな日本の体質は変わることができるのだろうか。

まとめ

ＢＳＥ問題の被害

食肉関連事業者は日本のＢＳＥ問題と米国のＢＳＥ問題で二回の大きな経済的被害を受けた。消費者については直接の被害は小さかったが、間接的には大きな被害があった。その一つは、食の安全に対する信頼感が失われたことであり、その象徴がＢＳＥ感染牛の発見以後「安全安心」の用語が政治と行政を中心に広く使われるようになったことである。それまでは「安全」という言葉には「安心」という意味が含まれ、「安全」と聞けば「安心」できた。その両者を乖離させたのがＢＳＥ問題だった。

牛肉にＢＳＥ病原体が付着しているのか、目で見ても分からない。政府の「牛肉は安全」という言葉だけが判断の根拠になるのだが、信頼を失った政府の言葉を信じる人は少なかった。こうして客観的な安全と主観的な安心が見事に分かれてしまった。ＢＳＥ問題以前にも遺伝子組換え作物や食品添加物に対する不安が政府に対する不信を招いていたが、決定的な影響を及ぼしたのがＢＳＥ問題であり、不信をさらに強化したのが二〇一一年の福島第一発電所事故による放射能汚染だったと言えよう。

安全と安心の乖離を修復する手段は政治と行政が誠実に行動し、ていねいな説明を行うことにより国民の信頼を回復するしかないのだが、その代わりに採用されたのが「安全安心」という用語を多用することだった。しかし信頼がないところで「安心」を押し付けても国民は納得しない。そこでこの言葉を補完するために、安全対策だけでなく過剰な安心対策まで実施し、多額の対策費を出費することになった。こうして「安全」と聞けば安心できた社会が崩壊したことがＢＳＥ問題の最大の被害とも言えよう。

全頭検査の功罪

全頭検査について、①全頭検査導入まで、②全頭検査導入後、③米国でのＢＳＥ発見後の三つに時期を分けて整理する。

①全頭検査導入まで

当初、厚労省は安心対策として三〇カ月以上の食用牛の検査を計画していたが、政治家、事業者、消費者から「検査するなら三〇カ月以下も調べるべき」という声が上がった。検査は安全対策にはならないことを知っていた厚労省、農水省の担当者は全頭検査に懐疑的だったが、農水大臣の強い要請に厚労大臣が折れて、政治決断で安心対策、パニック対策として全頭検査実施が決まった。これに対して、一部の関係者はなるべく早期に全頭検査は見直すべきと考えていた。しかしこの間、検査の見逃しという重要な情報が国民に伝えられることはなかった。それは、極めて短時間で検査の方針が変更されたため説明の機会も時間もなかったことと共に、見逃しの事実を伝えるとパニック対策にならないという判断だったと推測される。こうして多くの国民は検査をすればBSEは必ず分かると信じた。安心対策が安全対策に偽装されたのだ。

②全頭検査導入後

安心対策として導入された全頭検査が有効だったら消費者の不安は急速に収まることが期待される。ところが食肉関係事業者は消費者の牛肉離れが収まるまでに少なくとも一年半はかかり、学校給食ではその後も牛肉が使用されなかったと話している。当時は、「検査をすればBSEは必ず分かる」という全頭検査神話を信じつつも、「全頭検査をしているのは牛肉が危険だから」と考えて、「危険な」牛肉をやめて豚肉や鶏肉を購入する消費者が多かった。また、国産牛肉より米国産輸入牛肉の方が安全と考える消費者も多かった。「代替品があればあえて悪いうわさがある商品は買わない」という当たり前の消費者心理が働いたと考えられる。インタビューでも、「消費者の納得のためにやらざるを得なかった」という意見はあるが、「全頭検査をしているから安心」という消費者の意見はほとんどなかった。

米国でBSEが発見される直前に、二〇カ月を少し超えた若牛二頭がBSEと判定され、全頭検査は正しかったという評価が広がった。しかしその病原体の量は他の感染牛の一〇〇〇分の一程度であり、しかも病原体が含まれる特定部位を除去するのだから、この二頭の発見は牛肉の安全対策上ほとんど意味がない。検査は三〇カ月以下の感染牛の過半数を見逃という事実は変わらないのだが、「検査すればすべてのＢＳＥを発見できる」という誤解のため、この二頭が大きな話題になったのだ。

③米国でのＢＳＥ発見後

全頭検査に対する評価が最高潮に達したのが米国でのＢＳＥの発見後だった。米国産牛肉輸入再開交渉で日本政府は全頭検査を要求し、米国側はこれを拒否した。これが全頭検査神話を信じていた国民感情に火をつけて、「全頭検査こそが最重要の安全対策」、「米国は非科学的」などといった論調が新聞各紙に見られた。そして「全頭検査をしているから国産牛肉は安全」という消費者の共通の意識がここにきて初めて出来上がったと言えよう。

ただし、この時期においても全頭検査が安心対策としてどの程度機能したのかについての検証はない。他方、全頭検査が牛肉輸入再開の最大の障害になったことは間違いない。

関連して指摘しなくてはならないことは、食品安全委員会プリオン専門調査会での検査月齢の議論である。「何カ月から検査したらＢＳＥが分かるのか？」そんな議論が続いた。科学者にとっては興味がある問題だが、そもそも見逃しがある検査は安全対策にはなるのか。食品安全委員会が行うべきことはその評価であり、科学の議論ではない。見かねた寺田雅昭委員長が注意したのだが、一部の科学者の耳には届かなかった。

リスクコミュニケーションの問題

食品安全の世界にリスクコミュニケーションの手法が導入されたのは二〇〇三年の食品安全基本法であり、ＢＳＥ感染牛が見つかった二〇〇一年にはそのような概念が正式には存在しなかったのだから仕方がないのかもしれないが、政府は全頭検査に関する科学的な事実を国民に知らせなかった。だから全頭検査こそが最重要のＢＳＥ対策という「全頭検査神話」が出来上がった。もしこれが功を奏してパニックが収まったのであれば、これはリスクコミュニケーションの成功例と言えよう。しかし全頭検査は政府が作り上げた幻であり、科学的根拠は存在しなかったのだ。「安心とは、その言葉を信じることにより得られる心の平穏」なので、それでもよかったのかもしれないと多くの人が感じているのだが、それは「大きなパニックを抑えるためなら、国民を誤解させてもいい」という前例を作ったことになる。

　このような経緯は英国での事例を思い起こさせる。英国政府が「病原体が蓄積する特定部位を除去しているから牛肉は安全」という事実を十分に説明しなかったため、国民は「ＢＳＥは人には感染しないから牛肉は安全」と感じてしまった。そしてそれは政府が「国民に真実を伝えるより、国民を安心させることを重視した」からだった。ところがその後ｖＣＪＤ患者が見つかり、政府は嘘をついたという厳しい批判が起こり、その信頼は一気に崩壊した。英国政府報告書は、ＢＳＥが人に感染する可能性が全くないわけではないことを事前に十分に説明していれば、感染者が見つかったときに国民はもっと理性的に対応できたのではないかと述べている。少なくとも政府が嘘をついたという批判はなくなり、深刻な問題について国民と誠実に対話したという実績は評価されただろう。それがリスクコミュニケーションなのである。

　振り返って日本政府が「ＢＳＥを海外から侵入させないための対策は十分に講じているが、もし侵入を許した場合にはこのような万全の対策を考えている」というリスクコミュニケーションを行っていたら、ＢＳＥ感染牛が発見されたときに少なくとも政府にだまされたというショックはなかったのではないだろうか。

　最初の感染牛が発見された時点で特定部位の除去により牛肉の安全は十分に守られること、三〇カ月以下の牛を検査してもＢＳＥを見逃すこと、歯列による約三〇カ月の月齢判定は正確とは言えないが、そもそも検査は安全のためではないので、その程度の不確実さは牛肉の安全に全く影響しないこと、そしてＥＵの消費者はこれらの説明で納得しているという事実について情報開示が進んでいたら、それでも消費者は全頭検査を選択していただろうか。

その後、若牛二頭がＢＳＥ感染牛と判定されたのだが、この判定がもう少し慎重に行われ、保留扱いになっていたら、またこの二頭の発見が牛肉の安全を守るうえでほとんど影響がないという科学的事実について十分な説明が行われていたら、どうなっただろうか。

米国産牛肉輸入再開交渉が始まった後になって、政府はようやく全頭検査には科学的根拠がないことの説明を始めたのだが、そのときには国民もメディアもすでに全頭検査神話を信じ、政府がこれまでと違うことを言い出した背景には米国の圧力があると感じて強く反発した。リスクコミュニケーションの成功のカギは信頼関係の構築である。そして、その手段が「逃げず、隠さず、嘘つかず」である。政府の都合でこれまでの説明を変えることは最も信頼を失う行為であり、もし変更するのであれば、十分な説明と率直な謝罪が必要であったが、それはいまだに行われていない。そして、全頭検査には科学的根拠がほとんどないことにも、政府が国民をごまかして安心させたことにも、気が付いている国民はほとんどいない。

全頭検査の科学的事実を国民に伝えようとする行政の動きはほとんどなかった。全頭検査について政府自らが「これは安心対策であり安全対策ではない」という事実を明らかにしない限り、行政が先走って全頭検査を否定することが困難だったからだ。そこで政府とは利害関係がない海外の科学者を招聘してシンポジウムを開催し、彼らの口から全頭検査についての科学的事実を語ってもらう機会を何回も設けた。ところがメディアは海外有識者のコメントをほとんど報道せず、多くの人はそのような動きを知らずにこの試みは終わった。そしてその背景には「日本の対策は世界一厳しいのだから、海外の対策に学ぶことはない」という間違った思い込みがあった。海外の有識者頼りはそれほど効果がないことが示されたのだが、同時に、政府の確固たる方針と毅然とした態度がないところでリスクコミュニケーションを行ってもほとんど成功しないことも示されたといえよう。

政治と行政の問題

ＢＳＥが日本に入ってくることを予想していた政治家はいなかった。行政のなかにはその可能性を考えて調査を行う動きはあったが、対外的には「日本にＢＳＥは入ってこない」と言い続けた。また、仮にＢＳＥが発生した時に実施すべき危機管理策を準備していたという証言はなかった。これらのことがＢＳＥ発見後の混乱を招いたことは間違いない。しかし、その後の経緯を見ると行政の対応は冷静であり、非難されるべき点はなかった。

ＢＳＥ発見直後に、感染牛を焼却した、しないという騒動はあったが、これは単なる担当部署間の連絡ミスであり、食品安全上大きな問題になる事態ではなかった。しかしメディアがこの問題を大きく報道し、一部の消費者団体が行政を批判し、担当者が辞職することになり、農水省の信頼は地に落ちた。このことが後々まで尾を引いて、農水省が発言すべきところを一歩引かざるを得ない状況になったという話もあった。

日本政府は英国政府の失敗を繰り返した。英国政府はパニック対策として三〇カ月以上の牛をすべて殺処分にする三〇カ月ルールを実施したが、農家への保障の負担に耐えかねて、国民の反対を押し切って三〇カ月以上の検査に変更した。日本政府はパニック対策として全頭検査を実施したが、業界と米国政府の圧力に耐えかねて、国民の反対を押し切って二〇カ月以上の検査に変更した。英国政府は国民を安心させることを最優先にした言動に終始し、真実を伝えなかったため信頼を失ったが、日本政府も同じ道を歩んだ。これは福島第一原発事故の後にも繰り返された。残念ながら、過去を振り返り、そこから反省と教訓を読み取って将来に生かす姿勢があるとは考えられない。

科学者の問題

全頭検査の実施後、一部の科学者は若牛を検査してもＢＳＥを見逃がすという情報を広く伝える努力を始めたが、他の科学者は全頭検査を擁護し、この対立が社会の混乱を大きくした。対立の背景にあったのは、基礎科学者とレギュラトリーサイエンス専門家の考え方の違いだった。この二つの科学が相互理解と協力のもとに食品の安全に資することが強く望まれる

メディアの問題

国民が情報を得る手段はメディアしかない。ＢＳＥに対する恐怖感を広げたＮＨＫスペシャルの番組は有名だが、テレビ各社も新聞各紙も政府の初期対応に情報隠しやごまかしや虚偽や消費者軽視があるとして連日大きく報道し、政府の信頼が失墜した。もちろん、メディアは政府の間違いを報道する義務があるのだが、そこには社会的混乱を起こさないという当たり前の節度がなくてはいけない。例えば二〇〇七年七月に発生した中越沖地震による揺れで柏崎刈羽原発内でドラム缶が倒れ、敷地内でごく微量の放射性物質による汚染が確認された。これを新聞、テレビが「放射能漏れ」と大きく報道し、海水浴シーズンで多くの予約が入っていた周辺の宿泊施設にキャンセルが殺到するという大きな風評被害が生じたことは一つの反省材料であろう。

ＢＳＥの恐怖を広げたもう一つの要因がインターネットによる意見の発信である。インターネットを使って誰もが自分の意見を社会に向けて自由に発信できるようになったのは二〇〇〇年前後といわれているが、〇一年のＢＳＥ発見以後の情報の拡散に果たしたインターネットの役割は大きい。投稿者の主な目的は中立・公

正な情報を流すことではなく、「共感」を得ることであり、そのために人目を惹く危険情報を拡散する。一方、消費者心理の特性は危険情報には注意を払うことであり、だから安全情報ではなく危険情報に「共感」が集中する。その結果、多くのフェイクニュースが流され、不安が大きくなる。インターネットを通じたジャンク情報の氾濫と、それによる誤解の広がりは今日ますます大きくなっている。

そのインターネットの主要な情報源もまたメディアである。ところがメディアが全頭検査に関しては科学的事実をほとんど報道せず、逆にこれを称賛することで全頭検査神話の成立に大きく貢献した。米国でのBSE発見以後、全頭検査の科学的事実が明らかになってきた後も、全頭検査神話を作り上げた政府の責任を追及することはなかった。世論を作るのはメディアであるという事実を思い出して、厳しい反省が必要ではないだろうか。

消費者の問題

多くの消費者はいまだに全頭検査を「安全対策」の切り札と信じている。政府、メディア、そして一部の研究者の「全頭検査が安全を守る」という主張が変わらない限り、消費者が全頭検査に疑いを持つ理由はないからだ。米国産牛肉の輸入再開問題の中で全頭検査批判が出てきたとき消費者は混乱したが、それは米国の圧力の結果であり、「米国はひどい国だ」と考えることで混乱を解消した。そして誤解したままBSE問題は忘れ去られようとしている。

BSE問題の本当の姿を理解したうえで忘れるのであれば、類似の問題が起こったときの教訓になる。理解しないまま忘れることは、何の教訓も残らないことになる。多くの人がBSE問題の真実を理解することを望んで報告書を終わる。

年表

英国のBSE（一九七〇～二〇〇一）

時期		日本	世界
一九七〇年代			このころ英国ロンドン近郊で最初のＢＳＥが発生
一九八五年			ロンドン近郊で歩行困難な牛が多数発生
一九八六年	一二月		英国は牛の新たな病気を牛海綿状脳症（ＢＳＥ）と命名
一九八八年	六月		英国は肉骨粉を禁止。ＢＳＥが人に感染する可能性は小さいと推測
	八月		英国はＢＳＥの症状がある牛の殺処分と補償開始
一九八九年	七月		米国は反芻動物の肉骨粉の輸入禁止
	一一月		英国は脳や脊髄などの特定部位の食用を禁止
一九九〇年		ＢＳＥ発生国から生体牛輸入禁止 一三六℃／三〇分処理以外の肉骨粉の輸入禁止	英国で猫がＢＳＥに感染 英国ガマー農業大臣が娘とビーフバーガーを食べるパフォーマンス スイスでＢＳＥ発見 米国はＢＳＥ報告を義務化、食肉工場でＢＳＥ監視を開始
一九九一年	二月		フランスでＢＳＥ発見
一九九二年			英国のＢＳＥが年間三万七〇〇〇頭のピークに達し、その後減少
一九九三年			英国で変異型クロイツフェルト・ヤコブ病（ｖＣＪＤ）症例

一九九四年			EUが肉骨粉を禁止
一九九五年			英国が機械回収肉（MRM）を禁止
一九九六年	三月二〇日		英国政府がBSEとvCJDの関連を認め三〇カ月以上の牛の殺処分（OTMルール）決定
	三月二六日		読売新聞「狂牛病対策　英、四五〇万頭焼却を検討　補償金一兆円　経済への打撃必至」「EU委が禁輸協議」BSE拡大防止のため英国の牛一〇〇～三〇〇万頭を処分しEUが補償金を支払う協議
	三月二七日	日本は英国からの牛肉とその加工品の輸入停止	
	三月二八日		読売新聞「狂牛病　英政府批判の矢面」「英産牛肉　EU輸出禁止決定」
	四月四日		朝日新聞「国民の三割牛肉拒否　英国」
	四月一六日	反芻動物の肉骨粉の反芻動物への使用禁止（農水省通達）	
	四月二六日	BSEを家畜伝染病予防法とと畜場法の検査対象疾病に追加、サーベイランス（調査）のための検査を開始	
一九九七年	三月		オランダでBSE発見
	八月		米国は反芻動物の肉骨粉の輸入禁止
	一〇月		豪州は反芻動物の肉骨粉の輸入禁止
一九九八年	一月		欧州委員会がBSEに関する各国のステータス評価を開始、

時期		日本	世界
一九九九年	一月一日		スイスがサーベイランス（調査）のため三〇カ月以上のと畜牛の五％のＢＳＥ検査開始
二〇〇〇年	一〇月		ＥＵで一二カ月超の牛の特定部位除去 英国「BSE Inquiry」（ＢＳＥ報告書）発表
	一一月		ドイツとスペインでＢＳＥ発見
	一二月一日		欧州委員会は日本でのＢＳＥ感染の可能性を指摘 農水省は反論したが結論は不変
二〇〇一年	一月一日		ＥＵは「消費者の信頼回復」のため三〇カ月以上の食用牛の検査開始
	二月一五日	ＥＵからの肉骨粉、牛肉等の輸入を禁止	
	四月一日	年間三〇〇頭程度のＢＳＥ検査（サーベイランス）を開始	
	七月一日	毎日新聞「狂牛病　欧州委員会が報告書作成を断念　日本政府の要望で」	
日本のＢＳＥ（二〇〇一〜二〇〇三）			
二〇〇一年	九月一〇日	日本初のＢＳＥの疑いについて公表	
	九月一一日	朝日新聞「国内初　狂牛病の疑い　千葉県内で乳牛一頭を焼却」「欧州から警告　調査せず」「安全確認急ぐ業界」 読売新聞「牛は北海道生まれ　三年前に購入」	米国同時多発テロ発生
	九月一四日	毎日新聞「狂牛病『廃棄』されたはずの牛が飼料に　千葉県の調査で判明」	

九月一六日	NHKスペシャル「狂牛病　なぜ感染は拡大したか」放映
九月一八日	朝日新聞「牛の飼料に肉骨粉禁止　きょう農水省」
九月一九日	朝日新聞「一〇〇万頭に狂牛病検査　厚労省方針　生後三〇カ月以上すべて」「月齢三〇カ月以上の牛　出荷の自粛要請」
九月二〇日	朝日新聞社説「遅ればせの食肉検査」 全国農業協同組合連合会が「全年齢の全頭検査」を要求
九月二二日	朝日新聞「疑惑の牛　狂牛病と断定　英国検査　感染源特定が急務」
九月二三日	朝日新聞「感染検査の実施を早く」
九月二五日	文科省　全国の公立小中学校の36％で給食から牛肉を外す 全国消費者団体連絡会が厚労相に「全頭検査」を要請
九月二九日	日本経済新聞「国産牛使用　中止相次ぐ」
一〇月一日	農水省は肉骨粉の製造・出荷を停止、肉骨粉の輸入禁止
一〇月二日	朝日新聞「国内全四五九万頭に症状見られず　狂牛病問題で農水省発表」
一〇月三日	朝日新聞「大臣方、食べて飲んで『安全』アピール　狂牛病問題」「狂牛病対策で日本政府を批判　英のネイチャー誌」

時期		日本	世界
二〇〇一年	一〇月四日	朝日新聞「肉骨粉 全面法規制へ　鶏・豚へも使用禁止」 日本経済新聞「肉骨粉　倉庫満杯　行き場なし」	
	一〇月四日	衆議院予算委員会で武部農相、坂口厚労相が全頭検査実施示唆 朝日新聞「全頭検査を一八日から実施　狂牛病対策で」	
	一〇月五日	自民党狂牛病対策本部が全頭検査を要求 第一回ＢＳＥ対策検討会で出席者から全頭検査の要求 朝日新聞「月齢問わず肉牛検査へ　狂牛病問題で厚労省」	
	一〇月八日	日本経済新聞「一八日にも安全宣言新検査以後の出荷牛　農相が見通し」	
	一〇月九日	毎日新聞「検査対象、食用牛全頭に拡大方針」	
	一〇月一二日	厚労省「国民の不安を解消するため全ての牛を検査する」	
		朝日新聞「狂牛病に不安、五六歳社長自殺　北海道食品加工会社」	
	一〇月一四日	朝日新聞「『牛肉控える』八割　主婦に狂牛病の影響調査」	
	一〇月一五日	日本経済新聞「狂牛病全頭検査　一八日開始で足並み」	

一〇月一七日	朝日新聞「狂牛病問題で『牛肉控える』六割」「牛肉流通在庫　買い取り検討　農水省　自民要望で」	
一〇月一八日	毎日新聞「狂牛病全頭検査始まる　厚労・農相が『安全宣言』」 毎日新聞社説「安全宣言より信頼回復が先」 朝日新聞社説「政府は消費者を恐れよ　狂牛病検査」	
一〇月一九日	朝日新聞「在庫肉の市場隔離発表　一万トン分、国が助成へ」	
一〇月二五日	読売新聞「国内牛　総背番号制」	
一〇月三〇日	読売新聞「狂牛病安全宣言空振り　牛肉売り上げ回復せず」	
一一月一日	南日本新聞「死亡牛、素掘り埋め立てが急増　鹿児島県内」	仏でＢＳＥ感染牛の同居牛一頭を食肉用に販売、パニック発生
一一月一四日	朝日新聞「狂牛病検査　死亡牛の大半対象外　危険部位含め肉骨粉に」	
一一月二一日	北海道で二頭目のＢＳＥ確認	
一二月一日	共同通信「米は狂牛病発生の可能性小　ハーバード大学の調査」	
一二月二日	群馬県で三頭目のＢＳＥ確認	
一二月一八日	読売新聞「政府の狂牛病対策　評価しない　七六％」	

時期		日本	世界
二〇〇一年	一二月二八日	朝日新聞「肉骨粉自粛指導で一部農家従わず　農水相『みんなの責任』」 毎日新聞「野党四党　農相罷免を申し入れ」	
二〇〇二年	一月二三日	雪印食品が輸入牛肉を国産と偽装して農水省に買取費用を不正請求していたことが西宮冷蔵の内部告発で発覚	
	二月一〇日	朝日新聞「若牛検査『根拠ない』」国際獣疫事務局長談話	
	四月一日	二四カ月超の死亡牛の検査の実施	
	四月二日	ＢＳＥ問題に関する調査検討委員会報告発表	
	四月三日	読売新聞「ＢＳＥ調査報告書『農水省に重大な失政』」農水・厚労両省が計一六人を処分	
	五月一三日	北海道で四頭目のＢＳＥ確認。女性獣医師が生体検査でＢＳＥではないと判断した牛。この獣医師は自殺	
	六月一四日	牛海綿状脳症対策特別措置法の公布	
	七月四日	牛肉トレーサビリティの導入	
	八月六日	日本ハム買取牛肉の偽装が発覚	
	八月二三日	神奈川県で五頭目のＢＳＥ確認	
	一〇月二五日	毎日新聞「記者の目」で小島正美記者が「ＢＳＥ全頭検査を見直せ　安全性確保とは関係ない」と主張	
二〇〇三年	一月二〇日	和歌山県で六頭目のＢＳＥ確認	

	一月二三日	北海道で七頭目のＢＳＥ確認	
	五月一日	食品安全基本法成立	
	五月二〇日	日本はカナダ産牛肉の輸入を停止	カナダでＢＳＥ発見。北米地域で初
	六月二四日	日本学術会議「牛海綿状脳症（ＢＳＥ）と食品の安全特別委員会」が報告書を発表	
	七月一日	内閣府食品安全委員会発足。食糧庁廃止	
	八月一日	牛肉の輸入がセーフガード発動基準である前年度の一一七％を超えたため関税を三八・五％から五〇・〇％に引き上げ	
	一〇月六日	茨城県で八頭目のＢＳＥ確認。二三カ月齢の去勢オス。非定型ＢＳＥ。病原体の量は他の感染牛の一／五〇〇〜一／一〇〇〇〔注７〕	
	一一月四日	広島県で九頭目のＢＳＥ確認。二一カ月齢の去勢オス。病原体の量は他の感染牛の一／五〇〇〜一／一〇〇〇〔注７〕	
米国のＢＳＥ（二〇〇三〜二〇〇五）			
二〇〇三年	一二月二四日	米国産牛肉の輸入停止 朝日新聞「米国産牛肉の輸入一時停止　食肉市場への影響懸念」「米産牛、店頭撤去相次ぐ　価格上昇に懸念も」 外食産業団体は早期の米国産の輸入再開を農水相に求めた	米国初のＢＳＥ発見

注７　感染実験で感染性がないことが二〇〇七年五月に判明し、ＢＳＥではない可能性が高くなった。

時期		日本	世界
二〇〇三年	一二月二五日	自民党は全頭検査と同等の安全対策が確認されるまで輸入を再開すべきではないという意見が大勢 毎日新聞「米国牛禁輸長期化は必至」	
	一二月二六日	厚労省及び農水省は米国産牛肉等の輸入禁止を決定 朝日新聞社説「米国は検査の強化を」 読売新聞「牛肉輸入再開の条件」全頭検査の有用性、米に訴え 毎日新聞「危険部位除けば安全　米政府見解　食肉流通容認」	
	一二月二七日	亀井善之農相が全頭検査を輸入再開の条件とすると答弁 朝日新聞「米農務省、ＢＳＥ問題で日本に代表団派遣へ」	米国のＢＳＥ感染牛はカナダ産と発表
	一二月二九日	第一回ＢＳＥに関する日米局長級会合開催	
	一二月三〇日	毎日新聞「日米「安全」意識に差　全頭検査めぐり難航も」	
	一二月三一日		米国「へたり牛」食用全面禁止
二〇〇四年	一月一日	朝日新聞「米農務省、全頭検査には消極的」	
	一月七日	朝日新聞「ＢＳＥ牛はカナダ産確定、米　輸入再開　日本へ要望へ」「国産牛は高値水準」「日本向けの豪産　四割高」	

一月九日	朝日新聞「米国産牛肉輸入再開　全頭検査が条件　BSE問題で政府要望へ　費用負担も視野」	
一月一一日	時事通信「米農務省は日本が求める全頭検査に消極的な見解」	
	朝日新聞「BSE心配　米で一六%どまり　牛肉食べる習慣八割が変えぬ」	
一月一二日	朝日新聞社説「全頭検査は当然の要求」 安部修仁吉野家社長がNHKで安全と安心の違いを説明	
一月一五日	亀井農相とベネマン農務長官が電話会談で米国産牛肉輸入の早期再開に向けた協議に入ることで合意	
一月一九日	毎日新聞「BSE　米産牛の安全性確認できない　調査団報告」	
一月二三日	第二回BSEに関する日米局長級会合開催　合意点はなし	国際調査団が米国のBSE調査
一月二四日	毎日新聞「米、全頭検査を拒否　BSE問題日米協議平行線」	
一月二五日	小泉総理「全頭検査を輸入条件とする」と発言	
一月二六日	朝日新聞オピニオン「日本のBSE対策　全頭検査頼み　再考せよ（内山幸男）」若齢牛の見逃しに言及	

時期		日本	世界
二〇〇四年	一月二九日	毎日新聞「全頭検査さえすれば安心?」(小島正美) 若齢牛の見逃しを指摘	
	一月三〇日		米国ＢＳＥ検査頭数の強化　年間四万頭を七五万頭に
	二月三日		日本フードサービス協会（ＪＦ）代表団が全米食肉協会（ＡＭＩ）理事会で日本の状況を説明
	二月四日		米国のＢＳＥに関する国際調査団が報告書を提出。全頭検査には科学的根拠がないことを記載
	二月五日	毎日新聞「米ＢＳＥ　食用牛全頭検査の必要性を否定　米専門家委の報告書」日本政府は従来どおり全頭検査求める方針	
	二月一一日	米国産牛肉の在庫がなくなり吉野家が牛丼販売を終了 朝日新聞「米産牛解禁糸口見えず　全頭検査　重い看板」 読売新聞「牛肉の安全は全頭検査しかない　ＢＳＥ発見学者」 亀井農水相がゼーリック通商代表に全頭検査の実施を要求	
	二月二〇日	読売新聞「全頭検査の日米妥協点　生後二〇カ月以上　ＢＳＥ権威」米国ＢＳＥの国際評価委員会のキーム委員長が来日「二〇カ月以上の牛の全頭検査が一つの妥協点になる」と発言	
	二月二二日	神奈川県で一〇頭目のＢＳＥ確認。	

二月二七日	国会で城島正光議員が全頭検査の見落としを指摘	日本経済新聞「クリークストーン社が全頭検査許可を米国政府に申請し農務省はこれを拒否」
二月二九日		毎日新聞「米業者が全頭検査を希望　日本向け、農務省に打診」
三月九日	広島県で一一頭目のＢＳＥ確認	
三月一七日		読売新聞「ＢＳＥで米牛肉輸入停止、日本をＷＴＯ提訴も米高官」
三月二二日	日本経済新聞「米、打開へ民間検査案、日本、政府が関与を」クリークストーン社の提案を石原次官は歓迎	
四月一日	牛肉トレーサビリティ法施行	
四月三日	日本経済新聞底流「米ＢＳＥ落としどころ見失う　問題こじらせた暴露発言」石原次官を非難	
四月一〇日	毎日新聞「米国産牛、民間の全頭検査拒否　農務省が決定」	
四月一五日	日本経済新聞「ＢＳＥ全頭検査　日本で実施提案　米食肉会社　試料送る方式で」クリークストーン社が農務省に提案	
四月一六日	日本経済新聞「全頭検査見直し着手決定　食品安全委員会　二〇カ月以上が軸　米国産牛肉輸入早期再開には課題」	
四月二三日	読売新聞「世論調査　九割が米国に全頭検査を要求」	

時期	日本	世界
二〇〇四年 四月二四日	第三回日米ＢＳＥ協議において夏を目途に結論を出す努力を確認	
五月八日		日本経済新聞「米ニュージャージー州でｖＣＪＤの患者が多発した問題で米疾病対策センター（ＣＤＣ）はＢＳＥとの関連を否定」
五月一八―一九日	日米ＢＳＥ協議に係る第一回専門家及び実務担当者会合開催	
六月一日	食品安全委員会が日本のＢＳＥ対策の評価を開始	
六月二八―三〇日		コロラド州立大で「第二回日米実務者会合」開催、日本側は全頭検査に見逃しがあることを認めた
七月二八―三〇日	日米ＢＳＥ協議に係る第三回実務者会合開催	
九月九日	食品安全委員会が検査は二〇カ月齢以下のＢＳＥ感染牛を確認できないことを対策の基本とする報告	
九月一三日	熊本県で一二頭目のＢＳＥ確認	
九月二三日	奈良県で一三頭目のＢＳＥ確認	
九月二八日	日本フードサービス協会「米国産牛肉の早期輸入再開を求める緊急集会」を開催	
一〇月四日	朝日新聞「牛肉の輸入再開問題大詰め『政治決断』迫った米」	
一〇月六日	日本経済新聞「ＢＳＥ検査見直し八日にも決定　政府最終調整　二〇カ月以下除外」	

	一〇月一〇日	東京新聞社説「リスクの大小が問題・週のはじめに考える・全頭検査の見直しを」	
	一〇月一四日	北海道で一四頭目のＢＳＥ確認	
	一〇月一五日	政府は食品安全委員会に検査月齢を二〇カ月超に変更することを諮問	
	一〇月二一日	第四回ＢＳＥに関する日米局長級会合開催。国内承認手続きを条件に双方向の牛肉貿易を再開するとの認識を共有	
	一〇月二三日	日米両政府による共同記者発表で、二〇カ月齢以下の米国産牛肉の輸入再開の方針を発表	
	一二月一日		英国が三〇カ月以上の牛の殺処分（ＯＴＭ）をＢＳＥ検査に変更
二〇〇五年	二月四日	朝日新聞「英国で感染か、国内初の変異型ヤコブ病を確認」	
	二月二五日	毎日新聞「『米産牛　輸入しなければ報復も』米上院議員　駐米大使に書簡」	
	二月二六日	北海道で一五頭目のＢＳＥ確認 毎日新聞「『牛の全頭検査　世界の非常識』島村農相が発言　野党などが反発」	
	二月二八日	全国消費者団体連絡会は島村農相の発言の撤回と謝罪を要求	
	三月一一日	読売新聞社説「全頭検査へのこだわりが障害だ」検査の見直しと早期の輸入再開を主張	
	三月二七日	北海道で一六頭目のＢＳＥ確認	

時期		日本	世界
二〇〇五年	三月二八日	食品安全委員会が二一カ月以上の検査への変更を容認する答申	
	三月二九日	読売新聞「社説　全頭検査見直しの遅すぎた結論」	
	四月八日	北海道で一七頭目のＢＳＥ確認	
	五月六日	食品安全委員会　検査月齢の二一カ月以上への変更を容認	
	五月七日	読売新聞「国産牛の検査見直し　募集意見七割『反対』リスクへの不安訴え」	
	五月一二日	北海道で一八頭目のＢＳＥ確認	
	五月二四日	食品安全委員会に米国およびカナダ産牛肉のリスク評価を諮問	
	五月二七日	国際獣疫事務局（ＯＩＥ）が特定部位を除去した骨なし牛肉の輸出入を容認する決議	
		読売新聞社説「米国産牛肉　輸入再開の条件は整っている」	
	六月二日	北海道で一九頭目のＢＳＥ確認	
	六月六日	北海道で二〇頭目のＢＳＥ確認	
	六月二二日	共同通信「米の姿勢はどう喝的　衆院ＢＳＥ調査団」	
	六月二四日		米国テキサス州で非定型ＢＳＥ感染牛確認　初の米国産牛
	六月二六日	読売新聞社説「米ＢＳＥ二頭目　輸入再開の議論は粛々と進めよ」	

	七月一日	BSE検査を二一カ月超に変更。全ての地方自治体が全頭検査を継続。国はこれを三年間補助することを決定	
	七月一五日		米国はカナダからの牛肉輸入解禁
	八月一六日	時事通信「BSE危険部位除去で違反＝一〇〇〇件超を確認―初の実態公表・米農務省」	
	一〇月一日		韓国が三〇カ月齢以下の米国産牛肉の輸入再開
	一〇月一二日	衆議院内閣委員会で民主党議員が唐木英明専門委員の罷免を要求、食品安全委員会寺田雅昭委員長はこれを拒否	
	一二月六日	共同通信「七五％が米国産食べたくない　牛肉輸入再開で世論調査」	
	一二月八日	食品安全委員会は米国及びカナダ産牛肉の安全性は国産と同等と評価	
	一二月一〇日	北海道で二一頭目のBSE確認	
輸入再開後（二〇〇五〜二〇一八）			
二〇〇五年	一二月一二日	米国及びカナダから二〇カ月齢以下の牛肉輸入再開	
二〇〇六年	一月二〇日	米国から輸入した子牛肉に脊柱が混入、輸入再停止。米国ペン農務次官が来日、日米局長級会合を開催	
	一月二三日	北海道で二二頭目のBSE確認	
	三月一五日	北海道で二三頭目のBSE確認	米国アラバマ州で非定型BSE感染牛確認

時期		日本	世界
二〇〇六年	三月一七日	長崎県で二四頭目のＢＳＥ確認。初の肉用牛	
	四月四日	東京新聞「慎重派の六人辞任　米牛肉の食品安全委調査会」 読売新聞「専門委員一二人中六人が抗議?の辞任…食品安全委」	
	四月一九日	岡山県で二五頭目のＢＳＥ確認	
	五月一六日	北海道で二六頭目のＢＳＥ確認	
	五月一九日	北海道で二七頭目のＢＳＥ確認	
	七月二七日	米国産牛肉の輸入再々開。輸入時に全箱検査実施	
	八月一一日	北海道で二八頭目のＢＳＥ確認	
	秋	日本生活協同組合連合会アンケート調査。ＢＳＥについて七〇％が「とても不安」。ＢＳＥ対策について、六二％が「危険部位の除去と全頭検査の両方が必要」、二九％が「全頭検査」、四％が「危険部位の除去」	
	九月二八日	北海道で二九頭目のＢＳＥ確認	
	一一月一三日	北海道で三〇頭目のＢＳＥ確認	
	一二月八日	北海道で三一頭目のＢＳＥ確認	
二〇〇七年	一月一日		英国ＢＳＥが年間一〇〇頭以下に
	二月五日	北海道で三二頭目のＢＳＥ確認	
	五月一日		米国が「ＢＳＥリスクが管理されている国」に認定

	五月一一日	読売新聞社説「BSE検査　国際基準に合わせるときが来た」検査月齢を三〇カ月以上に変更すべき	
	七月一日		韓国が輸入した米国産牛肉に骨片が混入　輸入を停止
	七月二日	北海道で三三頭目のBSE確認	
	一〇月二日	毎日新聞記者の目「BSE全頭検査　過信するな」で小島正美記者が「BSE全頭検査は税金の無駄」と主張	
	一一月二三日	朝日新聞「BSEの国内感染源『代用乳』有力　肉骨粉説の見解覆す」	
	一二月一一日	読売新聞社説「米国産牛肉　輸入条件緩和は妥当な判断」特定部位の除去で安全を守ることができると主張	
	一二月二一日	北海道で三四頭目のBSE確認	
二〇〇八年	一月三〇日	朝日新聞「中国製ギョーザで一〇人中毒症状　農薬検出」	
	二月四日	朝日新聞「BSE検査　全頭調べても残る危険」検査より危険部位除去が重要であることを解説	
	三月二四日	北海道で三五頭目のBSE確認	
	四月一日		李明博韓国大統領が訪米前に米国産牛肉の無条件輸入を決定。野党とメディアが猛反発
	四月二一日	吉野家食肉工場で米国産牛七〇〇箱中一箱が脊柱付だったため、翌日厚労省に報告	

時期		日本	世界
二〇〇八年	四月二四日	NHK、NTV、TBS、フジTVなどが吉野家の前で通行人にインタビュー、吉野家の株価は大きく下落	
	四月三〇日	産経新聞「背骨混入牛肉　遺憾だが冷静な対処必要」	
	五月二日		米国産牛肉輸入再開反対のキャンドル集会、大統領は謝罪
二〇〇九年	一月一日		EU一五カ国はBSE検査月齢を四八カ月超に変更
	一月三〇日	北海道で三六頭目のBSE確認。その後感染牛は出ていない	
	四月一日	と畜法施行規則を改正しピッシングを禁止	
	五月二六日	日本が「BSEリスクが管理されている国」に認定	
	六月五日	吉川泰弘氏の食品安全委員会委員就任の国会同意人事が否決	
二〇一〇年	九月二四日	日本経済新聞「外相『輸入牛肉の月齢制限緩和検討』外相『緩和』発言、農相は不快感　米国産牛肉輸入問題」	
二〇一一年	三月一〇日	日本経済新聞「USTR代表、日本などの牛肉輸入制限非常に不満」	
	七月一日		EU一五カ国がBSE検査月齢を七二カ月超に緩和

	九月二二日	日本経済新聞「日米首脳会談　大統領、米国産牛肉の輸入制限撤廃を要求」	
	九月三〇日	ルース駐日米大使が米国産牛肉輸入制限の撤廃を要求	
	一一月一日	日本経済新聞「米国産牛肉の輸入規制、一二年緩和へ　三〇カ月以下に」	
二〇一二年	四月二四日		米国カリフォルニア州で非定型ＢＳＥ感染牛確認
	七月一日	日本経済新聞「米国産牛肉、幻の七月輸入緩和説　業界の期待空振り」	
	一〇月二二日	食品安全委員会は検査月齢三〇カ月以上に変更を容認	
	一二月七日	日本はブラジル産牛肉の輸入を停止	ブラジルで南米初のＢＳＥ（非定型）を発見。ＯＩＥは「無視できる国」というＢＳＥステータスを維持
	一二月一三日		ＥＵは一部を除く加盟国でＢＳＥ検査を廃止
二〇一三年	二月一日	検査月齢を二〇カ月超から三〇カ月以上に変更、牛肉輸入条件を米国、カナダ、フランスは三〇カ月齢以下、オランダは一二カ月齢以下に緩和	
	二月七日		ＥＵが日本産牛肉の輸入を解禁
	三月三〇日	日本が「ＢＳＥのリスクを無視できる国」に認定	
	四月一二日	日本経済新聞「厚労省、ブラジルの牛肉製品輸入再開へ」	

時期		日本	世界
二〇一三年	五月一三日	食品安全委員会が検査月齢を四八カ月超に引き上げの答申。九一件の意見が寄せられ半数以上が反対	
	七月一日	ＢＳＥ検査月齢を四八カ月以上に変更、地方自治体の全月齢全頭検査は終了	
二〇一五年	二月二三日		カナダ・アルバータ州でＢＳＥ感染牛発見
二〇一六年	八月三〇日	食品安全委員会が食肉検査場でのＢＳＥ検査の原則廃止を答申	
二〇一七年	四月一日	厚労省が食肉検査場におけるＢＳＥ検査を原則廃止	
	六月二〇日		中国は二〇〇三年以来制限していた米国産牛肉の輸入を生後三〇カ月以下に限り解禁
	七月一八日		米アラバマ州で一一歳の非定型ＢＳＥ感染牛確認
	九月一八日		台湾は二〇〇一年以来制限していた日本産牛肉の輸入を生後三〇カ月以下に限り解禁
	一一月二七日		スペインで非定型ＢＳＥ感染牛確認
二〇一八年	一月七日	東京新聞「英国牛、輸入解禁検討へ　月齢条件付きＢＳＥで禁輸二二年」	
	一月一三日	東京新聞「米が牛輸入制限撤廃要求　ＢＳＥ対策『月齢三〇カ月以下』不満」	

六月六日	日本農業新聞「BSE死亡牛検査　対象月齢引き上げへ　発生リスク低い　農水省」二〇一九年度からBSE対策の死亡牛検査の対象を四八カ月齢以上から九六カ月齢以上に引き上げる	
八月二九日		米フロリダで六歳の非定型BSE感染牛確認 米国で六例目、米国生まれでは五例目
十月十八日		英国で高齢のBSE感染牛を発見、二〇一五年以来

あとがき

食の安全・安心財団は二〇〇九年に設立され、二〇一三年に公益財団法人に移行し、BSE問題の反省から食の安全に関するリスクコミュニケーションをその活動の中心に置いている。二〇一五年に一般社団法人日本フードサービス協会創立四〇周年記念事業の一環として、「検証BSE発生から一五年—その経緯と教訓」と題する意見交換会を主催し、BSE問題に関わった方々から多数の意見を聴取した（http://www.anan-zaidan.or.jp/event/index.html）。本報告書はこれに関連した資料や報道を加えるとともに、さらにさまざまな立場の方々のインタビューを重ねて、BSE問題を多角的に検証することを試みた。本報告書の執筆は財団理事長である筆者が担当し、以下の財団理事および外部有識者に編集を協力していただいた（五十音順）。

編集協力者

阿南　久	財団理事・元全国消費者団体連絡会事務局長
安部　修仁	財団理事・吉野家ホールディングス会長
梅津　準士	元農林水産省・元食品安全委員会事務局長
加藤　一隆	元財団常務理事・元一般社団法人日本フードサービス協会専務理事・現顧問
唐木　英明	財団理事長・東京大学名誉教授（執筆担当）
小泉　直子	元財団理事・元食品安全委員会委員長
小出　重幸	財団理事・元読売新聞編集委員

河野　康子　　財団理事・元全国消費者団体連絡会事務局長
境　　政人　　元農林水産省・元食品安全委員会
中村　啓一　　財団常務理事・元農林水産省
野村　一正　　財団副理事長・元食品安全委員会委員
日和佐信子　　財団理事・元全国消費者団体連絡会事務局長
福田　久雄　　元財団専務理事・元米国大使館農務部主席政策顧問
森田　満樹　　財団理事・消費生活コンサルタント
吉川　泰弘　　財団理事・東京大学名誉教授
吉永みち子　　財団理事・作家

また資料収集には以下の方々のご協力を得た。
入江　　元　　吉野家
亀島　　亮　　公益財団法人食の安全・安心財団
松崎　　俊　　公益財団法人食の安全・安心財団
森川　洋子　　公益財団法人食の安全・安心財団
萩原　秀彦　　公益財団法人食の安全・安心財団参与
原田　　晋　　元米国食肉輸出連合会（ＵＳＭＥＦ）
山庄司岳道　　米国食肉輸出連合会（ＵＳＭＥＦ）

筆者の現職、略歴、専門分野は以下の通りである。
公益財団法人食の安全・安心財団理事長、東京大学名誉教授、農学博士、獣医師。
一九六四年東京大学農学部獣医学科卒業、東京大学助手、助教授、テキサス大学ダラス医学研究所研究員を経て八七年に東京大学教授。同大学アイソトープ総合センター長を併任し、〇三年に名誉教授。日本学術会議副会長、内閣府食品安全委員会専門委員、倉敷芸術科学大学学長などを歴任。日本農学賞・読売農学賞受賞。

筆者は東京大学農学部獣医学科において薬理学とトキシコロジーの研究と教育に従事し、BSE問題に関心はなかったが、BSE感染牛発見を受けて日本学術会議が「牛海綿状脳症（BSE）と食品の安全特別委員会」を設置し、同会議会員中ただ一人の獣医師であった筆者が委員長に就任した。ちなみに日本学術会議は、内閣総理大臣の所轄の下、政府から独立して科学技術に関する提言を行う機関であり、人文・社会科学、生命科学、理学・工学の全分野約八四万人の科学者を代表する二一〇人の会員によって職務が担われている。特別委員会は国際機関や欧米のリスク管理機関、大学、団体などと意見交換を行い、二〇〇三年に報告書「食品の『安全』のための科学と『安心』のための対話の推進を」を発表した。その内容は安全と安心の違い、そしてリスクコミュニケーションに関するものであり、これはその後の筆者の研究と活動の課題になった。BSE問題の反省から〇三年に内閣府食品安全委員会が設置されると、筆者もその活動に参加することになった。BSE関連の審議には参加しなかったが個人的にBSE問題の検証を続け、以下の論文や著書を発表している。

唐木英明著「安全の費用」安全医学（Journal of Medical Safety）第1巻　二〇〇四年三月
唐木英明著「全頭検査神話史」日本獣医師会雑誌　60（6）二〇〇七年六月
唐木英明著「牛肉安全宣言　BSE問題は終わった」PHP研究所　二〇一〇年四月

唐木英明著「不安の構造―リスクを管理する方法」エネルギーフォーラム新書　二〇一四年四月
本報告書の出版に際して株式会社ジェフグルメカードのご支援をいただいたことに感謝の意を表する。

証言《しょうげん》　BSE問題《もんだい》の真実《しんじつ》　全頭検査《ぜんとうけんさ》は偽《いつわ》りの安全対策《あんぜんたいさく》だった！

二〇一八年十二月三日　初版第一刷発行

編著者　唐木《からき》英明《ひであき》

発行所　公益財団法人　食の安全・安心財団
〒105－0013
東京都港区浜松町1－29－6　浜松町セントラルビル10F
電話　03－5403－1064

発売元　株式会社　さきたま出版会
〒336－0022
さいたま市南区白幡3－6－10
電話　048－711－8041
振替　00150－9－40787

装幀　田端克雄（フィールド・サイド）

印刷・製本　関東図書株式会社

 ISBN978-4-87891-464-5 C0036